U0230520

"十二五"国家重点图书出版规划项目
协和手术要点难点及对策 丛书

国家出版基金项目
NATIONAL PUBLICATION FOUNDATION

总主编／赵玉沛　王国斌

乳腺甲状腺外科手术
要点难点及对策

主编　黄　韬

科学出版社
龍門書局
北京

内 容 简 介

本书系《协和手术要点难点及对策丛书》之一，全书共 2 篇 27 章，内容包括乳腺甲状腺外科各主要手术，按照适应证、禁忌证、术前准备、手术要点难点及对策、术后监测与处理、术后常见并发症的预防与处理的顺序予以介绍，最后对该手术的临床效果给出评价。临床上，外科医生的主要"武器"是手术，而手术成功的关键在于手术难点的解决，同样的手术，难点处理好了就成功了大半。本书作者均有着丰富的手术经验，且来自于全国，所介绍的手术方式及技巧也来源于临床经验的总结。全书紧密结合临床工作实际，重点介绍手术要点、难点及处理对策，具有权威性高、实用性强、内容丰富、重点突出、图文并茂的特点，可供各级医院乳腺甲状腺外科低年资医师和具有一定手术经验的中高年资医师参考使用。

图书在版编目（CIP）数据

乳腺甲状腺外科手术要点难点及对策 / 黄韬主编 . —北京：龙门书局，2018.12

（协和手术要点难点及对策丛书 / 赵玉沛，王国斌总主编）

"十二五"国家重点图书出版规划项目　国家出版基金项目

ISBN 978-7-5088-5516-5

Ⅰ. ①乳… Ⅱ. ①黄… Ⅲ. ①乳房疾病 - 外科手术 ②甲状腺疾病 - 外科手术 Ⅳ. ① R655.8 ② R653

中国版本图书馆 CIP 数据核字（2018）第 262607 号

责任编辑：杨卫华　戚东桂 / 责任校对：杨　赛
责任印制：霍　兵 / 封面设计：黄华斌

斜 学 出 版 社　龍 門 書 局 出版

北京东黄城根北街16号
邮政编码：100717
http://www.sciencep.com

北京汇瑞嘉合文化发展有限公司 印刷
科学出版社发行　各地新华书店经销

*

2018年12月第　一　版　开本：787×1092　1/16
2024年2月第四次印刷　印张：18 1/4
字数：408 000

定价：198.00元
（如有印装质量问题，我社负责调换）

《协和手术要点难点及对策丛书》编委会

总 主 编 赵玉沛 王国斌

编 委（按姓氏汉语拼音排序）

蔡世荣　中山大学附属第一医院

陈莉莉　华中科技大学同济医学院附属协和医院

陈有信　北京协和医院

陈振兵　华中科技大学同济医学院附属协和医院

池　畔　福建医科大学附属协和医院

董念国　华中科技大学同济医学院附属协和医院

杜晓辉　中国人民解放军总医院

房学东　吉林大学第二医院

高志强　北京协和医院

顾朝辉　郑州大学第一附属医院

郭和清　中国人民解放军空军总医院

郭朱明　中山大学附属肿瘤医院

何晓顺　中山大学附属第一医院

洪光祥　华中科技大学同济医学院附属协和医院

胡建昆　四川大学华西医院

胡俊波　华中科技大学同济医学院附属同济医院

黄　韬　华中科技大学同济医学院附属协和医院

姜可伟　北京大学人民医院

揭志刚　南昌大学第一附属医院

孔维佳　华中科技大学同济医学院附属协和医院

兰　平　中山大学附属第六医院

李　莹　北京协和医院

李单青　北京协和医院

李国新　南方医科大学南方医院

李毅清　华中科技大学同济医学院附属协和医院
李子禹　北京大学肿瘤医院
刘　勇　华中科技大学同济医学院附属协和医院
刘昌伟　北京协和医院
刘存东　南方医科大学第三附属医院
刘国辉　华中科技大学同济医学院附属协和医院
刘金钢　中国医科大学附属盛京医院
路来金　吉林大学白求恩第一医院
苗　齐　北京协和医院
乔　杰　北京大学第三医院
秦新裕　复旦大学附属中山医院
桑新亭　北京协和医院
邵新中　河北医科大学第三医院
沈建雄　北京协和医院
孙家明　华中科技大学同济医学院附属协和医院
孙益红　复旦大学附属中山医院
汤绍涛　华中科技大学同济医学院附属协和医院
陶凯雄　华中科技大学同济医学院附属协和医院
田　文　北京积水潭医院
王　硕　首都医科大学附属北京天坛医院
王春友　华中科技大学同济医学院附属协和医院
王国斌　华中科技大学同济医学院附属协和医院
王建军　华中科技大学同济医学院附属协和医院
王任直　北京协和医院
王锡山　哈尔滨医科大学附属第二医院
王晓军　北京协和医院
王泽华　华中科技大学同济医学院附属协和医院
卫洪波　中山大学附属第三医院
夏家红　华中科技大学同济医学院附属协和医院
向　阳　北京协和医院
徐文东　复旦大学附属华山医院
许伟华　华中科技大学同济医学院附属协和医院

杨　操　华中科技大学同济医学院附属协和医院

杨述华　华中科技大学同济医学院附属协和医院

姚礼庆　复旦大学附属中山医院

余可谊　北京协和医院

余佩武　第三军医大学西南医院

曾甫清　华中科技大学同济医学院附属协和医院

张　旭　中国人民解放军总医院

张保中　北京协和医院

张美芬　北京协和医院

张明昌　华中科技大学同济医学院附属协和医院

张顺华　北京协和医院

张太平　北京协和医院

张忠涛　首都医科大学附属北京友谊医院

章小平　华中科技大学同济医学院附属协和医院

赵洪洋　华中科技大学同济医学院附属协和医院

赵继志　北京协和医院

赵玉沛　北京协和医院

郑启昌　华中科技大学同济医学院附属协和医院

钟　勇　北京协和医院

朱精强　四川大学华西医院

总编写秘书　舒晓刚

《乳腺甲状腺外科手术要点难点及对策》编写人员

主　编 黄　韬

副主编 明　洁

编　者（按姓氏汉语拼音排序）

程　波　华中科技大学同济医学院附属协和医院乳腺甲状腺外科

关海霞　中国医科大学附属第一医院内分泌科

郭朱明　中山大学附属肿瘤医院头颈外科

何文山　华中科技大学同济医学院附属协和医院乳腺甲状腺外科

黄　韬　华中科技大学同济医学院附属协和医院乳腺甲状腺外科

李　燕　华中科技大学同济医学院附属协和医院病理科

李　治　华中科技大学同济医学院附属协和医院乳腺甲状腺外科

刘春萍　华中科技大学同济医学院附属协和医院乳腺甲状腺外科

明　洁　华中科技大学同济医学院附属协和医院乳腺甲状腺外科

聂　秀　华中科技大学同济医学院附属协和医院病理科

屈新才　华中科技大学同济医学院附属协和医院乳腺甲状腺外科

石　岚　华中科技大学同济医学院附属协和医院乳腺甲状腺外科

宋海平　华中科技大学同济医学院附属协和医院乳腺甲状腺外科

孙　辉　吉林大学中日联谊医院甲状腺外科

孙家明　华中科技大学同济医学院附属协和医院整形外科

王　平　浙江大学医学院附属第二医院甲状腺外科

张　波　华中科技大学同济医学院附属协和医院乳腺甲状腺外科

张　宁　华中科技大学同济医学院附属协和医院乳腺甲状腺外科

朱精强　四川大学华西医院头颈外科

《协和手术要点难点及对策丛书》序

庄子曰："技进乎艺，艺进乎道。"外科医生追求的不仅是技术，更是艺术，进而达到游刃有余、出神入化"道"的最高境界。手术操作是外科的重要组成部分之一，是外科医生必不可少的基本功，外科技术也被称为天使的艺术。如果把一台手术比喻成一个战场，那么手术中的难点和要点则是战场中的制高点；也是外科医生作为指挥者面临最大的挑战和机遇；同时也是赢得这场战争的关键。

手术的成功要有精准的策略作为指导，同时也离不开术者及其团队充分的术前准备，对手术要点、难点的精确把握，以及对手术技术的娴熟运用。外科医生需要在手术前对患者的病情有全面细致的了解，根据患者病情制定适合患者的详细手术治疗策略，在术前就必须在一定程度上预见可能在术中遇到的困难，并抓住主要矛盾，确定手术需要解决的关键问题。在保证患者生命安全的前提下，通过手术使患者最大获益，延长生存期，提升生活质量。在医疗理论和技术迅猛发展的今天，随着外科理论研究的不断深入，手术技术、手术器械、手术方式等均在不断发展；同时随着精准医疗理念的提出，针对不同患者进行不同的手术策略制定、手术要点分析及手术难点预测，将会成为外科手术的发展趋势，并能从更大程度上使患者获益。

百年协和，薪火相传。北京协和医院与华中科技大学同济医学院附属协和医院都是拥有百年或近百年历史的大型国家卫计委委属（管）医院，在百年历史的长河中涌现出了大量星光熠熠的外科大师。在长期的外科实践当中，积累了丰富的临床经验，如何对其进行传承和发扬光大是当代外科医生的责任与义务。本丛书的作者都是学科精英，同时也是全国外科领域的翘楚，他们同国内其他名家一道，编纂了本大型丛书，旨在分享与交流对手术的独到见解。

众所周知，外科学涉及脏器众多，疾病谱复杂，手术方式极为繁多，加之患者病情各不相同，手术方式也存在着诸多差异。在外科临床实践中，准确掌握各种手术方式的要点、全面熟悉可能出现的各种难点、充分了解手术策略的制定、尽可能规避手术发生危险、提高手术安全性、减少术后并发症、努力提高手术治疗效果并改善患者预后，是每一位外科医师需要不断学习并提高的重要内容。古人云："操千曲而后晓声，观千剑而后识器。"只有博览众家之长，才能达到"端州石工巧如神，踏天磨刀割紫云"的自如境界。

"不兴其艺，不能乐学。"如何在浩瀚如海的医学书籍中寻找到自己心目中的经典是读者的一大困惑。编者在丛书设计上也是独具匠心，丛书共分为 20 个分册，包括胃肠外科、肝胆外科、胰腺外科、乳腺甲状腺外科、血管外科、心外科、胸外科、神经外科、泌尿外科、创伤骨科、关节外科、脊柱外科、手外科、整形美容外科、小儿外科、器官移植、妇产科、眼科、耳鼻咽喉－头颈外科及口腔颌面外科。内容涵盖常见病症和疑难病症的手术治疗要点、难点，以及手术策略的制定方法。本丛书不同于其他外科手术学参考书，其内容均来源于临床医师的经验总结：在常规手术方式的基础上，结合不同患者的具体情况，详述各种手术方式的要点和危险点，并介绍控制和回避风险的技巧，对于特殊病情的手术策略制定亦有详尽的描述。丛书内容丰富，图文并茂，展示了具体手术中的各种操作要点、难点及对策：针对不同病情选择不同策略；运用循证医学思维介绍不同的要点及难点；既充分体现了精准医疗的理念，也充分体现了现代外科手术的先进水平。

"荆岫之玉，必含纤瑕，骊龙之珠，亦有微隙"。虽本丛书编者夙夜匪懈、殚精竭思，但囿于知识和经验的不足，缺陷和错误在所难免，还望读者不吝赐教，以便再版时改进。

中国科学院院士　北京协和医院院长

赵玉沛

华中科技大学同济医学院附属协和医院院长

王国斌

2016 年 9 月

前　言

　　乳腺甲状腺疾病是现代女性最常见的疾病之一，尤其是近年来，我国乳腺癌、甲状腺癌发病率迅速增长，2015 年预计新发病例数：乳腺癌约为 27.3 万例，是女性发病率最高的恶性肿瘤。2003 ~ 2011 年，女性甲状腺癌的年均增长率竟高达 20.1%，引起全社会的广泛关注。

　　外科手术一直是乳腺甲状腺疾病，尤其是乳腺癌和甲状腺癌的基础治疗方法。近年来，随着乳腺整形、乳腺微创活检及甲状腺微创手术等诊治技术的不断涌现，对乳腺甲状腺外科手术医师提出了知识更新和技术更新的要求。

　　《乳腺甲状腺外科手术要点难点及对策》基于乳腺及甲状腺的生理功能和精细解剖，在标准详尽的乳腺和甲状腺基本手术基础上，进一步详细阐释了乳腺肿瘤的微创活检技术、乳腺整形手术、甲状腺微创诊断技术及甲状腺腔镜手术等的要点、难点及对策，从而指导读者开展安全的临床实践操作。

　　这些专家都是根据长期的临床工作实践，结合他们实际工作中的经验体会、目前国内外流行的手术方式和有关文献资料，就乳腺甲状腺外科领域手术方式的选择、适应证和禁忌证的把握、术中操作流程和技巧、围手术期的管理、术中和术后并发症的防范和处理等逐一阐述，特别是对手术要点、难点及对策予以重点阐述和逐层分析，其目的是指导外科医师在提高疾病诊治水平的基础上选择合理治疗尤其是手术方式的能力，术中操作规范化、精细化的能力，以及术中术后防范并发症的发生，使患者最大程度地获益，使乳腺甲状腺外科在科学指导下和临床经验累积中不断完善和创新性发展。

　　感谢各位编者在本书编写过程中付出的艰辛和努力，同时感谢各位编者及所有乳腺甲状腺外科人在此领域孜孜不倦的探索和追求！

　　本书可供临床外科医师，主要是乳腺外科和甲状腺外科医师参考和查阅，相信对提高手术质量定会有所帮助。鉴于近年来乳腺甲状腺外科领域尤其是乳腺整形、微创技术等的迅速发展，以及编者技术水平和条件所限，加之时间仓促，本书难以覆盖乳腺甲状腺外科领域所有病种和手术方式，且难免有不足之处，恳请各位读者和同道批评、指正，我们相互交流，共同提高。

黄 韬

2018 年 5 月

目　录

上篇　乳腺外科手术要点、难点及对策

第一章　乳腺外科手术学基础

第一节　乳房的解剖、显微解剖及临床意义

　　乳房位于皮下脂肪组织层和胸肌浅筋膜之间（图1-1）。成年女性的乳房向前隆起，上缘起自第2肋间，下缘达第6肋间，内侧近胸骨缘，外侧达腋前线，腺体有向腋窝的角状突出，称为乳腺尾部。乳头位于乳房的中心，由乳晕包围。除乳晕周围外，整个乳腺周围有一层脂肪组织包围，乳腺连同脂肪组织又位于浅筋膜内，浅筋膜分成前后两层将其包裹，前层与皮肤紧密相连，深层则大部附于胸肌浅筋膜，乳腺腺叶、腺小叶间都有纤维组织包围。这些纤维组织上连浅筋膜浅层，下连浅筋膜深层，在腺叶间形成垂直纤维束，称为乳腺悬韧带，又称库珀（Cooper）韧带，使乳腺保持一定位置（图1-2）。乳腺实质由腺叶组成，而腺叶是由多个小叶组成的。乳腺悬韧带提供结构支持。在乳腺基底与胸肌筋膜间有一潜在间隙，称为乳房后间隙，它是一薄层的疏松结缔组织，含有淋巴管和小血管。

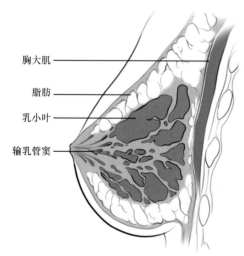

图 1-1　成熟静息乳房截面图

乳房位于表面皮肤和胸大肌之间的脂肪垫内。皮肤和乳房下面的乳房后间隙都富含淋巴管

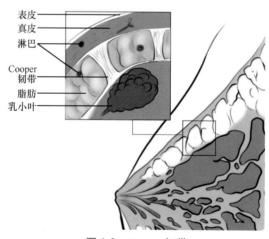

图 1-2　Cooper 韧带

Cooper 韧带是乳房的悬韧带，与真皮下的浅筋膜结合，融合为乳房实质的叶间筋膜，然后与胸肌表面的深筋膜结合。乳房内的导管系统形状像倒置的树，最大的导管在乳头下，相连的小导管在外周。多个分支后，外周小导管进入乳房小叶，它是乳房乳汁形成的腺体单位

乳头乳晕复合体（nipple–areola complex，NAC）位于第 4、5 肋间。由于皮肤张力形成的自然线条，称为皮纹，又称朗格（Langer）线，由乳头乳晕复合体向外呈环状分布。对于乳腺外科医生而言，Langer 线具有特殊的意义，乳腺活检或手术时，沿 Langer 线取手术切口，可以减少瘢痕的形成（图 1-3）。

成熟乳房由 3 种主要组织构成：①腺体上皮；②纤维基质和支持结构；③脂肪组织。乳房内还存在淋巴细胞和巨噬细胞。在青春期，主要组织是上皮和基质，因此纤维上皮性肿瘤在这个年龄阶段高发。绝经后女性，腺体结构消失，被脂肪组织大量替代，因此钼靶筛查在绝经后女性中具有更高的敏感性和准确率。Cooper 韧带支持

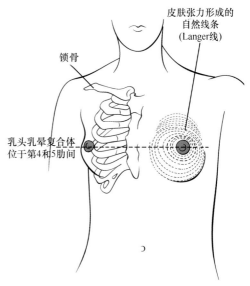

图 1-3　乳腺的表面解剖

乳房的外形和结构，连接上面的皮肤和下面的深筋膜。因为它们与皮肤固定，肿瘤对这些韧带的浸润通常可引起乳房表面光滑皮肤的酒窝征或轻微变形。

图 1-4 所示是乳房的导管 - 小叶结构，以及乳房疾病通常发生的解剖部位。导管系统包括由腺泡组成的小叶结构。每个小叶汇集成终末导管，进而汇集成节段导管，最终在乳晕下方汇集成 15 ~ 20 个集合导管，并在乳头皮肤上形成独立的开口。每个集合导管都有一个扩张部分（输乳窦）位于乳头乳晕复合体的下方。

女性乳房中最常见的 3 种肿块样病变是囊肿、纤维腺瘤和乳腺癌。囊肿和纤维腺瘤通常在小叶部位发生，而乳腺癌则多来自终末导管。乳头溢液主要是由乳头状瘤和导管扩张导致，它们主要发生在节段导管。乳头腺瘤也发生在节段导管，并主要在靠近乳头开口区域。乳房 Paget 病则表现为乳头乳晕复合体处皮肤的表皮脱落，呈皮肤湿疹样改变（图 1-4）。

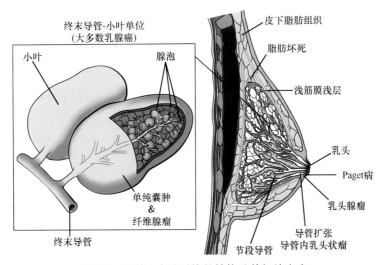

图 1-4　导管 - 小叶系统的结构及其相关疾病

通过导管造影可以看到，各级输乳管呈树枝状分布，每个主导管都有渐进性分级的分支，

003

最后止于末端小导管或腺泡（图 1-5，图 1-6）。这些腺泡是泌乳期乳汁形成的部位，与其小输出管一起称为小叶单位或小叶。每侧乳房有 15 ～ 20 个腺叶，每个腺叶由 10 ～ 100 个腺泡组成，停经后腺叶数目明显减少。各导管系统是相对独立的结构，显影剂仅使单个导管系统显示，并不从功能上独立的单个分支进入邻近和交织的分支导管。

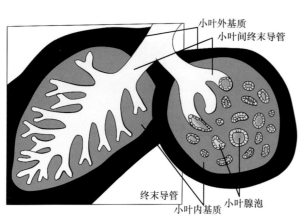

图 1-5 成熟静息小叶单位

导管系统的远端是小叶，是由末梢导管的多个分支形成，均止于盲囊或腺泡，被特殊基质包围。小叶是三维结构，但是在组织学薄片上看到的是二维结构，如图右下所示。小叶内终末导管和腺泡被疏松的结缔组织包围，含有适量的浸润淋巴细胞和浆细胞。小叶与致密的叶间基质不同，基质含有较大的乳腺导管、血管和脂肪

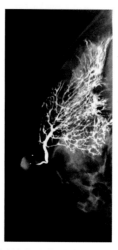

图 1-6 树枝状导管分支，终止于末端小叶

单个导管系统注射造影剂（乳管造影图）可用于评估明显的乳头溢液。此导管造影图使整个导管树不透明，从乳晕后导管到导管树末端的小叶。它也显示了功能上独立的每个导管；独立的导管系统之间没有交叉连接

全部乳管系统被覆的上皮细胞被特殊的具有收缩功能的肌皮细胞围绕，促使小叶形成的乳汁流向乳头。在上皮和肌皮层外，乳腺导管被含有层粘连蛋白、IV 型胶原蛋白和蛋白聚糖的连续基底膜围绕。基底膜层是区分乳腺原位癌和浸润癌的重要界线。该层在导管原位癌（ductal carcinoma in situ，DCIS）保持连续，也称为非浸润性乳腺癌。浸润性乳腺癌定义为恶性细胞侵犯基质穿透基底膜。

乳腺本身的淋巴引流非常丰富，腺体内淋巴管起自小叶周围，围绕小叶和输乳管壁形成淋巴网，乳头、乳晕和相邻皮肤及腺叶中部的淋巴管汇集于乳晕下淋巴网，大部分腺体内淋巴管都汇集到胸大肌筋膜表面，形成深筋膜淋巴丛。乳腺癌转移的主要途径是通过淋巴管；了解癌细胞的局部扩散途径有利于更好地对乳腺癌进行局域控制。对乳腺淋巴结的分布和引流的了解更有利于前哨淋巴结活检技术的安全开展。

如图 1-7 所示，乳房的淋巴输出途径如下所示。

1. 腋窝途径 约 75% 的乳腺淋巴回流沿胸大肌外缘流向腋窝淋巴结。位于胸大肌深部的是胸小肌，它被包裹在胸锁筋膜内，向外侧延伸与腋筋膜融合。腋窝淋巴结根据其与胸小肌的关系分为 3 个解剖级：①Ⅰ级淋巴结位于侧面，到胸小肌外侧缘；②Ⅱ级淋巴结位于胸小肌后面；③Ⅲ级淋巴结包括锁骨下淋巴结，向内到胸小肌。分开胸小肌，Ⅲ级淋巴结易于看见和切除。腋顶是由肋锁韧带（Halsted 韧带）定义的，在腋顶，腋静脉进入胸部，成为锁骨下静脉。位于胸大肌和胸小肌间隙的淋巴结，称为胸肌间淋巴结，即 Rotter 淋巴

结（由 Grossman 和 Rotter 描述）。除非其特别暴露，否则在保留胸肌时，外科手术不包括该组淋巴结。腋窝淋巴结位于腋窝的疏松脂肪组织；淋巴结的数目是多变的，取决于患者的体型。Halsted 乳腺癌根治术标本病理学检查的淋巴结大约是 50 枚。

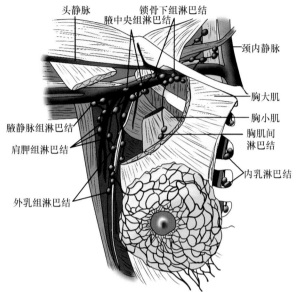

图 1-7　腋窝组织

全腋窝有 5 组邻近的淋巴结。过去所做的乳腺癌根治术中，腋窝完全清扫术去除所有这些淋巴结。腋窝锁骨下淋巴结与锁骨上淋巴结在颈部相连，胸大肌和胸小肌之间的淋巴结称为胸肌间淋巴结（即 Rotter 淋巴结）。前哨淋巴结在功能上是腋窝淋巴链的第一站淋巴结，在解剖上，常发现于乳房外组

（摘自 Donegan WL，Spratt JS. 1988. Cancer of the Breast. 3rd ed. Philadelphia：WB Saunders，19.）

　　2. 内乳途径　25% 的淋巴回流可沿肋间隙到内乳淋巴结，内乳淋巴结分布在第 1～6 肋间隙乳内动静脉周围，以第 1～3 肋间隙较多见。其中，淋巴引流液可通过内乳淋巴结作为主要的引流途径，这种情况占 5%；与腋窝联合引流作为第二途径约占 20%。

　　3. 乳房深部淋巴管可沿腹直肌鞘及镰状韧带到肝。

　　4. 乳房皮肤淋巴网可沿皮下淋巴管到对侧乳房、腋窝及两侧腹股沟淋巴结。

　　在腋窝淋巴结清扫术时，有一些重要的解剖结构尤其是一些重要的神经需要注意对其功能保护。其中，包括胸长神经、胸背神经、胸内侧神经和肋间臂神经。

　　胸长神经沿腋窝内侧贴近胸壁走行，又称为外侧呼吸神经，支配前锯肌。前锯肌的重要作用是在肩部内收和上臂外展时把肩胛固定在胸壁上，去除外侧呼吸神经可导致"翼状肩"畸形。由于此原因，在行腋窝手术时保留胸长神经。

　　胸背神经来自于臂丛后索，在腋静脉下进入腋窝，与胸长神经的入口接近。然后穿过腋窝到背阔肌的内侧面，支配背阔肌。在解剖腋窝淋巴结时注意保留胸背神经和血管。胸内侧神经位于神经血管束内，环绕在胸小肌外侧缘，支配胸大肌。胸神经血管束是提示腋静脉位置的良好标记，腋静脉在该束的头侧和深部（上和后）。在标准的腋窝解剖时该神经血管束应予以保留。

　　较大的感觉神经肋间臂神经或臂皮神经横过腋窝，支配上臂浅表和沿腋窝后缘胸壁皮肤的感觉。分离这些神经会导致该区域皮肤感觉缺失，在腋窝手术之前应向患者说明。这些感觉神经支配区域的神经去除后可导致少数患者产生慢性疼痛综合征。对于多数患者，保留上述神经可保持上臂后侧的感觉完整，达到无损腋窝清扫术的标准。

第二节　乳房的发育和生理

正常乳腺的发育受腺垂体、卵巢、肾上腺皮质内分泌的影响。垂体可产生促性腺激素直接影响乳房，青春期后卵巢开始周期性分泌雌激素及孕激素刺激乳腺，形成周期性的增生与复归的变化。绝经期后体内的雌激素主要来自肾上腺及饮食中的脂肪，但影响逐渐减弱，腺体随之退化。妊娠期由于胎盘分泌的雌激素使小叶增生，乳管伸长。分娩后由于腺垂体分泌的催乳素的作用使腺泡分泌乳汁。哺乳期后乳腺组织复旧，但不能恢复到原有状态。

在青春期之前，乳房主要是由致密纤维基质和被覆上皮细胞的散在导管组成。青春期通常（以乳房发育和阴毛的生长判断）开始于 9 ~ 12 岁，初潮（月经周期的开始）始于 12 ~ 13 岁。这些事件是由低幅的垂体促性腺激素脉冲引起的，可提高血清雌激素浓度。

青春期的乳房初发育是一种激素依赖性的成熟，引起脂肪沉积增加，通过导管的分支和延长促使新导管的形成，首次出现小叶结构。这些生长和细胞分裂的过程是在雌激素、孕激素、肾上腺激素、垂体激素的调控下和胰岛素、甲状腺素的营养支持下完成的。有研究显示，局部的生长因子网络也很重要。这些事件的精确节点及双侧乳房芽的协调发展则因人而异。

青春期前乳房发育是指女孩在 12 岁之前乳房芽的对称增大和突起，不伴有青春期的其他改变。该过程可呈不对称的单侧发育，不应与肿瘤生长相混淆，也不是活检的指征。

青春期后成熟或静息乳房包含脂肪、基质、输乳管和小叶单位。在月经周期作用下或外源性激素刺激下，乳腺上皮和小叶基质受到周期性刺激，主要表现为肥大和形态学改变而非增生。在黄体后期（经期前），会有液体集聚和小叶间水肿，水肿的聚集可产生疼痛和乳房肿胀，这是一种正常的生理反应，有时会被误以为是肿瘤性改变。绝经期前女性出现的不明确肿块最好通过月经周期观察其是否消退，再决定是否需要进一步干预。

妊娠时乳房的纤维基质减少并有新的腺泡或小叶形成，称为妊娠期腺病。分娩后，胎盘激素的突然消失和持续高水平的泌乳素分泌是激发乳房泌乳的关键所在。乳汁排出是在激素控制下，由围绕在乳腺导管和终末小管周围的肌皮细胞收缩引起的。目前没有发现这些肌皮细胞是受神经支配的，其收缩主要受垂体原肽催产素的支配。刺激乳头可以刺激垂体持续分泌泌乳素和急性释放催产素。停止哺乳后，泌乳素水平会下降，催产素的释放也失去了刺激。乳房回归到静息状态和月经恢复后的周朝性变化。

绝经定义为月经停止至少 1 年，通常发生在 40 ~ 55 岁。绝经伴有如下症状：血管舒缩紊乱（热潮红）、阴道干涩、尿路感染和认知障碍（可能是继发于热潮红引起的睡眠中断）。绝经可导致静息乳房的上皮细胞萎缩和减少。随之而来的是脂肪沉积增加、结缔组织减少和小叶单位消失。在外源性卵巢激素的作用下，如绝经后激素替代治疗（hormone replacement therapy，HRT），可导致小叶持续存在、导管上皮增生及囊肿形成。临床医生需要仔细询问患者的月经史、初潮年龄、绝经年龄及是否接受了激素替代治疗，这些都是乳腺癌发生的重要影响因素。而激素替代治疗可以增加乳腺密度，降低乳腺钼靶检查的敏感性。

第三节　乳房疾病诊断

乳房疾病的诊断主要依赖于详细病史的获得、仔细的体格检查、选择合适的影像学检查，以及最终各种影像学引导下的乳腺组织活检和病理诊断。具体流程可参考图 1-8。

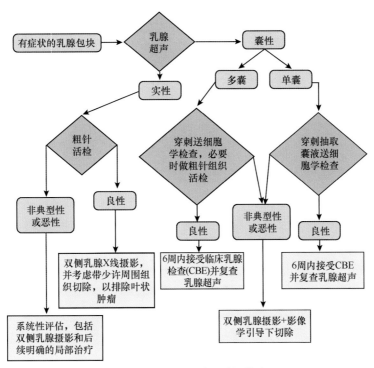

图 1-8　有症状的乳腺肿块评估流程

一、病史

对于乳房疾病的诊治，患者年龄和月经、生育史很重要，如初潮年龄、绝经年龄和妊娠史，包括首次足月妊娠年龄。如果患者子宫已经切除，应确定卵巢是否保留。对于绝经期前女性，应注意近期妊娠史和哺乳史。病史除了获取常规的疾病史，还应了解患者是否接受过任何激素替代治疗或激素避孕。如果患者有过乳房组织活检病史，应仔细询问活检的病理结果。家族史应详细记录所有曾经患有乳腺癌和（或）卵巢癌的亲属，以及与患者的血缘关系。对于患者特定的乳房主诉，问诊应包括肿块病史、乳房疼痛、乳头溢液和任何皮肤改变。如果存在肿块，应详细询问肿块存在多久及是否随月经周期变化。如果可疑为乳腺癌，还需了解是否有全身症状，如骨痛、体重减轻、呼吸改变等临床指征，以便于指导选择合适的检查方法用以发现转移性病灶。

二、体格检查

（一）视诊

乳房体检，患者可取端坐位，视诊主要包括观察乳房是否有明显肿块、双侧乳房是否对称，以及乳房皮肤、乳头是否有改变。

检查乳头时，应双侧对比，仔细检查是否存在乳头回缩、乳头内陷或表层上皮脱落如Paget病所见（图1-9）。应用间接光可显示轻微的皮肤酒窝征或肿瘤侵犯Cooper韧带引起的乳头变化（图1-10）。伸展上臂高于头顶或收紧胸肌等姿势可以使双乳不对称和皮肤酒窝征显得更明显。皮肤酒窝征或乳头回缩是比较敏感且特异的乳腺癌相关体征。

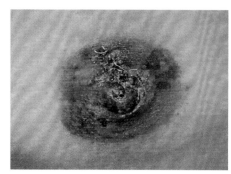
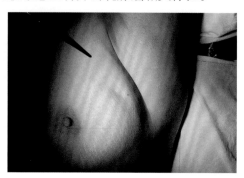

图1-9　Paget病乳头表现　　　　　图1-10　皮肤酒窝征

当原发性乳腺癌位于乳晕下区域时，非常容易累及乳头和乳晕，导致乳头回缩。但乳头变平或内陷并不一定预示着是乳腺癌，某些良性疾病导致的纤维化，如乳晕下导管扩张，也可以导致这些体征。但通常是双侧的，且通过询问病史了解到该情形已存在多年。单侧乳头回缩若仅仅发生了几周或几个月，常常提示恶性肿瘤的可能。而乳头乳晕区的肿瘤如果长期得不到诊治，可以直接侵犯乳晕皮肤或乳头，导致溃烂，甚至最终形成菜花样改变（图1-11）。而位于周围象限的肿瘤可能由于牵拉Cooper韧带，与对侧正常乳腺对比，视诊时可以发现患侧乳头发生扭曲或牵拉变形。

炎性乳腺癌是一种极其凶险、类型也比较特殊的乳腺癌，其症状和体征与典型乳腺癌的表现不同。乳房触痛、发热、肿胀和由于皮肤水肿导致的橘皮征是炎性乳腺癌的特征（图1-12），

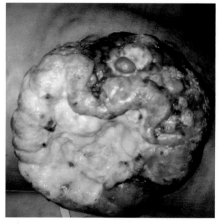
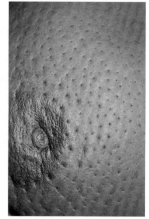

图1-11　菜花样改变　　　　　图1-12　橘皮征

需要与急性乳腺炎鉴别。炎性改变和水肿是由于癌细胞栓阻塞了皮肤淋巴管而引起的。有时，肿瘤较大可以阻塞淋巴管导致表面皮肤水肿。除了以上特征性症状和体征，有些炎性乳腺癌可伴有分散的可触及的肿块，但有些则无法触及肿块，触诊时只表现为乳房实质的弥漫性改变，如果不注意，非常容易导致漏诊。

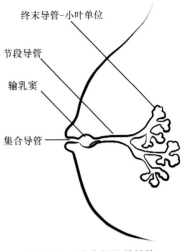

图 1-13　输乳窦及其结构

另一种特殊类型的乳腺癌是乳房 Paget 病。1874 年由 James Paget 首先提出，它通常是最先发生在乳头下的输乳窦内的潜在导管内癌（图 1-13），癌细胞穿透表皮和导管上皮细胞的连接部位，进入乳头皮肤的表皮层。临床上，常常表现为皮肤湿疹样变，以及潮湿或干燥，甚至银屑病样的改变。随着病情的发展，可以由乳头逐渐扩散到乳晕皮肤。病情可以迁延不愈，最终可将乳头完全腐蚀。该疾病需要与乳房皮肤湿疹进行鉴别，通过详细了解病史，可以进行区分。良性皮肤病变如湿疹通常开始于乳晕皮肤，而乳房 Paget 病则起源于乳头，继而累及乳晕。

（二）触诊

在视诊之后对乳房组织和区域淋巴结进行触诊。触诊乳房时，患者通常取仰卧位，上臂外展过头，从而增强乳房后胸大肌张力，便于乳房内病变的触及。检查者可采用双手手掌的指腹部位将乳腺组织向胸壁轻压触诊。按顺序触诊乳房每个象限和乳头乳晕复合体下的组织，注意不要遗漏腺尾区域。当触及肿块时，要详细描述肿块的部位、大小、形状、硬度与周围乳腺组织的连续性，以及是否与皮肤或下方肌肉组织粘连固定。通常良性病变（如囊肿和纤维腺瘤）的肿块明显可触及、边界清晰、活动度大。而典型的乳腺癌则表现为质硬、边界不清、推动时会牵拉邻近组织。

三、乳房影像学检查

对于小的、无法触及的乳腺异常，往往需要乳房影像学技术协助诊断。乳腺 X 线摄影（mammography）是乳腺筛查最主要的影像学方法。可通过树脂玻璃板对乳房进行不同方向的检查，获取内外侧斜位和头尾位两张 X 线片，用于全方位筛查乳房病变。乳腺 X 线摄影的敏感性受乳腺密度影响比较大，有 15% ~ 20% 临床明显可触及的乳腺癌，在乳腺 X 线摄影下无异常发现。数字乳腺 X 线片在检查年轻女性乳房和致密乳房时，明显优于传统的胶片 X 线片。小于 30 岁的女性，由于乳房组织的基质和上皮细胞致密，会大大降低乳腺 X 线摄影的敏感性。随着女性年龄的增长，乳腺组织逐渐减少，被脂肪组织替代，乳腺 X 线摄影的敏感性也逐渐提高。而计算机辅助诊断（computer-assisted diagnosis，CAD）可增加乳腺 X 线摄影和超声检查的敏感性和特异性。此外，磁共振成像（MRI）技术在乳腺小病灶和不典型病灶的诊断和鉴别诊断、保乳手术范围的评估及新辅助治疗前后病灶范围的评估中的价值越来越得到乳腺专科医生的认可。但该技术对设备和人员要求较高，费用偏高，敏感性虽高，但特异性不高，且受月经周期的影响较大，因此，还不能作为乳房疾病的常规筛查方法。

（一）乳腺 X 线摄影

乳腺 X 线摄影通常能较临床触诊更早筛查到乳腺癌，使乳腺癌得到更早期的诊治，从而提高预后。筛查的益处要与筛查花费及假阳性数量权衡，假阳性会增加额外的检查、活检和患者的顾虑。

根据 8 项乳腺 X 线摄影的前瞻性随机试验，共纳入女性 500 000 名，美国联邦预防医学工作组评估了特定年龄组的乳腺 X 线筛查对乳腺癌死亡率的影响，结果显示，39 ~ 49 岁人群中，筛查乳腺可减少乳腺癌死亡风险 15% [相对风险（RR），0.85；95% 可信区间（CI），0.75 ~ 0.96]。50 ~ 59 岁年龄组中，减少风险 14%（RR，0.86；95% CI，0.75 ~ 0.99）。有两项研究纳入了 60 ~ 69 岁年龄组，结果显示乳腺 X 线摄影可减少风险 32%（RR，0.68；95% CI，0.54 ~ 0.87）。大于 70 岁女性，其结论是没有足够的数据推荐常规筛查。根据这些结果，最近美国联邦预防医学工作组推荐年龄在 50 ~ 74 岁的女性两年进行一次乳腺 X 线摄影检查，不推荐年龄在 40 ~ 49 岁和大于 75 岁的女性进行乳腺 X 线摄影。推荐是根据风险减少、需要筛查以阻止乳腺癌死亡的女性数量和附加试验及活检的潜在危害做出的（表 1-1）。

表 1-1　各年龄组乳腺癌筛查试验对乳腺癌死亡率和乳腺 X 线摄影假阳性的影响

年龄组（岁）	临床研究数目	乳腺癌死亡率 RR（95%CI）	为了降低一例乳腺癌特异性死亡而需要召回筛查的人数（95% CI）	乳腺 X 线摄影假阳性例数 / 每 1000 轮筛查
39 ~ 49	8	0.85（0.75 ~ 0.96）	1904（929 ~ 6378）	97.8
50 ~ 59	6	0.86（0.75 ~ 0.99）	1339（322 ~ 7455）	86.6
60 ~ 69	2	0.68（0.54 ~ 0.87）	377（230 ~ 1050）	79.0
70 ~ 74	1	1.12（0.73 ~ 1.72）	无法使用	68.8

改编自 Nelson HD，Tyne K，Naik A，et al.2009.Screening for breast cancer: an update for the U.S. Preventive Services Task Force. Ann Intern Med，151（10）：727。

但目前，美国癌症协会仍继续推荐大于 40 岁的女性每年进行乳腺 X 线摄影检查。年轻女性有明显的家族史、组织学危险因子或曾有乳腺癌病史者也可从 MRI 筛查中获益。

乳腺癌相关的 X 线摄影异常表现最常见的包括单纯钙化（多最易出现在导管原位癌和导管原位癌伴微浸润）、单纯肿块（大多见于黏液腺癌、髓样癌和浸润性导管癌，肿块多为不规则形）、肿块伴钙化（钙化常位于肿块中、边缘或周围，钙化灶多为泥沙样或针尖大小）和结构扭曲。此外，血管异常、漏斗征、Cooper 韧带牛角征、尖塔征等也是乳腺癌 X 线的异常表现（图 1-14）。

（二）超声检查

超声检查（ultrasonography）在乳房疾病的诊断中最大的价值是可以用于确定乳腺 X 线摄影发现的病变是实性还是囊性，且可用于对女性致密乳房内的病变进行检查，在年轻女性中应用价值较高。但由于它高度依赖操作者的徒手筛查和缺乏标准的筛查程序，还不能作

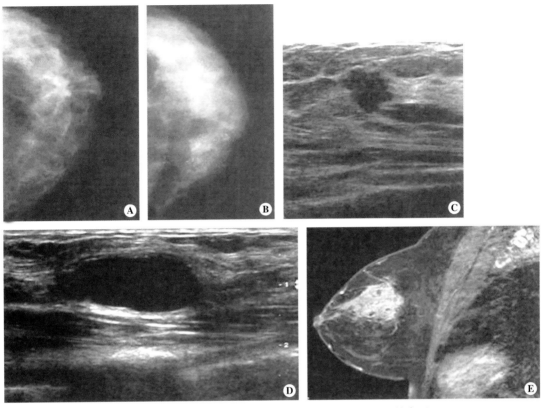

图 1-14 乳房疾病在乳腺 X 线摄影、超声检查和 MRI 的表现

A. 乳房星状肿块：结合密度和毛刺样边界及周围乳房结构扭曲提示为恶性；B. 簇状微钙化：细小、多形和线性钙化簇聚在一起提示导管原位癌的诊断；C. 乳腺癌的超声影像：肿块实性，低回声，显示不规则边界，多数恶性病变长度高于宽度；D. 单纯囊肿的超声影像：囊肿呈圆形或椭圆形、边界光滑、内部回声缺乏、声波传播增加、后壁回声增强；E. 乳腺 MRI 显示乳腺倍钆强化：快速和强烈的钆强化反映肿瘤血管供应增加，病变轮廓和大小也可用 MRI 评价

为一种有效的筛查工具。美因放射影像网络学院（ACRIN）进行了一项随机临床试验（ACRIN6666），对乳腺癌高危女性，随机进行乳腺 X 线摄影和超声检查，以比较超声检查加乳腺 X 线摄影与单独乳腺 X 线摄影的敏感性、特异性和诊断率。研究发现，在乳腺 X 线摄影基础上增加超声检查，每 1000 名女性中可多发现 4.2 例乳腺癌。然而，超声检查的应用导致更多的假阳性事件，需要更多的回访和活检。没有有效证据表明应用超声筛查可减少乳腺癌导致的死亡率。

　　超声检查下典型乳腺癌的表现为：肿块呈明显的低回声，形态多不规则，"恶性晕"征，肿块纵横比 > 1，内见微小钙化、后方回声衰减等征象（图 1-14C）。

（三）磁共振成像

　　磁共振成像（MRI）越来越多地被应用于乳腺疾病的评估和鉴别诊断，且在临床医生判断是否可以选择保乳手术和新辅助治疗前后乳腺癌病灶范围的评估方面显示出独特的优势。对于确定腋窝淋巴结转移而乳腺 X 线摄影没有发现原发病灶的乳腺癌患者，可采用 MRI 检查乳房以发现乳腺原发肿瘤。对于致密乳腺组织，尤其是在年轻女性中，MRI 也可用于评价原发肿瘤的程度。此外，在浸润性小叶癌诊断方面，MRI 也有较高的敏感性和准确率。

越来越多的外科医生选择在手术前应用 MRI 评估是否适合保乳，但目前还没有 I 级证据支持 MRI 为乳腺保乳手术前的常规影像学检查方法。MRI 可作为已知 *BRCA* 基因突变女性的筛查工具。MRI 对浸润性癌的敏感性超过 90%，而对导管原位癌（DCIS）只有 60% 或更低。

对于哪些患者可以采用 MRI 作为常规筛查方法？最近美国癌症协会给出了规定：建议每年对年龄 ≥ 30 岁的乳腺癌高危（20% ~ 25% 或更高）女性进行 MRI 筛查（表 1-2），建议中度危险的女性与医生协商是否进行乳腺磁共振的筛查，不推荐终生乳腺癌风险小于 15% 的女性进行 MRI 筛查。乳腺 MRI 筛查应与乳腺 X 线摄影共同进行，因为虽然 MRI 比乳腺 X 线摄影更敏感，但有些它难以发现的恶性肿瘤 X 线却能够检测出来。

表 1-2　美国癌症协会 MRI 筛查风险标准

乳腺癌高危女性（20% ~ 25% 或更高）
• 已知 *BRCA1 / BRCA2* 基因突变
• 一级亲属携带有 *BRCA1* 或 *BRCA2* 基因突变，但受检者本人尚未进行基因检测
• 罹患乳腺癌的终生风险为 20% ~ 25% 或更高
• 10 ~ 30 岁接受过胸部放射治疗
• Li-Fraumeni 综合征、Cowden 综合征或一级亲属中患有这些综合征
乳腺癌中度危险的女性（15% ~ 20%）
• 主要根据家族史评估罹患乳腺癌的终生风险为 15% ~ 20%
• 乳腺癌、导管原位癌、小叶原位癌、不典型导管增生或不典型小叶增生个人史
• 乳腺 X 线摄影提示乳腺高度致密或密度不均

（四）乳管镜检查

乳管镜检查（图 1-15）通常用于探寻引起乳腺导管单孔溢液的原因。通过扩张的乳管开口，置入纤细的乳管内镜，直视下检查导管内是否有病变。并且可在乳管镜直视下进行可疑病灶的活检，可以避免损失周围正常的乳腺组织，具有创伤小的优点。此外，还可以通过乳管镜下冲洗收集导管内上皮细胞，用于诊断是否有不典型的上皮细胞或恶性肿瘤细胞。

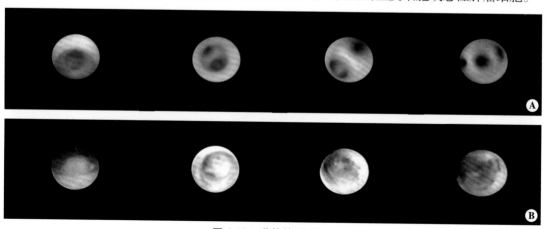

图 1-15　乳管镜下所见

A. 正常乳腺导管；B. 导管内癌

四、乳房活组织检查

对于临床无法触及而影像学下可疑的乳腺异常部位，尤其是乳腺影像报告与数据系统（BI-RADS）分级 3 级以上的病变，包括簇状钙化区域、异常密度区域（如肿块、结构扭曲、不对称等），需要进行影像学引导下的乳房组织活检。根据病变的特征，可以选择粗针穿刺活检、导丝定位外科切除活检和细针抽吸细胞学检查。而对于 BI-RADS 分级 3 级及以下的病变，由于活检的良性可能性很高，可以选择短期内重复影像学检查随访，只有在随访发现病变进展时再采用活检。

（一）粗针穿刺活检

粗针穿刺活检是对触诊不清、影像学发现的乳房异常进行活检取样的首选方法，有弹簧粗针弹射活检和真空辅助旋切活检两种。根据临床及病理诊断对组织量多少的需求进行选择。对于临床可触及的病变的诊断，该技术也是首选方法。粗针穿刺活检可在乳腺 X 线摄影（立体定位）、超声或磁共振成像（MRI）实时影像引导下进行。对于超声可显示的肿块优先选择超声实时引导下的活检；而对于钙化和乳腺密度改变，在乳腺 X 线摄影检查中显示最清晰，可在乳腺 X 线立体定位引导下进行粗针活检。在立体定位粗针活检时，通常患者要俯卧在立体定位粗针活检床上，乳房被挤压固定，根据计算机分析测量乳腺 X 线摄影图像来摆放机械臂和活检装置。局部麻醉后，取小的皮肤切口，选择 11G 或合适大小的粗针保持负压穿入病变部位获取组织样本。根据病变的类型决定获取的粗针样本数，活检后要即刻放置定位夹用于标记原有病变部位，特别是在多次取样后难以发现的小病变，显得尤为重要。应根据病变的部位和活检顺序，分别标记标本，便于后续病理学诊断。活检后需要即刻行 X 线照相确认目标病变已充分取样。超声和 MRI 引导下的粗针活检也采用类似方法，但注意 MRI 引导下活检需要选择特殊的穿刺针。

活检后乳腺 X 线摄影检查确定目标病变内有缺损，标记夹所在位置正确。如果粗针穿刺活检没有充分取样，或者影像异常和组织学检查不一致，那就需要导丝定位下手术切除活检（wire-localized surgical excision）。

（二）导丝定位下手术切除活检

对于临床无法触及而影像学下可疑的乳腺异常部位，通常选择影像学引导下的粗针穿刺活检。如果诊断和影像结果不一致或代表 DCIS 的微小钙化区域内有导管上皮不典型增生（atypical ductal hyperplasia，ADH），多数患者需要采取手术切除活检来进一步明确诊断。为了确保病变部位被完全切除，应在乳腺 X 线摄影或超声引导下在乳房病变部位放置定位导丝。通过引导针放入导丝，导丝末端的倒钩使其固定在异常或靠近异常的乳腺实质内，并能在撤出引导针后保持在原位。同时，应对导丝定位后的乳房进行拍摄或截取图像，用以指导外科医生手术操作。常规推荐手术切口应在定位导丝钩标记病变部位的正上方，而不是导丝进入皮肤的部位。这样可以尽量使活检时切除的正常乳腺组织量最小。根据病变尤其是可疑恶性病变范围的大小，以尽可能切除到病变周围的正常组织为边界，以确保阴性切缘。切除后，标本连同定位导丝进行再次 X 线摄影，确保标记病变部位被完全切除。病理诊断良性的患者，需在术后 4 ~ 6 个月再次进行乳腺 X 线摄影复查。

（三）细针抽吸活检

细针抽吸（fine-needle aspiration，FNA）细胞学检查是乳房肿块诊断的常用工具。FNA 活检主要用于鉴别实性和囊性肿块，也可应用于辅助诊断乳房新复发、明显、无法解释的肿块时。由于超声检查对乳房实性和囊性肿块的鉴别作用，FNA 很大程度上被超声检查所替代。但对于一些复杂性囊肿，FNA 仍然具有一定的优势。囊性液体通常是浑浊的、暗绿色或琥珀色，如果肿块消失或液体不是血性的，则予以丢弃。如果可疑囊肿抽吸时无囊性液体，则需进一步考虑粗针穿刺活检。如果囊液为血性或抽吸后肿块没有完全消失或抽吸后囊肿迅速再次出现，可考虑在影像引导下进行粗针穿刺活检，以排除乳腺癌的可能。

对于实性肿块，FNA 虽可以获得细胞学检查结果，但其不能作为决定治疗策略的最终诊断结果，只能指导临床医生进一步选择其他活检方法和病理学检查以明确诊断。

第四节　良性乳房肿瘤和相关疾病

一、纤维腺瘤和其他良性肿瘤

纤维腺瘤（fibroadenoma）是良性的实体瘤，由基质和上皮成分组成，最常出现在少年后期和早期生育期，是 30 岁以下女性最常见的乳房肿瘤。临床上，它们以实性肿块存在，活动度大，触诊可呈光滑圆形或分叶状，通常有完整的包膜，手术切除时要注意将包膜完整切除，以降低原位复发的风险。在诊断纤维腺瘤时，超声检查的优势明显大于乳腺 X 线摄影。

病理确诊为纤维腺瘤的乳房肿块，通常不需要手术切除，但对于近期明显增大、超声下质地欠均匀甚至伴有液化的乳房肿块，要排除纤维肉瘤的可能性，完整的手术切除和病理学确诊是明智的选择。对于巨大纤维腺瘤和青少年偶发的较大纤维腺瘤，也可以选择外科手术切除。

二、乳腺囊肿

乳腺囊肿（breast cyst）是指乳腺实质内充满液体、被覆上皮的空腔，多发生在 35 岁以上的女性，在绝经期前发病率稳步增加，绝经期后急剧下降。老年女性新形成的囊肿普遍与外源性激素替代有关。囊肿形成的机制尚不清楚，显微解剖发现，囊肿主要发生在小叶部位，可能是由小叶和小导管的破坏、扩张和持续分泌而产生的。

单纯囊肿的恶性风险极低，因此，对于单纯囊肿，FNA 抽吸囊液呈淡黄色、不透明或深绿色等，可不必送细胞学检查。但对于血性囊液或反复抽吸后仍出现的囊肿，或者囊壁增厚或局部不均匀囊壁的复杂囊肿，则可能需要粗针穿刺活检或手术切除病检，以排除恶性的可能。

三、乳房炎症性病变

目前临床最常见的乳房炎症性病变包括急性哺乳期乳腺炎、导管扩张相关的慢性乳晕下感染及肉芽肿性乳腺炎。

急性哺乳期乳腺炎是细菌通过乳头进入导管系统而引起的感染性病变，特点是发热、白细胞增多、红肿和压痛。通常由金黄色葡萄球菌引起，临床表现为乳房实质感染和肿胀的蜂窝织炎，称为乳腺炎或乳腺脓肿。一旦脓肿形成，通常需要外科引流，此外，还需辅助抗生素治疗和频繁排空乳汁，以减少细菌滋养的环境。

在女性非哺乳期，慢性复发性感染可发生在乳房乳晕下导管，称为导管周围乳腺炎或导管扩张症。常为混合感染，包括需氧和厌氧皮肤菌群。长期反复发作的感染改变和瘢痕可导致乳头回缩或内陷、乳晕下肿块和偶尔出现的从乳晕下导管到乳晕周围皮肤的慢性窦道。乳晕下感染最初表现为乳晕下疼痛和轻微红斑。如果此时给予热敷和口服抗生素是很有效的。抗生素治疗需要涵盖需氧菌和厌氧菌。如果脓肿形成，除了抗生素，还需要切开和引流。反复感染的治疗需要在急性期完全处理后切除整个乳晕下导管，结合使用抗生素。

肉芽肿性乳腺炎（granulomatous mastitis，GM）又称肉芽肿性小叶炎（granulomatous lobular mastitis，GLM）或特发性肉芽肿性乳腺炎（idiopathic granulomatous mastitis，IGM），不是细菌感染性疾病，可能是一种自身免疫性炎症，病因尚不清楚。该病少见，但近年来发病率逐年增加，多发于年轻经产妇，平均发病年龄约为 35 岁，常与近期妊娠有关。临床表现为乳腺肿块，伴或不伴疼痛，有时可双侧同时发生，早期病变多见于腺体周围，距乳头较远、不累及乳头、乳晕，肿块迅速增大，呈向心性发展至乳晕或此起彼伏，起初皮肤不红，逐渐变为鹤顶红，有时会破溃形成溃疡或瘘管，经久不愈。诊断需依据活组织病理检查结果，组织学上该病变基本表现为小叶中心性肉芽肿，其中常有中性粒细胞浸润，并可形成微脓肿。目前已有部分研究结果显示，本病对糖皮质激素治疗有效；复发率高，即使行手术治疗，病灶残留和复发比例仍较高。症状轻微的患者无须治疗，数月后可自行康复；症状持续存在、进行性加重或复发的患者可给予糖皮质激素联合手术治疗。手术治疗遵循个体化原则，根据患者病情不同，手术方式及手术范围也会有所不同。发现乳腺肿块疑为该病时，建议行肿块空芯针穿刺活检，必要时行切除活检，不推荐常规手术治疗；伴有脓肿形成时，可行脓肿切开引流术；伴有瘘管形成时，可行瘘管切除术。

四、乳头状瘤和乳头状瘤病

孤立的导管内乳头状瘤是上皮细胞被覆的乳腺导管形成的息肉，最常位于近乳晕处，也可出现在外周部位。多数乳头状瘤直径小于 1cm，但有些囊性结构内的乳头状瘤可增大至 4cm 或 5cm，乳头状瘤与乳腺癌的风险增加没有明显关系。

位于乳头附近的乳头状瘤常伴有血性乳头溢液，通常采用乳管镜或乳腺 X 线摄影下的导管造影协助诊断。治疗需通过乳晕周围切口予以切除。对于外周乳头状瘤，要与浸润性乳头状癌鉴别。

乳头状瘤病是指上皮增生，常发生在年轻女性，或与纤维囊性变有关，其不是由真正的乳头状瘤组成，但有增生上皮充满单个导管，像真正的息肉，而没有纤维血管组织蒂。临床上需要与孤立或多发乳头状瘤相鉴别。

五、脂肪坏死

乳房创伤后继发的脂肪坏死，临床上与乳腺癌非常相似，临床均可触及肿块，乳腺 X 线摄影片显示为含有钙化的密度异常。钙化是脂肪坏死的特征性表现，通常需要粗针穿刺病理检查明确诊断。

第五节　乳腺恶性肿瘤

一、流行病学

乳腺癌是目前全球女性发病率最高的肿瘤，死亡率排名第二。在我国女性中，乳腺癌是发病率第二、死亡率第六的恶性肿瘤，严重危及女性的生命健康。早期诊治和个体化综合治疗使乳腺癌的总体疗效得到大幅提升，欧美发达国家乳腺癌患者的 5 年生存率已接近90%，我国的 5 年生存率也超过 80%。乳腺癌死亡率和发病率的降低与乳腺 X 线筛查等技术提高了早期诊断率相关，同时各种新型治疗方法的不断涌现和规范化综合治疗的实施功不可没。目前乳腺癌的治疗是根据病理类型、分期、乳腺癌生物学特征等制订的个体化综合治疗。

二、乳腺癌的相关危险因素

乳腺癌相关的危险因素很多，有些是无法改变的，如女性性别、年龄增长、家族史、基因突变等，但有些是可以通过改变生活方式等降低乳腺癌发生风险的。当然，需要说明的是，即使同时具有多个乳腺癌相关危险因素，并不意味着就一定会发生乳腺癌。根据以上分类方法，将目前已证实的乳腺癌相关危险因素进行说明。

1. 无法改变的乳腺癌相关危险因素

（1）女性性别："女性"是乳腺癌主要的危险因素，虽然男性也可以罹患乳腺癌，但其比例仅为女性的百分之一。

（2）年龄增长：随着年龄的增长，罹患乳腺癌的风险也逐渐增加。

（3）遗传基因：有 5%~10% 的乳腺癌属于遗传性乳腺癌，由于遗传到的基因缺陷或突变引起。其中，最常见的遗传性乳腺癌是由于 *BRCA1* 或 *BRCA2* 基因突变引起的。携带有 *BRCA1/2* 基因突变的女性，有 70% 会在 80 岁之前罹患乳腺癌。如果还伴有多个亲属患乳腺癌的家族史，则风险会更高。另外，遗传性乳腺癌的发病年龄通常较早，且双侧乳腺癌的风险也大大增加。

（4）其他基因的改变：除了 *BRCA* 基因，如果携带有其他乳腺癌相关基因的异常，其乳腺癌的发生风险也会增加。例如，*ATM* 基因（修复受损的 DNA）、*TP53* 基因（抑制异常细胞的生长，携带该遗传突变基因会导致 Li-Fraumeni 综合征，这类携带者不仅乳腺癌的发病风险增加，白血病、脑肿瘤等的风险也较普通人高）、*CHEK2* 基因（DNA 修复作用）、*PTEN* 基因（调控细胞生长的基因，携带该基因突变可导致 Cowden 综合征，该突变携带者乳腺良 / 恶性肿瘤、消化系统肿瘤、甲状腺肿瘤等的发病率均增加）、*STK11*（携带该基因突变可导致 Peutz-Jeghers 综合征，携带者的嘴唇和口腔内会有着色斑点，尿道和消化道息肉，乳腺癌等多种恶性肿瘤的发生风险也会随之增加）、*PALB2* 基因（其蛋白与 BRCA2 蛋白相互作用，该基因的突变可导致乳腺癌风险增加）。

（5）乳腺癌家族史：有接近 15% 的乳腺癌患者有乳腺癌家族史，如果有一个一级亲属（母亲、姐妹、女儿）罹患过乳腺癌，则该女性的乳腺癌发病相对风险会加倍，如果有两个一级亲属，则风险是普通人群的 3 倍。当然，男性亲属（如父亲、兄弟）有乳腺癌家族史，该女性罹患乳腺癌的风险也会增加。

（6）有过乳腺癌的病史：曾经患过乳腺癌，则同侧残余乳腺组织和对侧乳腺发生乳腺癌的风险会相对增加，且越年轻，该风险越高。

（7）种族：美国白色人种女性发生乳腺癌的风险会稍高于非洲裔女性。但对于 45 岁以下女性，非洲裔女性的发病率则稍高，且乳腺癌相关死亡风险也相对高一些。亚裔女性的发病率和死亡风险则稍低。

（8）致密乳腺组织：乳房由脂肪组织、纤维组织和腺体组织构成。乳腺 X 线摄影下致密的乳房通常含有更多的腺体和纤维组织。这类女性的乳腺癌风险是普通人群的 1.5 ～ 2 倍。年龄、月经状况、激素替代治疗、妊娠及遗传等都是影响乳房密度的相关因素。

（9）良性乳腺疾病病史：有些良性乳腺疾病与乳腺癌风险基本没有相关性，包括乳腺炎、纤维化和（或）单纯囊肿、中度增生性病变、非硬化性腺病、良性叶状肿瘤、单个乳头状瘤、脂肪坏死、导管扩张、导管周围纤维化、鳞状上皮化生、上皮相关性钙化、脂肪瘤、错构瘤、血管瘤、神经纤维瘤、腺肌上皮瘤等。对于不伴有不典型细胞的增生性病变，虽然乳腺导管或小叶内细胞有过度生长，但形态尚正常，这类病史可以使乳腺癌的风险稍微增加，具体包括普通型导管上皮增生、纤维腺瘤、硬化性腺病、乳头状瘤病、放射性瘢痕等。而真正需要密切关注的是曾经患有不典型增生性病变的女性，其罹患乳腺癌的风险是普通人群的 4 ～ 5 倍，具体包括导管上皮不典型增生（ADH）、小叶上皮不典型增生（ALH）。

（10）月经初潮年龄早（＜ 12 岁）和（或）绝经年龄晚（＞ 55 岁）：这类女性一生中暴露于性激素的时间相对较长，其罹患乳腺癌的风险也会稍稍增加。

（11）胸部照射史：年轻时因为霍奇金病或非霍奇金淋巴瘤而接受过胸部放疗的女性，其乳腺癌的风险会显著增加。接受放疗的年龄正处于乳房发育的青少年期时，其罹患乳腺癌的风险最高。40 岁以后接受的放疗通常不会增加乳腺癌的发病风险。

2. 可以控制的乳腺癌相关危险因素　有些乳腺癌相关危险因素与个人生活习惯相关，是可以改善的，如饮食和运动习惯，以及激素类药物使用情况和生育史等。

（1）饮酒：饮酒是与乳腺癌确切相关的危险因素，且酒精摄入量越多，乳腺癌的风险

017

越高。每天一次酒精摄入仅轻微增加乳腺癌的风险，而每天 2 ~ 3 次的酒精摄入则可以使风险增加近 20%。

（2）体重超标或肥胖：绝经后体重超标或肥胖是乳腺癌的危险因素。这是由于绝经前，雌激素主要由卵巢分泌，而绝经后，脂肪细胞是雌激素的主要来源。

（3）缺乏有效的体育锻炼：有证据表明，规律的体育锻炼可以降低乳腺癌的风险，特别是对于绝经后女性。

（4）无生育或首次生育年龄超过 30 岁：这类女性的乳腺癌发病风险会稍有增加。而多次妊娠及较早年龄生育，则可以降低乳腺癌的风险。但对于三阴性乳腺癌，妊娠则可能增加这类乳腺癌的发病风险。

（5）未哺乳：有研究显示，长达 1.5 ~ 2 年的哺乳期，可能稍微降低乳腺癌的风险。其原因可能是缩短了女性暴露于性激素的时间。

（6）避孕措施：采用含激素类的方法避孕，可能会增加乳腺癌的风险。例如，长期口服避孕药的女性，其乳腺癌发病风险会稍稍高于从未服用过该类药物的女性。而停止使用该类药物后，乳腺癌的风险也会逐渐回落，有数据显示，停药 10 年后，乳腺癌的风险与普通人群相同。

（7）绝经后的激素替代疗法：无论是单纯的雌激素替代疗法，还是雌激素、孕激素混合的替代疗法，如长期使用（2 年及以上），都可以增加乳腺癌的发病风险，且增加乳腺癌相关的死亡风险。而对于停用 5 年以上的女性，其乳腺癌发病风险逐渐回落至与普通人群类似。因此，对于绝经后女性，可短期使用激素替代疗法缓解绝经期症状，而不推荐长期使用激素替代治疗。

三、病理学

（一）乳腺肿瘤 WHO 分类（表 1-3）

乳腺癌的分子分型见表 1-4。

表 1-3　乳腺肿瘤 WHO 分类

上皮性肿瘤	小管小叶癌
微小浸润癌	混合型小叶癌
浸润性乳腺癌	小管癌
非特殊型浸润性乳腺癌（NST）	筛状癌
多形性癌（pleomorphic carcinoma）	黏液癌
伴破骨细胞样间质巨细胞的癌	伴髓样特征的癌
伴绒癌特征的癌	髓样癌
伴黑色素细胞特征的癌	不典型髓样癌
浸润性小叶癌	伴髓样特征的非特殊型浸润性癌
经典型小叶癌	伴大汗腺分化的癌
实性型小叶癌	伴印戒细胞分化的癌
腺泡型小叶癌	浸润性微乳头状癌
多形性小叶癌	非特殊型化生性癌

低级别腺鳞癌	**导管内增生性病变**
纤维瘤病样化生性癌	普通型导管增生
鳞状细胞癌	柱状细胞病变，含扁平上皮非典型增生
梭形细胞癌	非典型导管增生
伴间叶分化的化生性癌	
软骨分化	**乳头状病变**
骨分化	导管内乳头状瘤
其他间叶分化	伴非典型增生的导管内乳头状瘤
混合性化生性癌	伴导管原位癌的导管内乳头状瘤
肌上皮癌	伴小叶原位癌的导管内乳头状瘤
	导管内乳头状瘤
少见类型	包裹性乳头状癌
伴神经内分泌特征的癌	伴有浸润的包裹性乳头状癌
高分化神经内分泌肿瘤	实性乳头状癌
低分化神经内分泌癌（小细胞癌）	原位
伴神经内分泌分化的癌	浸润性
分泌型癌	
浸润性乳头状癌	**良性上皮增生**
腺泡细胞癌	硬化性腺病
黏液表皮样癌	大汗腺腺病
多形态癌（polymorphous carcinoma）	微腺性腺病
嗜酸细胞癌	放射状瘢痕/复杂性硬化性病变
富脂癌	腺瘤
富于糖原透明细胞癌	小管腺瘤
皮脂腺癌	泌乳腺瘤
涎腺/皮肤附属器型肿瘤	大汗腺腺瘤
圆柱瘤	导管腺瘤
透明细胞汗腺瘤	
	间叶性肿瘤
上皮-肌上皮肿瘤	结节性筋膜炎
多形性腺瘤	肌纤维母细胞瘤
腺肌上皮瘤	韧带样纤维瘤病
伴有癌的腺肌上皮瘤	炎性肌纤维母细胞肿瘤
腺样囊性癌	良性血管病变
	血管瘤
癌前病变	血管瘤病
导管原位癌	非典型血管病变
小叶瘤变	假血管瘤样间质增生
小叶原位癌	颗粒细胞瘤
经典型小叶原位癌	良性外周神经鞘肿瘤
多形性小叶原位癌	神经纤维瘤
非典型小叶增生	施万细胞瘤
	脂肪瘤

续表

血管脂肪瘤	乳头派杰病
脂肪肉瘤	**恶性淋巴瘤**
血管肉瘤	弥漫性大 B 细胞淋巴瘤
横纹肌肉瘤	伯基特淋巴瘤
骨肉瘤	T 细胞淋巴瘤
平滑肌瘤	ALK 阴性的间变大细胞淋巴瘤
平滑肌肉瘤	MALT 型结外边缘区 B 细胞淋巴瘤
	滤泡性淋巴瘤
纤维上皮性肿瘤	
纤维腺瘤	**转移性肿瘤**
叶状肿瘤	
良性	男性乳腺肿瘤
交界性	男性乳腺发育
恶性	癌
低级别导管周间质肿瘤	浸润性癌
错构瘤	原位癌
乳头肿瘤	**临床类型**
乳头腺瘤	炎症型乳腺癌
汗管瘤样肿瘤	双侧乳腺癌

表 1-4　乳腺癌的分子分型

Luminal 样	激素受体阳性且 HER-2 阴性
Luminal A 样	受体强阳性，增值能力低
Luminal B 样	受体弱阳性，增值能力强
HER-2 样	HER-2 阳性
Basal 样	三阴性

注：来源于 AJCC 第 8 版乳腺癌分期。

（二）乳腺癌分子标志物

除了以上按形态学对乳腺癌进行分类，越来越多的研究显示，由于特异生物标志物表达的差异，乳腺癌会表现出不同的生长特性及对治疗的不同反应。其中，最重要的是以下几类分子标志物。

1. 雌激素受体（estrogen receptor，ER）和孕激素受体（progesterone receptor，PR）　表达该类受体的乳腺癌细胞需要依赖雌激素和（或）孕激素生长。因此，乳腺原发肿瘤或转移性肿瘤组织中检测 ER、PR 的表达情况，决定了内分泌治疗是否有效。他莫昔芬、托瑞米芬、来曲唑、阿那曲唑、氟维司群及手术或药物去势是激素受体阳性乳腺癌的有效治疗方法。

2. 人表皮生长因子受体 2（human epidermal growth factor receptor 2，HER2）　HER2 或 erb-B2/neu 蛋白是 erb-B2 基因的产物，约 20% 的乳腺癌中有该基因扩增，其表达翻译的蛋白的胞外域呈递在细胞的表面，通过细胞内酪氨酸激酶将信号传递到细胞内。过度表达的 HER2 可以形成二聚体，导致肿瘤细胞的增殖。临床上采用免疫组织化学（IHC）检测 HER2 蛋白的表达水平，或采用荧光原位杂交（FISH）直接检测 erb-B2 基因拷贝数，从而指导抗 HER2 治疗的选择。曲妥珠单抗（赫赛汀）、帕妥珠单抗、拉帕替尼和 TDM-1 是 HER2 阳性乳腺癌的有效治疗方法。

3. 随着全基因组检测技术的发展，不仅对乳腺癌的不同亚型有了更深入的了解，也为临床提供了众多预测疗效和预后的多基因检测方法，如对于 ER+/PR+，HER2- 且不伴有淋巴结转移的乳腺癌，Oncotype DX、EndoPredict、Breast Cancer Index（BCI）、PAM50、uPA 和 PAI-1 有助于预测复发风险，指导治疗方案的选择。

4. 对于 ER+/PR+，HER2- 且伴有 1 ～ 3 个转移淋巴结的乳腺癌患者，MammaPrint 有助于判断复发风险。

四、乳腺癌的分期

如表 1-5 ～ 表 1-7 所示，是美国癌症联合委员会（AJCC）最新发布的第 8 版乳腺癌 TNM 分期、解剖学分期及组织学分级系统，用于判断不同乳腺癌患者的预后和复发风险，并指导综合治疗方案的选择。

021

表 1-5　乳腺癌 TNM 分期

T ～原发肿瘤		
Tx		原发肿瘤无法评价
T0		无原发肿瘤证据
Tis		原位癌 (导管内癌、小叶原位癌、乳头 Paget 病)
	Tis（DCIS）	导管原位癌
	Tis（LCIS）	小叶原位癌
	Tis（Paget）	与乳腺实质浸润癌或原位癌（DCIS/LICS）无关的乳头 Paget 病
T1		肿瘤最大径≤ 20mm（图 1-16）
	T1mi	微小浸润性癌，最大径≤ 1mm
	T1a	肿瘤最大径＞ 1mm，≤ 5mm
	T1b	肿瘤最大径＞ 5mm，≤ 10mm
	T1c	肿瘤最大径＞ 10mm，≤ 20mm
T2		肿瘤最大径＞ 20mm，≤ 50mm（图 1-17）
T3		肿瘤最大径＞ 50mm（图 1-17）
T4		任意肿瘤大小，直接侵犯胸壁和（或）皮肤（破溃或结节）（图 1-18）
	T4a	肿瘤直接侵犯胸壁，仅侵犯胸大肌而未侵及胸壁结构不能定义为 T4
	T4b	皮肤破溃和（或）单侧肉眼可见的卫星结节和（或）皮肤水肿（包括橘皮征），但不符合炎性乳癌诊断标准的肿瘤
	T4c	T4a 与 T4b 并存
	T4d	炎性乳腺癌
N ～区域淋巴结		
临床淋巴结分期（图 1-19）		
cNx		区域淋巴结无法评价（如曾经切除）
cN0		区域淋巴结无转移（根据影像学或临床检查）
cN1		同侧Ⅰ、Ⅱ级腋窝淋巴结转移，可活动
cN2		同侧Ⅰ、Ⅱ级腋窝淋巴结转移，固定或相互融合；或临床发现同侧内乳淋巴结转移，但无腋窝淋巴结转移

	cN2a	同侧Ⅰ、Ⅱ级腋窝淋巴结转移，相互融合或固定于其他结构上
	cN2b	同侧内乳淋巴结转移，但无同侧腋窝淋巴结转移
cN3		同侧锁骨下淋巴结（Ⅲ级腋窝淋巴结）转移，伴或不伴Ⅰ、Ⅱ级腋窝淋巴结侵犯；或临床发现同侧内乳淋巴结转移合并同侧Ⅰ、Ⅱ级腋窝淋巴结转移；或同侧锁骨上淋巴结转移，伴或不伴腋窝或内乳淋巴结侵犯
	cN3a	同侧锁骨下淋巴结（Ⅲ级腋窝淋巴结）转移
	cN3b	同侧内乳淋巴结转移合并同侧腋窝淋巴结转移
	cN3c	同侧锁骨上淋巴结转移
病理淋巴结分期		
pNx		区域淋巴结无法评价（如曾经切除，或未切除送病理学检查）
pN0		组织学上无区域淋巴结转移或仅有孤立肿瘤细胞簇（isolated tumor cell clusters, ITCs）
	pN0（i+）	区域淋巴结中仅见 ITCs（肿瘤细胞簇≤0.2mm）
	pN0（mol+）	RT-PCR 发现阳性分子标记；无 ITCs
pN1		微转移；或1～3个腋窝淋巴结有转移；和（或）前哨淋巴结活检发现内乳淋巴结微转移或宏转移，但临床未检测到
	pN1mi	微转移（约200个细胞，>0.2mm，但没有一个>2.0mm）
	pN1a	1～3个腋窝淋巴结有转移，至少一个转移>2.0mm
	pN1b	前哨淋巴结活检发现的内乳淋巴结转移，不包括 ITCs
	pN1c	pN1 与 pN1b 并存
pN2		4～9个腋窝淋巴结有转移；或无腋窝淋巴结转移，但影像学发现阳性内乳淋巴结
	pN2a	4～9个腋窝淋巴结有转移（至少一个肿瘤沉积>2.0mm）
	pN2b	临床发现的经或未经病理微观证实的内乳淋巴结转移；无腋窝淋巴结转移
pN3		≥10个腋窝淋巴结转移；或锁骨下淋巴结（Ⅲ级腋窝淋巴结）转移；或影像学发现同侧内乳淋巴结转移，同时存在一个或更多的阳性Ⅰ、Ⅱ级腋窝淋巴结；或超过3个腋窝淋巴结转移且前哨淋巴结活检发现但临床未发现同侧内乳淋巴结微转移或宏转移；或同侧锁骨上淋巴结转移
	pN3a	≥10个腋窝淋巴结转移（至少一个肿瘤沉积>2.0mm）；或锁骨下淋巴结（Ⅲ级腋窝淋巴结）转移
	pN3b	pN1a 或 pN2a，同时存在 cN2b（影像学发现内乳淋巴结转移）
	pN3c	同侧锁骨上淋巴结转移
M～远处转移		
M0		无远处转移临床或放射学证据
cM0（i+）		远处转移无临床或放射学证据，但在循环血、骨髓或其他非区域淋巴组织中显微镜下或其他分子诊断技术检测到肿瘤细胞或≤0.2mm癌细胞沉积，同时患者无转移的相关症状
M1		临床和影像学发现远处转移
pM1		任何经病理证实的远处器官转移；或如果是非区域淋巴结受累，则转移灶>0.2mm

表1-6 乳腺癌解剖学分期

	T	N	M
0 期	Tis	N0	M0
ⅠA 期	T1	N0	M0
ⅠB 期	T0	N1mi	M0
	T1	N1mi	M0

续表

	T	N	M
ⅡA 期	T0	N1	M0
	T1	N1	M0
	T2	N0	M0
ⅡB	T2	N1	M0
	T3	N0	M0
ⅢA 期	T0	N2	M0
	T1	N2	M0
	T2	N2	M0
	T3	N1	M0
	T3	N2	M0
ⅢB 期	T4	N0	M0
	T4	N1	M0
	T4	N2	M0
ⅢC 期	任何 T	N3	M0
Ⅳ期	任何 T	任何 N	M1

表 1-7　乳腺癌组织学分级（推荐 Nottingham Combined 分级）

Gx	分级无法评估
G1	综合评分为低分数（预后好）
G2	综合评分为中度分数（预后良）
G3	综合评分为高分数（预后不良）

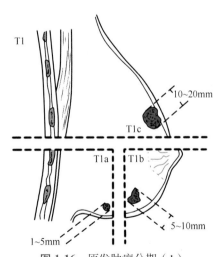

图 1-16　原发肿瘤分期（1）

T1 定义为直径≤ 20mm 的肿瘤；T1mi（图上未标注）是直
径≤ 1mm 的肿瘤；T1a 是直径＞ 1mm 但≤ 5mm 的肿瘤；
T1b 是直径＞ 5mm 但≤ 10mm 的肿瘤；T1c 是直径＞ 10mm
但≤ 20mm 的肿瘤

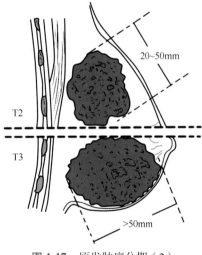

图 1-17　原发肿瘤分期（2）

T2 定义为（虚线以上部分）直径＞ 20mm 但
≤ 50mm 的肿瘤；T3（虚线以下部分）是直径
＞ 50mm 的肿瘤

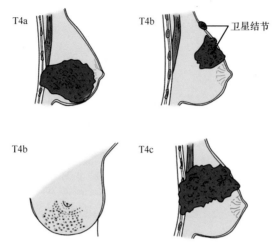

图 1-18　原发肿瘤分期（3）

T4 定义为不考虑大小，直接扩散到胸壁和（或）皮肤（形成溃烂或皮肤淋巴结）的肿瘤。T4a 是扩散到胸壁的肿瘤。若依附 /扩散到胸大肌则不是扩散到胸壁，不能将其分类为 T4。右上图的 T4b 是卫星结节，被定义为皮肤的水肿（包括橘皮样）、乳腺皮肤的溃疡或被局于同一个乳腺的卫星结节，这些并没有达到炎性乳腺癌的标准。左下图的 T4b 为皮肤的水肿（包括橘皮样）。

T4c 被定义为既有 T4a 又有 T4b。这里未标注的 T4d 为炎性乳腺癌

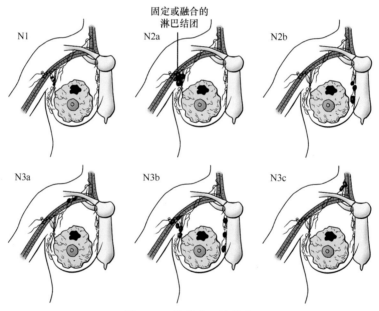

图 1-19　临床淋巴结分类

N1 被定义为可推动的同侧 Ⅰ 、Ⅱ 级腋窝淋巴结转移。N2a 被定义为融合的同侧 Ⅰ 、Ⅱ 级腋窝淋巴结转移。N2b 被定义为临床检测中仅发现内乳淋巴结转移而无 Ⅰ 、Ⅱ 级腋窝淋巴结转移。N3a 被定义为同侧锁骨下 Ⅲ 级腋窝淋巴结转移，伴或不伴 Ⅰ 、Ⅱ 级腋窝淋巴结受累。N3b 被定义为临床发现内乳淋巴结转移及 Ⅰ 、Ⅱ 级腋窝淋巴结转移。N3c 被定义为同侧锁骨上淋巴结转移伴或不伴腋窝、内乳淋巴结转移

五、乳腺癌的外科治疗及个体化综合治疗

长久以来，临床医生认为乳腺癌起源于乳房，以离心式的方式向其他部位转移，并提

出离心式传播模式。根据该理论，19世纪90年代Halsted提出了乳腺癌根治术，期望通过切除包括乳房、覆盖皮肤、下面胸肌连同沿腋静脉到肋锁韧带的区域淋巴结，从而更广泛、更大可能性地切除肿瘤，提高手术疗效。在当时乳腺癌普遍诊治较晚的情况下，乳腺癌根治术确实改善了局部控制率，提高了患者长期存活的比例。该术式一直沿用至20世纪70年代。

但随着更大范围手术如乳腺癌扩大根治术（包括内乳和锁骨上淋巴结的清扫）在临床实践中并不能改善患者预后，人们逐渐认识到，乳腺癌不仅通过离心方式转移到邻近组织，还有癌栓通过淋巴管和血管转移到远处部位，这往往是导致患者死亡的更重要的原因。

因此，通过一系列乳腺癌手术方式相关临床研究的结果，以及对乳腺癌分子生物学特性的深入了解，逐步确立了基于不同手术方式的乳腺癌综合治疗策略。其中，对原发乳腺肿瘤及局部腋窝淋巴结的手术处理方式有乳腺癌保乳根治术、乳腺癌改良根治术、前哨淋巴结活检术，以及新辅助治疗后的原发肿瘤及腋窝淋巴结的不同处理等多种选择。具体手术方式的选择及相关技术要点，参见后续章节。

而根据乳腺癌分子标志物的表达情况及复发风险等因素，综合选择手术、放疗、内分泌治疗、化疗及分子靶向治疗是当前乳腺癌的标准治疗策略。

（黄　韬）

参 考 文 献

Albain KS, Barlow WE, Ravdin PM, et al. 2009. Adjuvant chemotherapy and timing of tamoxifen in postmenopausal patients with endocrine-responsive, node-positive breast cancer: a phase 3, open-label, randomised controlled trial. Lancet, 374: 2055-2063.

Bedrosian I, Hu CY, Chang GJ. 2010. Population-based study of contralateral prophylactic mastectomy and survival outcomes of breast cancer patients. J Natl Cancer Inst, 102: 401-409.

Berg WA, Blume JD, Cormack JB, et al. 2008. Combined screening with ultrasound and mammography compared with mammograph alone in women at elevated risk of breast cancer: results of the first-year screen in ACRIN 6666. JAMA, 299: 2151-2163.

Boccardo F, Rubagotti A, Aldrighetti D, et al. 2007. Switching to an aromatase inhibitor provides mortality benefit in early breast carcinoma: pooled analysis of 2 consecutive trials. Cancer, 109: 1060-1067.

Burstein HJ, Prestrud AA, Seidenfeld J, et al. 2010. American Sociery of Clinical Oncology clinical practice guideline: update on adjuvant endocrine therapy for women with hormone receptor-positive breast cancer. J Clin Oncol, 28: 3784-3796.

Citron ML, Berry DA, Cirrincione C, et al. 2003. Randomized trial of dose-dense versus conventionally scheduled and sequential versus concurrent combination chemotherapy as postoperative adjuvant treatment of node-positive primary breast cancer. First report of Intergroup Trial C9741/Cancer and Leukemia Group B Trial 9741. J Clin Oncol, 21: 1431-1439.

Clarke M, Collins R, Darby S, et al. 2005. Early Breast Cancer Trialists' Collaborative Group（EBCTCG）: effects of radiotherapy and of differences in the extent of surgery for early breast cancer on local recurrence and 15-year survival: An overview of the randomized trials. Lancet, 366: 2087-2106.

Clarke M, Collins R, Darby S, et al. 2005. Effects of radiotherapy and of differences in the extent of surgery for early breast cancer on local recurrence and 15-year survival: an overview of the randomised trials. Lancet, 366: 2087-2106.

De Laurentiis M, Cancello G, D'Agostino D, et al. 2008. Taxane-based combinations as adjuvant chemotherapy of early breast cancer: a meta-analysis of randomized trials. J Clin Oncol, 26: 44-53.

Domchek SM, Friebel TM, Singer CF, et al. 2010. Association of risk- reducing surgery in BRCA1 or BRCA2 mutation carriers with cancer risk and mortality. JAMA, 304: 967-975.

Early Breast Cancer Trialists' Collaborative Group (EBCTCG). 2005. Effects of chemotherapy and hormonal therapy for early breast cancer on recurrence and 15-year survival: an overview of the randomised trials. Lancet, 365: 1687-1717.

Fisher B, Anderson S, Bryant J, et al. 2002. Twenty-year follow-up of a randomized trial comparing total mastectomy, lumpectomy, and lumpectomy plus irradiation for the treatment of invasive breast cancer. N Engl J Med, 347: 1233-1241.

Fisher B, Costantino JP, Wickerham DL, et al. 1998. Tamoxifen for prevention of breast cancer: report of the National Surgical Adjuvant Breast and Bowel Project P-1 Study. J Nad Cancer Inst, 90: 1371-1388.

Fisher B, Dignam J, Wolmark N, et al. 1998. Lumpectomy and radiation therapy for the treatment of intraductal breast cancer: findings from National Surgical Adjuvant Breast and Bowel Project B-17. J Clin Oncol, 16: 441-452.

Fisher B, Dignam J, Wolmark N, et al. 1999. Tamoxifen in treatment of intraductal breast cancer: National Surgical Adjuvant Breast and Bowel Project B-24 randomised controlled trial. Lancet, 353: 1993-2000.

Fisher B, Jeong JH, Anderson S, et al. 2002. Twenty-five-year follow-up of a randomized trial comparing radical mastectomy, total mastectomy, and total mastectomy followed by irradiation. N Engl J Med, 347: 567-575.

Giuliano AE, Hunt KK, Ballman KV, et al. 2011. Axillary dissection vs no axillary dissection in women with invasive breast cancer and sentinel node metastasis. JAMA, 305: 569-575.

Haagensen C. 1986. Diseases of the Breast. 3rd ed. Philadelphia: WB Saunders.

Hartmann LC, Schaid DJ, Woods JE, et al. 1999. Efficacy of bilateral prophylactic mastectomy in women with a family history of breast cancer. N Engl J Med, 340: 77-84.

Hartmann LC, Sellers TA, Frost MH, et al. 2005. Benign breast disease and the risk of breast cancer. N Engl J Med, 353: 229-237.

Houghton J, George WD, Cuzick J, et al. 2003. Radiotherapy and tamoxifen in women with completely excised ductal carcinoma in situ of the breast in the UK, Australia, and New Zealand: randomised controlled trial. Lancet, 362: 95-102.

Howell A, Cuzick J, Baum M, et al. 2005. Results of the ATAC (Arimidex, Tamoxifen, Alone or in Combination) trial after completion of 5 years's adjuvant treatment for breast cancer. Lancet, 17 (2): 188.

Hughes KS, Schnaper LA, Berry D, et al. 2004. Lumpectomy plus tamoxifen with or without irradiation in women 70 years of age or older with early breast cancer. N Engl J Med, 351: 971-977.

Hughes LL, Wang M, Page DL, et al. 2009. Local excision alone without irradiation for ductal carcinoma in situ of the breast: a trial of the Eastern Cooperative Oncology Group. J Clin Oncol, 27: 5319-5324.

Hunt KK, Yi M, Mittendorf EA, et al. 2009. Sentinel lymph node surgery after neoadjuvant chemotherapy is accurate and reduces the need for axillary dissection in breast cancer patients. Ann Surg, 250: 558-566.

Jones S, Holmes FA, O'Shaughnessy J, et al. 2009. Docetaxel with cyclophosphamide is associated with an overall survival benefit compared with doxorubicin and cyclophosphamide: 7-year follow-up of US Oncology Research Trial 9735. J Clin Onco, 27: 1177-1183.

Julien JP, Bijker N, Fentiman IS, et al. 2000. Radiotherapy in breast-conserving treatment for ductal carcinoma in situ: first results of the EORTC randomised phase III trial 10853. EORTC Breast Cancer Cooperative Group and EORTC Radiotherapy Group. Lance, 355: 528-533.

Kim T, Giuliano AE, Lyman GH. 2006. Lymphatic mapping and sentinel lymph node biopsy in early-stage breast carcinoma: a meta-analysis. Cancer, 106: 4-16.

Krag DN, Anderson SJ, Julian TB, et al. 2010. Sentinel-lymph-node resection compared with conventional axillary-lymph-node dissection in clinically node negative patients with breast cancer: overall survival findings from the NSABP b-32 randomise. Lancet Oncology, 11: 927-933.

Mauri D, Pavlidis N, Ioannidis JP. 2005. Neoadjuvant versus adjuvant ystemic trearment in breast cancer: ameta-analysis. J Natl Cancer Inst, 97: 188-194.

Nelson H, Tyne K, Naik A, et al. 2009. Preventive Services Task Force: screening for breast cancer: systematic evidence review update for the U.S. Preventive Services Task Force. Ann Intern Med, 151: 727-737.

Nielsen HM, Overgaard M, Grau C, et al. 2006. Study of failure pattern among high-risk breast cancer patients with or without postmastectomy radiotherapy in addition to adjuvant systemic therapy: long-term results from the Danish Breast Cancer Cooperative Group DBCG 82 b and c randomized studies. J Clin Oncol, 24: 2268-2275.

Paik S, Shak S, Tang G, et al. 2004. A multigene assay to predict recur rence of tamoxifen-treated, node-negative breast cancer. N Engl J Med, 351: 2817-2826.

Perou CM, Sorlie T, Eisen MB, et al. 2000. Molecular portraits of human breast tumours. Nature, 406: 747-752.

Piccart-gebhart M, Procter M, Leyland-Jones B, et al. 2005. Trastu-zumab after adjuvant chemotherapy in HER2-positive breast cancer. N Engl J Med, 353: 1659-1672.

Ragaz J, Olivotto IA, Spinelli JJ, et al. 2005. Locoregional radiation therapy in patients with high-risk breast cancer receiving adjuvant chemotherapy: 20-year results of the British Columbia randomized trial. J Natl Cancer Inst, 97: 116-126.

Ravdin PM, Siminoff LA, Davis G, et al. 2001. Computer program to assist in making decisions about adjuvant therapy for women with early breast cancer. J Clin Oncol, 19: 980-991.

Romond EH, Perez EA, Bryant J, et al. 2005. Trastuzumab plus adjuvant chemotherapy for operable HER2-positive breast cancer. N Engl J Med, 353: 1673-1684.

Rosen PR. 2001. Rosen's Breast Pathology. 2nd ed. Philadelphia: Lippincott Williams & Wilkins.

Rossouw JE, Anderson GL, Prentice RL, et al. 2002. Risks and benefits of estrogen plus progestin in healthy postmenopausal women: principal results from the women's health initiative randomized controlled trial. JAMA, 288: 321-333.

Silverstein MJ. 2003. The University of Southern California/ Van Nuys prognostic index for ductal carcinoma in situ of the breast. Am J Surg, 186: 337-343.

Slamon D, Eiermann W, Robert N, et al. 2006. BCIRG 006: 2nd interim analysis phase III randomized trial comparing doxorubicin and cyclophosphamide followed by docetaxel (AC→T) with doxorubicin and cyclophosphamide followed by docetaxel and trastuzumab (AC→TH) with. Docetaxel carboplatin and trastuzumab (TCH) in Her2neu positive early breast cancer patients. Annu San Antonio Breast Cancer Symp.

Smith BD, Arthur DW, Buchholz TA, et al. 2009. Accelerated partial breast irradiation consensus statement from the American Society for Radiation Oncology (ASTRO). Int J Radiat Oncol Biol Phys, 74: 987-1001.

Stefanick ML, Anderson GL, Margolis KL, et al. 2006. Effects of con- gated equine estrogens on breast cancer and mammography screening in postmenopausal women with hysterectomy. JAMA, 295: 1647-1657.

Turnbull L, Brown S, Harvey I, et al. 2010. Comparative effectiveness of MRI in breast cancer (COMICE) trial: a randomised controlled trial. Lancet, 375: 563-571.

van de Vijver MJ, He YD, van't Veer LJ, et al. 2002. A gene-expression signature as a predictor of survival in breast cancer. N Engl J Med, 347: 1999-2009.

Vogel VG, Costantino JP, Wickerham DL, et al. 2006. Effects of tamoxifen vs raloxifene on the risk of developing invasive breast cancer and other disease outcomes: the NSABP Study of Tamoxifen and Raloxifene (STAR) P-2 trial. JAMA, 295: 2727-2741.

Weaver DL, Ashikaga T, Krag DN, et al. 2011. Effect of occult metastases on survival in node-negative breast cancer. N Engl J Med, 364: 412-421.

第二章　乳腺良性肿瘤切除手术

除了乳头状导管内瘤以外，纤维腺瘤是最常见的乳腺良性肿瘤，一般好发于青年女性，常表现为无痛性肿物，可以是单发或多发。其他少见的乳腺良性肿瘤包括乳腺叶状肿瘤（也可以是交界性或恶性）和脂肪瘤，以及更少见的错构瘤、神经纤维瘤、平滑肌瘤和血管瘤等。

一、适应证

1. 肿物直径超过 2cm。
2. 肿物体积在短期内迅速增加。
3. 伴有其他症状，如不能缓解的疼痛等。
4. 肿物性质有恶性可能且细胞学穿刺等检查不能明确时。

二、禁忌证

1. 有其他严重器质性疾病不能耐受手术者（特别是存在凝血功能障碍者）。
2. 哺乳期（乳汁持续分泌可能会影响伤口愈合）。

三、术前准备

除一般的体检和常规检查外，超声检查是鉴别乳腺良性肿瘤和囊肿的重要手段，除非反复发作或是囊实性混合肿物，否则单纯性囊肿通常并不需要接受手术治疗，因此术前行超声检查是必要的，此外，超声检查能比体检更好地为医生提供肿物形态和包膜是否完整等方面的信息，以利于决定手术的切除范围。对于较小的乳腺良性肿瘤，超声检查也能在术前进行体表定位。钼靶摄影和 MRI 并非必需的术前检查，除非术前怀疑疾病的性质。细胞学穿刺检查则有利于术前明确病变性质。

四、手术要点、难点及对策

1. 体位、麻醉和切口的选择　患者取仰卧位。除了多发或体积过大的乳腺良性肿瘤可能需要全身麻醉外，一般的乳腺良性肿瘤切除只需要局部麻醉。切口的选取应兼顾美观和手术便利两方面。一般取乳晕区弧形切口有利于美观，并可以满足大多数部位的乳腺良性肿瘤的切除；如果肿物体积过大（直径＞4cm）或多发肿物时，也可以考虑沿乳腺下缘皱褶处取切口。

2.手术步骤和要点　切开皮肤和皮下组织后，如果切口距离肿物有一定距离，可以先游离皮瓣达肿物表面，然后呈放射状打开乳腺腺体直到肿物，这样做可以尽可能少地破坏乳腺导管，减少对术后哺乳功能的影响。随后沿肿物的包膜细致分离，将肿物完整切除后止血并逐层缝合伤口，一般不需要放置引流，切除的标本常规送病理检查。

值得注意的是肿物的切除范围，对于一般的纤维腺瘤、脂肪瘤等包膜清晰完整的良性肿物，只需沿包膜分离，完整切除肿物即可。但是如果肿物在短期内迅速增大，或者术中探查肿物与周围腺体分界欠清，需要考虑有叶状肿瘤或恶性疾病诊断可能时，应当完整切除肿物及其周边一定距离的腺体脂肪组织。此外，对于部分纤维腺瘤，主要是形态异常不规则的纤维腺瘤（呈葡萄串样生长）和部分纤维腺瘤的基底部（可能不存在明显包膜，与周围正常腺体组织无明显分界），有时也需要切除一部分周围的腺体组织。总的原则就是要保证肿物切除完整和切缘无病灶残留。

对于多发性纤维腺瘤，因为术后复发率高，手术本身并不能解决复发的问题，所以并不要求切除全部的肿物。对于体积较小的纤维腺瘤，可以采取观察的措施，不必一次性强行切除。

五、术后监测与处理

术后主要观察伤口的恢复情况，伤口一般不需要放置引流，也不用长期留观和使用抗生素。切除的标本应常规送病理检查来明确疾病性质，同时术后定期复查乳腺超声，观察有无复发。对于多发性纤维腺瘤，可以考虑监测患者体内激素水平，还可以尝试中医治疗来减少复发，但一般不建议使用内分泌治疗。

六、术后常见并发症的预防与处理

常见的并发症主要是伤口的出血和感染，处理时遵循一般的伤口处理原则即可。如果术后常规病理检查结果与术前预期不符，应根据术后病理结果给予进一步治疗。

七、临床效果评价

除瘢痕外，一般良性肿瘤切除手术对乳腺外观的影响并不明显。尤其是年轻女性，即使是切除了较大的肿物，经过乳腺的自然发育及纤维结缔组织修复，双侧对称性仍然能够保持一致，所以乳腺良性肿物切除手术后，多不需要进行乳房重建。如果患者对瘢痕比较重视，也可以考虑选择乳腺微创手术切除肿物，但该手术的缺点在于不能保证肿物切除的完整性。

（李　治）

参 考 文 献

中华预防医学会妇女保健分会乳腺保健与乳腺疾病防治学组 . 2016. 乳腺纤维腺瘤诊治专家共识 . 中华实用外科杂志，36（7）：752-754.

Adesoye T，Neuman HB，Wilke LG，et al. 2016.Current trends in the management of phyllodes tumors of the breast. Ann Surg Oncol，23（10）：3199-3205.

Ali Mobasheri，Richard Barrett-Jolley. 2014.Aquaporin water channels in the mammary gland：from physiology to pathophysiology and neoplasia. J Mammary Gland Biol Neoplasia，19（1）：91-102.

Benjamin YT，Geza A，Sophia KA，et al.2016. Phyllodes tumours of the breast：a consensus review. Histopathology，68（1）：5-21.

Felix AS，Petra Lenz，Pfeiffer RM，et al. 2016.Relationships between mammographic density，tissue microvessel density，and breast biopsy diagnosis. Breast Cancer Res，18（1）：88.

Hartmann LC，Sellers TA，Frost MH，et al. 2005. Benign breast disease and the risk of breast cancer. N Engl J Med，353：229-237.

Jang JY，Kim SM，Kim JH，et al.2017. Clinical significance of interval changes in breast lesions initially categorized as probably benign on breast ultrasound. Medicine，96（12）：e6415.

Konstandiadou I，Mastoraki A，Kotsilianou O，et al. 2012.Does ductal lavage assert its role as a noninvasive diagnostic modality to identify women at low risk of breast cancer development? J Gynecol Oncol，23（2）：110-114.

Kronowitz SJ，Kuerer HM，Buchholz TA，et al.2008. A management algorithm and practical oncoplastic surgical techniques for repairing partial mastectomy defects. Plast Reconstr Surg，122：1631-1647.

Lee M，Soltanian HT. 2015.Breast fibroadenomas in adolescents：current perspectives. Adolesc Health Med Ther，6：159-163.

Peek MCL，Douek M. 2017. Ablative techniques for the treatment of benign and malignant breast tumours. J Ther Ultrasound，5：18.

Ruvalcaba-Limón E，Jiménez-López J，Bautista-Piña V，et al. 2016. Phyllodes tumor of the breast：307 treated cases，the largest mexican experience at a single breast disease institution. Iran J Pathol，11（4）：399-408.

Wiratkapun C，Piyapan P，Lertsithichai P，et al. 2018. Fibroadenoma versus phyllodes tumor：distinguishing factors in patients diagnosed with fibroepithelial lesions after a core needle biopsy. Clin Case Rep，6（4）：678-685.

Yılmaz R，Bender Ö，Yabul FC，et al. 2017. Diagnosis of nipple discharge：value of magnetic resonance imaging and ultrasonography in comparison with ductoscopy. Balkan Med J，34（2）：119-126.

Zhou JY，Tang J，Wang ZL，et al. 2014. Accuracy of 16/18G core needle biopsy for ultrasound-visible breast lesions. World J Surg Oncol，12：7.

Zielinski J，Jaworski R，Irga-Jaworska N，et al. 2015. The significance of ductoscopy of mammary ducts in the diagnostics of breast neoplasms. Wideochir Inne Tech Maloinwazyjne，10（1）：79-86.

第三章　乳腺导管内瘤切除手术

一、适应证

导管内乳头状瘤是一种含有纤维血管的上皮性肿瘤，中央型导管内乳头状瘤常位于乳头附近，以陈旧血性或非血性乳头溢液为主要表现，外周性乳头状瘤多位于外周，症状可以不明显。导管内乳头状瘤发生癌变的危险度显著高于普通人群，尤其是合并有不典型增生癌变率更高。而且在取得病理诊断之前很难和导管内乳头状癌鉴别。因此对怀疑导管内病变，如乳头溢液经纤维乳管镜发现有导管内占位，或导管造影检查发现有导管内充盈缺损，可疑导管内原位癌等情况均应考虑手术切除病变组织并取得病理诊断。

二、禁忌证

选择全身麻醉，术前有严重心脑血管疾病等无法耐受手术者禁忌手术。

三、术前准备

术前乳管镜检查并定位非常有必要，如果没有定位技术，可依赖术中经溢液导管开口注射亚甲蓝使导管蓝染，协助找到病变组织，建议术前做导管造影检查以明确病变的大致分布。

四、手术要点、难点及对策

1. 手术开始前行乳管镜检查，并放置定位导丝；如果没有，则需要确认有乳头溢液，以便术中亚甲蓝注射成功。
2. 切口选择　可选择环乳晕切口。
3. 如有乳管镜定位技术，手术操作简单易行，手术同切除乳腺良性肿块。
4. 对于中央型导管内瘤，如无乳管镜定位技术，手术开始时，确认导管内瘤的大致分布，从溢液导管开口注射亚甲蓝，确认亚甲蓝注射进入溢液导管开口后，切开皮肤，向乳头方向游离皮下组织，直至看到蓝染导管，确定切除蓝染导管至乳头根部，放射状游离外周皮下组织，切除蓝染导管内瘤及部分周围腺体组织，以保证切除病变组织。

5. 术中冰冻切片很重要，导管内瘤恶变率很高，有助于鉴别导管内瘤或导管内癌和浸润性癌。但是术中冰冻切片对于是否已经恶变有时很难确定，需要待常规病理切片确诊。

6. 对于外周性导管内瘤，尤其是乳腺多支导管广泛导管内占位性病变，手术决策尤为困难。这种类型的导管瘤恶变率很高，并且难以完全切除病变组织，是否已经恶变也很难界定，术前尽可能确定导管内瘤的分布特征，乳管镜检查用于这类导管瘤的辅助检查时常常难以确定其分布，钼靶结合导管造影检查有助于确定导管内瘤的分布。手术需尽可能切除完整的导管及周围部分组织，单支导管分布的可切除病变导管及部分周围组织送术中冰冻切片。对于乳腺部分切除而难以完整切除所有导管内瘤的患者，结合乳腺磁共振检查，如果仍考虑多发导管内占位或不确定良恶性，也可考虑全切腺体一期放置假体重建。

五、术后常见并发症的预防与处理

1.乳腺导管内乳头状瘤合并不典型增生或原位癌具有很高的风险进展成浸润性导管癌，因此，术中及术后病检对确定有无合并不典型增生或原位癌甚至浸润性癌是非常必要的，尤其是多发性外周性导管瘤，其恶变率更高。如果发现已经恶变，应按照乳腺癌进行治疗，保乳手术风险相对较高。

2.乳头坏死发生率不高，游离导管至乳头根部时不要将乳头皮肤游离太薄，太薄容易发生乳头损伤及乳头坏死，如果发生此情况，局部保持清洁，坚持换药至瘢痕愈合。

3.扇形切除乳腺组织后容易发生创面积液，手术中一般可以不放引流，如果创面较大，放置引流可显著减少积液的发生，发生积液时可采取无菌条件下多次抽出积液即可。

4.创面出血多数发生在术后 24 小时以内，少数可在 1 周左右发生，发生出血后，量少，可自行吸收，吸收有困难的可考虑开放清除积血，重新缝合伤口。

（宋海平）

参 考 文 献

Jakate K，De Brot M，Goldberg F，et al. 2012. Papillary lesions of the breast：impact of breast pathology subspecialization on core biopsy and excision diagnoses. Am J Surg Patho，136：544-551.

Ko D，Kang E，Park SY，et al. 2017. The management strategy of benign solitary intraductal papilloma on breast core biopsy. Clin Breast Cancer，17：367-372.

Rizzo M，Lund MJ，Oprea G，et al. 2008. Surgical follow-up and clinical presentation of 142 breast papillary lesions diagnosed by ultrasound-guided core-needle biopsy. Ann Surg Oncol，15：1040-1047.

第四章　乳腺微创活检术

随着乳腺影像技术的发展，发现了越来越多临床体格检查无法触及的病灶，如果病灶的影像学评估表现为恶性征象时就需要进行微创定位活检，包括钼靶引导下微小钙化灶的定位导丝引导下切除活检技术、钼靶、超声或磁共振（MRI）引导下粗针穿刺活检技术及乳管镜下可疑病灶的定位活检技术。此外，由于新辅助综合治疗的应用越来越广泛，对于临床体检可以触及的可疑乳腺癌病灶，如果需要在乳腺癌根治性手术前进行新辅助的化疗、内分泌治疗或靶向治疗时，必须在治疗实施前明确肿瘤的病理性质及具体的分子标志物表达情况，因此，超声引导下的弹簧针穿刺活检技术和真空辅助活检技术也逐渐在临床中得到普遍应用。与细针抽吸细胞学检查技术比较，这类微创活检技术可以获得病理学标本，从而可以明确病灶的病理类型及分子标志物的表达情况，明确乳腺癌亚型，从而更准确地指导后续治疗。本章将就以上乳腺的微创活检技术进行介绍和讨论。

一、适应证

1. 钼靶、超声或 MRI 等影像学检查评估为恶性征象的乳腺病灶　钼靶、超声及 MRI 检查可以根据美国放射协会乳腺影像报告数据系统（BI-RADS）对可疑恶性病灶进行级别评定。通常，对于 BI-RADS 4 级及以上的病灶，即怀疑恶性、恶性可能性大和恶性影像的病灶，推荐进行微创活检技术。对于部分 BI-RADS 3 级的病灶也可进行微创活检。
2. 病灶在临床体格检查中无法触及。
3. 无局部麻醉手术禁忌证的患者。

二、禁忌证

1. 有严重合并症而无法耐受局部麻醉下微创活检术的患者。
2. 钼靶引导下活检术的整个穿刺过程所需时间为 15 ~ 20 分钟，MRI 引导下活检约 30 分钟，对于有脊柱后凸、呼吸存在问题如慢性咳嗽和极度焦虑的患者，以及背部、腹部疼痛的患者，可能无法准确对目标病灶进行定位的患者。
3. 过度肥胖，超过钼靶或 MRI 穿刺床及操作孔工作范围的患者，也无法进行钼靶或 MRI 引导下穿刺，但如果病灶在超声影像下可见，可以采用超声引导下活检术。

三、术前准备

术前 1 天，需要对相应穿刺术消毒范围内的皮肤进行常规的术前准备，并在相应的影像学下进行预定位，并由影像科医生对定位导丝穿刺或粗针穿刺预设定定位穿刺所需的相关参数。如果患者在服用阿司匹林、非甾体抗炎药物，最好在术前 1 周停用该类药物。对于接受华法林等抗凝治疗的患者，必须在内科医生的指导下停药或更换药物。对于置入乳房假体患者，如果在影像学评估下，病灶与假体表面紧密相连，则需要告知患者有更换或取出假体的可能性。

四、手术要点、难点及对策

1. 钼靶引导下微小钙化灶的粗针穿刺活检技术

（1）患者完全暴露上身，取俯卧位，病灶首先在 5cm×5cm 图片框下加压拍照，然后分别在 +15° 和 -15° 拍片。病灶位置三维定位，X 值与 Y 值直接从图片中获取，Z 值需经过钼靶定位系统定位并经公式计算得出。计算好的 X、Y 值被传送到定位床，确定病灶在乳房的位置。

（2）然后进行穿刺区域的消毒与利多卡因的局部麻醉。在皮肤上做一小切口，穿刺针按计算值依靠辅助装置穿入乳房，直达目标病灶前的位置（图 4-1）。

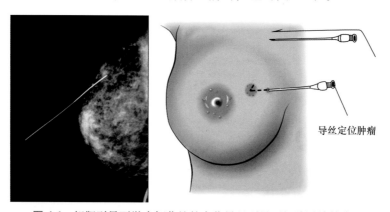

导丝定位肿瘤

图 4-1 钼靶引导下微小钙化灶的定位导丝引导下切除活检技术

（3）再进行弹射前拍片，拍片能使医生清晰判断病灶位置的正确与否。然后进行弹射，弹射后再次拍片，最终确定穿刺针已置入目标病灶位置，开始进行病灶取样。

（4）为了确认病灶被成功取样，取出穿刺针以前可进行 ±15° 拍片，大部分钼靶引导的穿刺活检都是采用负压真空穿刺活检系统。这些大型号的粗针可置入目标位置（图 4-2），同时可以在乳房中 360° 旋转取样，允许穿刺针能够获取针旁大容量的组织样本。

（5）钼靶引导下粗针穿刺对钙化进行活检时，取出标本必须进行拍片以确认钙化已被取出。

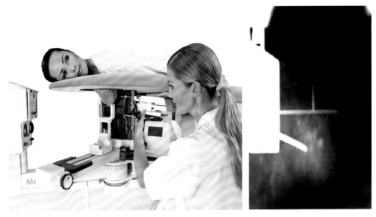

图 4-2　钼靶引导下粗针穿刺活检技术

2. 超声引导下粗针穿刺活检技术　采用高频超声探头，以获得对组织良好穿透力的影像图像。10 ～ 12MHz 超声探头是最常用的，保持超声探头与穿刺针线性平行，允许在整个穿刺过程能同时清晰看见粗针与病灶。穿刺针的入路尽量与胸壁平行，以避免穿刺针穿透胸壁发生气胸（图 4-3，图 4-4）。

患者完全暴露上身，取一舒适的仰卧位，同侧上臂放在体侧或置于头顶上，这样的姿势能使乳房的皮肤不松弛，从而使穿刺针容易进行。可以在患侧肩下垫置一小枕，从而能够远离胸壁穿刺活检病灶，并便于缩短皮肤穿刺点与病灶的距离，也便于医生操作。可以选取自动穿刺枪（14G）或真空辅助旋切系统（9G 或 11G），如果是多个病灶同时需要活检，应分别用不同穿刺针进行活检。

如果在超声与钼靶下发现目标病灶出现不一致性，重新阅片是非常重要的。超声引导穿刺活检后放置标记物，接受随后的钼靶随访，能够更好地了解这种不一致性的原因所在。

035

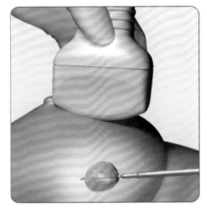

图 4-3　探头、穿刺针与肿瘤

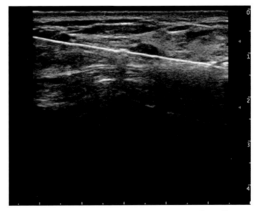

图 4-4　穿刺针穿过肿瘤的实时超声影像

3. MRI 引导下粗针穿刺活检技术　乳腺 MRI 最好在至少 1.5T 场强下检查，需要在活检用特定的线圈下进行并在对乳腺轻度加压的卧位上成像，且需要增强扫描操作。MRI 引导下穿刺，患者普遍能够耐受，但耗时、不舒服，需要静脉内注射对比剂。采用专业穿刺系统，既可以到达乳腺的中部，也可到达乳腺的侧面。把患者移开磁场，确定感兴趣区，清洁皮肤及麻醉。放置一个有较大芯的非金属鞘的针（9G）插入这个区域到接近的深度。把针移开，插入一个塑料套管针，获得影像以确定针位置和病灶位置一致的参数。把患者移开磁场，在真空辅助装置轻微修正以便在 MRI 检查安全的情况下进行活检。放置一个非磁性标记物在活检位置以确定检查结果，进行一次补充扫描以确定标记物的位置。因为病灶在活检枪的位置是看不到的，故应获得多个样本以便最大限度计算样本。应用自动活检枪是不实际的，因为它需要多针插入，在每次插入后成像检查。应用真空辅助系统可以在短时间内获得相对大的活检样本（图 4-5）。

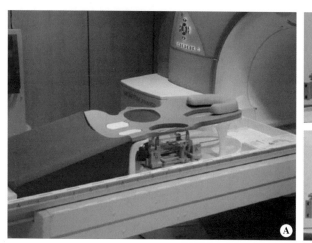
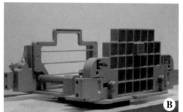
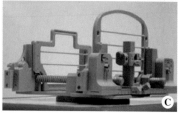

图 4-5　MRI 引导下粗针穿刺活检装置

MRI 引导下粗针穿刺活检技术见图 4-6。

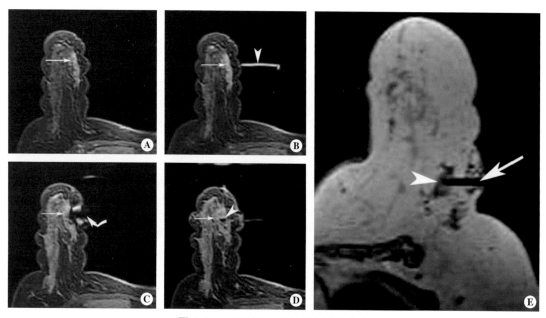

图 4-6　MRI 引导下粗针穿刺活检技术

4.乳管镜下可疑病灶的定位活检技术 乳头溢液是乳腺疾病常见的临床症状，病理性的乳头溢液指自发的或很容易挤压出的单个乳管开口溢液，在临床乳腺手术中约占5%。病理性乳头溢液的诊断和治疗对乳腺外科医生都是一种挑战。最常见的乳头溢液原因是导管内乳头状瘤，占36%～66%，而导管原位癌占3%～20%，其他良性疾病占23%。对于病理性乳头溢液的诊断通常包括钼靶下导管造影和溢液的细胞学检查。但由于以上检查经常出现假阳性或假阴性结果，从而临床上经常需要切除导管及周围大块腺体进行诊断性手术，对患者造成了不必要的损伤。而经乳管开口的乳管镜检查，既能直观地对可疑病灶进行检测，还可以通过乳管镜下活检技术获得病理性诊断，且乳管镜下放置定位导丝便于临床外科医生更精准地切除病变的乳管，避免过度切除正常的乳腺组织造成乳房外观的改变。

（1）手术器械的准备：手术器械消毒灭菌；将利多卡因用无菌盐水稀释至2%浓度，并用该液体充盈整个导管装置排出气泡（因为气泡影响乳管镜的清晰度）。

（2）手术区域的准备：手术区域常规消毒铺巾。

（3）轻轻挤压乳晕，找到溢液乳管开口，并用韧性的探针探明乳管开口，随后用乳管扩张器适度扩张乳管开口。

（4）经乳管扩张器置入乳管镜，缓慢轻柔地推进，一边推进，一边推入稀释的利多卡因液体，观测乳管内病变情况，并记录所至乳管级别，当发现可疑病灶时，采用钩网钩取可疑病灶组织，取出供病理学检测；或从该乳管开口置入定位导丝，便于随后的全身麻醉手术完整切除可疑乳管（图4-7）。

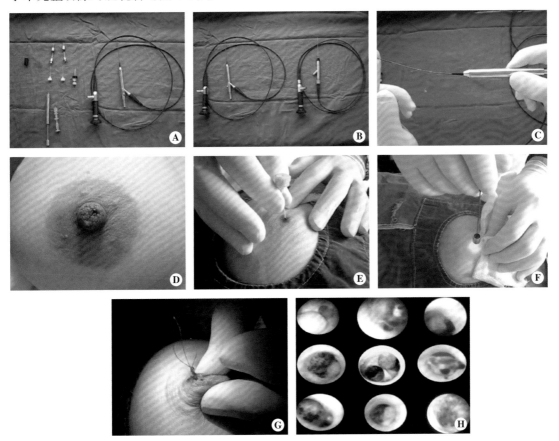

图 4-7 乳管镜下可疑病灶的定位活检技术

五、术后监测与处理

1. 监测生命体征及活检区域的出血等情况。
2. 术后适当使用抗生素。
3. 粗针穿刺活检术后需要绷带适当加压包扎活检区域，减少局部出血。

六、术后常见并发症的预防与处理

1. 出血　无论是止血困难还是血肿形成，都是最常见的并发症。大部分情况下，加压出血部位 10～15 分钟，出血是能够控制的。有些医生会在穿刺部位用弹力绷带加压包扎。

2. 感染　极少发生的并发症，容易发生在老年或糖尿病患者，多发生在没有进行切口缝合的患者中。

3. 穿刺活检失败　由于病灶位置定位错误，穿刺针弹射前患者移动或穿刺针没有在最佳的位置上。对钙化进行活检而失败原因的分析发现，失败的发生多在钙化病灶小于 5mm 处，钙化病灶有非结晶结构，或者在穿刺枪进行弹射后落在乳房外。其他的主要原因还包括出血。因此，对于可疑钙化病灶，取出样本必须常规进行钼靶拍片，以确认钙化。

七、临床效果评价

乳腺微创活检术成功与否的关键在于是否准确、成功获得足够病理诊断的组织，不仅足以供乳腺病灶病理性质的判断（如良、恶性，若为恶性，具体病理类型），还要足以供免疫组织化学技术检测分子标志物的表达水平。此外，微创活检术的成功与否还与是否便于随后可能的全身麻醉手术的开展有关（选择穿刺口时，要考虑随后可能的术式的可能性，避免发生穿刺开口在后续手术切除皮肤范围外，从而为了切除穿刺口，需要扩大手术切除皮肤的范围）。此外，如果是为了新辅助治疗而进行的微创活检术，还需要在活检术中病灶区域放置定位标记夹，从而便于新辅助治疗过程中的疗效评估和新辅助治疗后手术部位和切除范围的确定。

（明　洁）

参 考 文 献

Townsend CM Jr，Beauchamp RD，Evers BM，et al. 2016. Sabiston Textbook of Surgery：The Biological Basis of Modern Surgical Practice. 20th ed. Singapore：Elsevier.

Imschweiler T，Haueisen H. 2014. MRI-guided vacuum-assisted breast biopsy：comparison with stereotactically guided and ultrasound-guided techniques. Eur Radiol，24（1）：128-135.

Kapenhas-Valdes E，Feldman SM，Boolbol SK. 2008. The role of mammary ductoscopy in breast cancer：a review of the literature. Ann Surg Oncol，15（12）：3350-3360.

Manca G，Mazzarri S. 2017. Radioguided occult lesion localization：technical procedures and clinical applications. Clin Nucl Med，42（12）：e498-e503.

Park VY，Kim EK. 2018. Evaluating imaging-pathology concordance and discordance after ultrasound-guided breast biopsy. Ultrasonography，37（2）：107-120.

Tang SS，Twelves DJ. 2011. Mammary ductoscopy in the current management of breast disease. Surg Endosc，25（6）：1712-1722.

第五章　乳腺脓肿切排引流术

一、适应证

各类乳腺炎症，包括乳腺结核伴有脓肿形成。

二、禁忌证

1. 患者处于月经期，是手术的相对禁忌证。
2. 患有其他严重的基础疾病，从而不能耐受手术或麻醉（心脑血管疾病，肺功能不全，糖尿病，肝、肾衰竭等）。

三、术前准备

患者立即停止哺乳，并口服抑制泌乳的药物（如溴隐亭、己烯雌酚等），同时应排空乳腺组织中积存的乳液，尽量避免乳汁淤积。

如果已经取得乳腺脓肿内脓液细菌培养和抗菌药物敏感性试验的结果，则可以根据其结论选择相应的抗生素行抗炎治疗。在暂时未取得细菌培养和抗菌药物敏感性试验的结果时，可以选用青霉素类或头孢类抗生素予以经验性治疗，酌情加用甲硝唑或喹诺酮类抗生素。若患者有高热等急性炎症的症状，则应给予相应的支持对症治疗，如物理降温，补充能量，维持水、电解质平衡等。同时鼓励患者摄取高热量、高蛋白、易吸收的饮食。

术前应该用乳腺 B 超等影像学检查手段为脓腔进行大致的定位，并在体表做好标记，方便术中探查。

麻醉宜选择全身麻醉，以仔细破坏脓腔，切除坏死组织，充分引流。

四、手术要点、难点及对策

根据术前探明的脓肿位置选择手术切口，若术前脓肿已有破溃开口，则应选择经过破溃口的切口。切开皮肤时，以乳头乳晕为中心做同心圆形的乳腺弧形切口。切开皮肤后分离皮下组织直达脓腔，可用器械或手指仔细探查并分离脓腔可能存在的多房分隔，使得各个小的间隔之间完全贯通，让脓液全部流出。

术中应切除脓腔附近及周围的坏死乳腺组织，并送病理学检查。对于引流出来的脓液，则应送检行细菌培养和抗菌药物敏感性试验。

术毕对创面以过氧化氢溶液、稀释活力碘和生理盐水依次、反复地冲洗，并仔细检查创面是否为新鲜且较为干净的乳腺组织，避免留存炎症病灶。

伤口以凡士林纱布进行填塞，仔细清点数目并记录，为日后拔除凡士林纱布时提供对比核实的依据。再以普通纱布覆盖伤口，绷带加压包扎。

五、术后监测与处理

术后给予常规吸氧和心电监护。密切关注患者的生命体征，尤其是 24 小时内若出现高热或电解质紊乱时应予以及时处理。同时观察伤口敷料是否被迅速渗湿，是否有明显的活动性出血。若有上述情况，可以随时给予伤口换药，或进一步加压包扎。

六、术后常见并发症的预防与处理

1. 术后乳漏　术后创面有乳汁溢出，多发生于术前没有彻底抑制乳汁分泌的患者，术中破坏了创面附近的正常乳腺导管所致。对于这种情况应进一步确认抑制泌乳，及时更换伤口敷料，尽量保持创面局部清洁干燥。

2. 窦道或瘘管形成　脓肿切排引流术后，创面在愈合的过程中于皮下形成空腔状的管道，一端开口于皮肤，另一端为盲端或开口于乳腺导管。表现为反复间断或持续地自皮肤开口处溢液，局部乳腺组织伴有炎性感染的症状。为预防这一并发症的发生，应在伤口愈合的过程中，结合换药和清创的手段，保证创面始终自底部向外逐渐生长、愈合。避免表层先愈合，而深部未愈合的现象发生。如果窦道或瘘管已经形成，则应该积极地再次手术，完整切除窦道或瘘管及周围的病变乳腺组织。

七、临床效果评价

外科手术是治疗乳腺脓肿的唯一有效手段。术中彻底探查和分离脓腔的每一个细小分隔是保证疗效的重要手段。而术后对创面的管理同手术本身一样关乎治疗效果的好坏，科学合理地换药和清创，保证创面肉芽新鲜、清洁、干燥，自始至终从基底部向上生长是最理想的结果。

近年来有学者认为乳腺的炎症应分为两类：导管周围炎和肉芽肿性乳腺炎。可以通过病理学检查来区分这两种在治疗上有所不同的炎症。对于前者可以采用抗炎或抗结核结合手术来治疗，而对于后者应该先给予地塞米松等激素类药物冲击疗法，待炎性病灶缩小和局限后再予以手术切除。这两种炎症都有出现脓肿形成的可能，所以对于乳腺脓肿切排引流术来说，术前选择合理的内科治疗方法同样具有重要的价值。

（何文山）

参 考 文 献

Conde DM. 2014. Treatment approach for breast abscess in nonlactating adolescents. Int J Gynaecol Obstet，128（1）：72-73.

Salazar JDLG，Salinas CA，Meneses A. 2014. Benign Disease of the Breast：Diagnosis and Treatment. New York：Nova Science Publishers Inc.

Spear SL，Willey SC，Robb GL，et al. 2010. Surgery of the Breast：Principles and Art. 3rd ed. Philadelphia：Lippincott Willliams & Wilkins.

第六章　肉芽肿性乳腺炎的手术治疗

肉芽肿性乳腺炎（granulomatous mastitis，GM）是一种慢性乳腺炎症，因其侵犯对象主要是乳腺小叶，因此又称为肉芽肿性小叶炎（granulomatous lobular mastitis，GLM）。此病病因尚未明确，多数学者认为 GM 可能是一种自身免疫性疾病。此病少见，但近几年发病率逐年增加，多发于年轻的经产妇，多在产后 5 年内发病，平均发病年龄约为 35 岁。临床上以乳腺肿块为主，多数伴有疼痛，肿块常单发，多见于腺体周围，且质硬，界线不清；部分患者可伴有脓肿，破溃后易形成溃疡或瘘管，经久不愈，并有继发感染出现；双侧 GM 的病例也有文献报道。GM 的临床表现缺乏特异性，易被误诊为其他乳腺疾病，如乳腺癌、浆液性乳腺炎等，因此发现乳腺肿块疑为该病时，建议行肿块空芯针穿刺活检，必要时行切除活检以明确诊断，组织学上该病变基本表现为小叶中心性肉芽肿，其中常有中性粒细胞浸润，并可形成微脓肿。GM 复发率高，即使行手术治疗，病灶残留和复发比例仍较高。目前已有部分研究结果显示，本病对糖皮质激素治疗有效，糖皮质激素联合手术治疗为临床医生广泛接受的一种治疗方式，可减少术中切除乳腺组织量和有效降低术后复发率。手术治疗遵循个体化原则，根据患者病情不同，手术方式及手术范围也会有所不同。伴有脓肿形成时可行脓肿切开引流术，伴有瘘管形成时可行瘘管切除术，详见有关章节。本章重点介绍肉芽肿性乳腺炎的手术治疗。

一、适应证

1. 病情进展迅速，肿块迅速增大，表面皮肤尚未破溃。
2. 经保守治疗（广谱抗生素或糖皮质激素）效果不佳，或病灶范围进一步扩大。
3. 触诊及影像学（彩超、钼靶或 MRI）表现都高度怀疑恶性可能。

以上三条建议行空芯针穿刺活检或乳腺部分切除活检。伴有脓肿形成时行脓肿切开引流术，伴有瘘管形成时行瘘管切除术。对于反复发作导致乳腺萎缩变形明显的患者，可以考虑行乳腺单纯切除术联合自体乳房重建术。

二、禁忌证

1. 合并细菌感染，红、肿、热、痛等炎症表现明显。
2. 严重的凝血功能障碍。

3. 一般情况较差，合并严重的心、肺、肝、肾功能障碍。

三、术前准备

根据手术方式及手术范围选择麻醉方式，如选择局部浸润麻醉，术前无需特殊准备；如选择静脉复合全身麻醉，则需进行充分的术前准备。

1. 常规准备，如胃肠道准备，术前导尿，术区备皮，控制血压、心率、血糖等，手术前 3 天停用血管扩张药及抗血小板聚集药，以减少术中出血及术后渗血。

2. 对精神过度紧张或失眠者可适当应用镇静药物，如地西泮 5mg，手术前一晚口服。

3. 必要的术前检查、全面的体格检查、必要的实验室检查（血常规、生化全套、凝血功能等）、心电图、胸片等。

四、手术要点、难点及对策

1. 体位　一般取仰卧位，患侧上肢外展 90°，乳腺肥大悬垂或外侧象限的肿块可在同侧肩下的胸侧放置方垫，有利于更好地显露肿块。

2. 手术步骤　根据病变大小及范围决定切口方位和长度，一般乳腺上半部采用沿 Langer 线弧形切口（图 6-1，图 6-2），下半部多采用放射状切口，术后尽量不改变乳头乳晕位置，不影响乳房下皱襞。依次切开皮肤、皮下组织，直至显露白色的表层腺体，如肿块范围较大，可适当游离皮瓣，以便显露肿块边界（图 6-3）；寻找并确定肿块位置及范围，用小拉钩将皮肤及皮下组织向两侧牵拉，用组织钳夹持肿块表面包膜及腺体，完整切除包括肿块在内的部分乳腺，切除过程中注意观察有无脓液或积乳流出，若有脓液流出，应将切除范围扩大，将脓腔完全切除，并且关闭切口前予以过氧化氢溶液、稀碘伏、生理盐水交替冲洗，注意尽量减少对乳管的损伤。切除的组织行术中快速冰冻病理切片检查，若确定肉芽肿性乳腺炎的诊断，则仔细检查创腔有无活动性出血，严密止血，切除范围较大，可放置一根引流管，于伤口最低点引出，尽量避免局部出现凹陷，3-0 丝线缝合皮下组织，6-0 滑线皮内缝合皮肤（图 6-4）。若快速冰冻病理切片检查结果提示恶性，则行进一步手术治疗，详见后续有关章节。

043

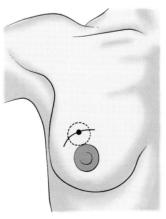 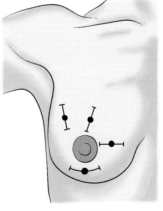

图 6-1　推荐切口　　　　　图 6-2　不推荐切口

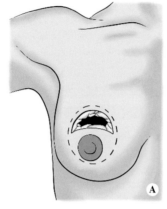

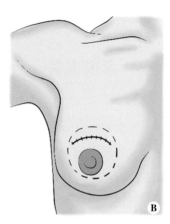

图 6-3　游离皮瓣，确定切除范围　　　　　　　　图 6-4　关闭切口

五、术后监测与处理

术后伤口适当加压包扎，注意引流液的量及性质，24 ~ 48 小时拔除引流管，每 3 日换药 1 次，术后 9 日拆线，术中若未发现明显脓肿及感染迹象，术后无须应用抗生素。

本病复发率高，无论是否行手术治疗，都要坚持密切随访，注意伤口愈合情况，以便及时发现复发病灶。

六、术后常见并发症的预防与处理

常见的术后并发症包括伤口感染、局部血肿形成等，注意术中彻底止血及遵循无菌原则可予以避免；由于乳腺的手术要兼顾美学、功能（育龄女性）及操作方便等要素，因此手术对乳腺外观的影响也构成一项术后并发症，若手术范围过大，会导致双侧乳腺明显不对称，增加患者的心理负担；此外，术后复发是一种特殊的并发症，严格意义上说不属于术后并发症，因为无论手术与否，肉芽肿性乳腺炎都有很高的复发风险，因此，手术前务必向患者进行宣教，解释该病的特点（属于良性疾病、病程长、易复发、影响外观等），消除其恐惧心理。

七、临床效果评价

目前没有高质量的证据支持肉芽肿性乳腺炎的最佳治疗方案，不同医疗机构都是根据自己的经验予以治疗，因此治疗效果也参差不齐。但基本的一点是，目前该病不推荐首选手术治疗，手术切除活组织病理检查可作为辅助诊断方法用来排除恶性病变，或行空芯针穿刺活检辅助诊断。一旦确诊，优先考虑保守治疗，若症状不明显，可以考虑密切随访；若病情进展迅速，症状明显，可给予口服糖皮质激素治疗 8 ~ 12 周，密切观察病情变化；若在保守治疗的过程中形成脓肿，建议立即行脓肿切开引流术，给予广谱抗生素治疗，术后加强换药，密切观察伤口愈合情况；若反复行脓肿切开引流术导致乳腺瘘管形成，建议行瘘管切除术。对于复杂难治病例，由于不断复发，患者乳腺腺体基本萎缩，外观变形明显，根据患者意愿可考虑行乳腺单纯切除术联合自体乳房重建术，不建议行假体置入术，因为假体作为异物可能会诱发并加重进一步的炎症反应。

（张　波）

参 考 文 献

付丽 . 2013. 乳腺疾病病理彩色图谱 . 第 2 版 . 北京：人民卫生出版社，330-331.

史尼特 SJ，科林斯 LC. 2012. 乳腺病理活检解读 . 黄文斌等，译 . 北京：北京科学技术出版社，41-42.

Bouton ME，Jayaram L，O'Neill PJ，et al. 2015. Management of idiopathic granulomatous mastitis with observation. American Journal of Surgery，210（2）：258-262.

Erozgen F，Ersoy YE，Akaydin M，et al. 2010. Corticosteroid treatment and timing of surgery in idiopathic granulomatous mastitis confusing with breast carcinoma. Breast Cancer Research & Treatment，123（2）：447-452.

Jatoi I，Kaufmann M，Petit JY. 2006. Atlas of Breast Surgery. New York：Springer，55-70.

Kaviani A，Noveiry BB，Jamei K，et al. 2014. How to manage idiopathic granulomatous mastitis：suggestion of an algorithm. Breast Journal，20（1）：110.

Pereira FA，Mudgil AV，Macias ES，et al. 2012. Idiopathic granulomatous lobular mastitis. International Journal of Dermatology，51（2）：142-151.

第七章 乳腺癌改良根治术

一、适应证

乳腺癌改良根治术切除范围包括全部乳腺组织，胸大肌、胸小肌间的淋巴脂肪组织，腋窝及锁骨下区的淋巴脂肪组织。适用于临床Ⅰ、Ⅱ期及部分Ⅲ期乳腺癌，肿瘤尚未累及胸肌筋膜，且无远处转移症状，全身情况较好，能耐受手术者。运用于临床的乳腺癌改良根治术主要包括乳腺癌改良根治术Ⅰ式（Auchincloss-Madden 术式），即手术切除全部乳腺组织，胸大肌、胸小肌间淋巴脂肪组织，腋窝及锁骨下区的淋巴脂肪组织，保留胸大肌、胸小肌，主要用于非浸润性癌和Ⅰ期浸润性癌。Ⅱ期临床无明显腋窝淋巴结肿大者也可选用。乳腺癌改良根治术Ⅱ式（Patey 术式），即切除胸小肌，保留胸大肌，淋巴结清扫范围与根治术相当，多用于腋窝淋巴结转移较多的患者，需进行包括胸肌间 Rotter 淋巴结在内的腋窝淋巴结彻底清扫的进展期乳腺癌患者。

二、禁忌证

1. 肿瘤远处转移者　治疗目的在于提高患者生活质量，缓解肿瘤引起的相关症状，在确保患者生活质量的前提下尽量延长其生命。根据患者的一般情况，首选内分泌治疗或新辅助化疗。适合手术治疗的转移性乳腺癌患者相当有限。

2. 炎性乳腺癌　是病程进展快、预后差、高度恶性的乳腺肿瘤。症状有乳房肿大、发红可伴有疼痛，局部皮温增高，扪之坚实。绝大部分炎性乳腺癌的炎症改变继发于原有的局部晚期乳腺癌，大部分患者腋下可扪及肿大淋巴结。炎性乳腺癌进展快，多数患者在诊断后几个月内死于远处转移，手术疗效极差。但其应与急性化脓性乳腺炎、浆细胞性乳腺炎、梅毒或结核侵犯乳腺引起的急性炎症性改变，以及恶性淋巴瘤或白血病的乳腺浸润相鉴别。

3. 年老体弱不能耐受手术者　全身情况较差、恶病质、合并有其他重大疾病或难以承受手术应激者。

4. 重要脏器功能障碍，凝血功能障碍不能行手术治疗者。

5. 乳房皮肤广泛橘皮样变及多处卫星结节者。

6. 乳腺癌侵及胸壁或胸骨旁淋巴结转移者。

7. 腋窝淋巴结彼此粘连或侵及腋静脉致上肢水肿者。

三、术前准备

手术前准备：完善检验、检查，术前诊断评估及手术风险告知。手术区域备皮，术前禁饮、禁食，全身麻醉术前上尿管。

1. 术前系统检查全身表现，检查有无淋巴结肿大、黄疸、贫血、心脏杂音、肝脾大等表现，有助于手术方式的设计。

2. 完善循环功能的检查：血压、心电图、胸片、心脏彩超。心动过速可伴有广泛性的心功能异常，左心功能不全者射血分数下降，可引起呼吸困难、缺血性心肌病、心源性休克等。右心功能不全者可合并有颈静脉怒张、肝颈静脉回流征阳性、肝大。心电图可检查有无心律失常及心肌梗死表现。心肌梗死后 3 个月内，全身手术可有再次发生梗死风险。心律失常者可通过 Holter 心电图检查，明确心律失常类型、程度，有助于评估手术风险及进行术后护理。胸片可判断心影有无扩大，哪个心房、心室扩大，有无气胸、肺气肿，肺部有无明显肿块，有无支气管炎等。高血压可因手术应激出现心脑血管破裂等问题，应于术前给予重视。

3. 年老体弱者需行呼吸功能检查，肺活量、第 1 秒用力呼气量占用力肺活量百分率、肺通气功能检查等。全身麻醉手术时肺呼吸功能要求较高，需明确是否适宜手术。

4. 肾功能检查　肾小球滤过率、肌酐、尿素氮及尿常规检查。了解患者是否合并肾功能问题，电解质有无异常，是否需要透析。对于透析患者，可以行乳腺癌手术。

5. 血常规检查　判断有无血象异常、是否合并感染、血小板是否正常，凝血功能检查等检验，有无口服抗凝药。阿司匹林、双嘧达莫、非甾体抗炎药的服用可能引起血小板功能异常。血小板数目即使在 100×10^9/L 个以上仍有出血可能，需予以注意。

6. 术前为明确肿块性质可行粗针穿刺快速冰冻病理检查，穿刺针道需在手术设计切口范围以内，或者术中切除肿块行快速冰冻病理检查。

7. 对于合并症的处理

（1）高血压：入院当天患者可因紧张等因素，血压稍偏高，以入院第 2 天及第 3 天为基准，舒张压不高于 90mmHg 者符合手术要求。口服降压药的患者，手术当天降压药正常服用。血压控制不佳者需至专科就诊，调整降压，同时注意循环血容量及电解质变化，及时纠正。

（2）心脏病：合并有心律失常、传导阻滞、心肌功能障碍，探讨病变的严重程度，进行术前风险评估。

（3）呼吸系统疾病：支气管哮喘、慢性支气管炎、肺气肿等。术前严格戒烟，有气道感染者给予祛痰及抗生素治疗，支气管哮喘者给予支气管扩张药及抗过敏剂，训练呼吸，增加肺活量。

（4）消化系统疾病：肝硬化患者术后并发多种器官功能障碍的可能性较高，术前应根据患者情况，对全身麻醉手术进行风险评估。

（5）内分泌疾病：主要是糖尿病。糖尿病临手术时空腹血糖控制在 11.1mmol/L（200mg/dl）以下。术前禁食患者，手术当天停用降糖药，或者禁食时间较长者补充葡萄糖＋胰岛素制剂。

8. 麻醉　气管内插管全身麻醉或硬脊膜外阻滞，术中应控制血压不宜过高，降低出血风险。

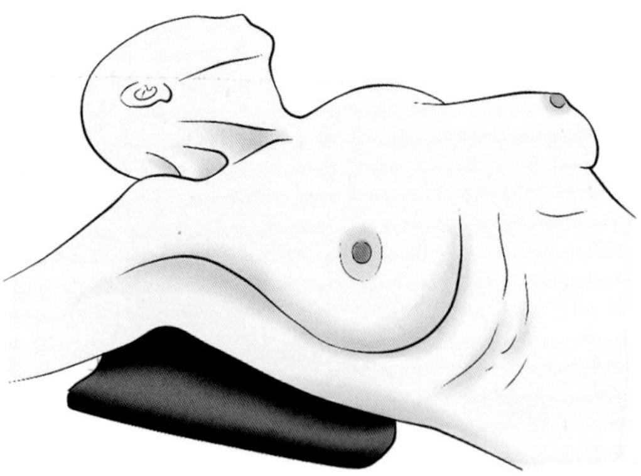

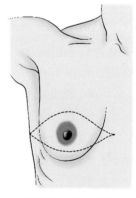

图 7-1　手术体位

9. 体位　患者取仰卧位，患侧上肢外展90°，肩、胸用布垫垫起，使腋窝位置充分暴露。健侧上肢外展90°，便于麻醉师管理、患者血压监测及动脉血气检查。

10. 手术体位（图7-1）及切口皮肤标记　患者取仰卧位，患肢外展，肩下垫一肩枕，取手术体位。根据肿块位置、大小，从美容角度及手术需要设计手术切口，距肿瘤边缘至少2cm以上皮肤切开，尽量保证术后缝合切口张力不要过高。外侧端朝向腋窝，不宜超过腋中线。内侧端不超过正中线。用记号笔标记肿块位置、大小，并且标记出乳腺切除时需游离的皮肤范围。

11. 术野消毒铺巾　乳腺癌不合并感染者手术为无菌手术，消除和杀灭术野皮肤表面的细菌即可。乳晕及患侧腋窝需术前备皮。消毒范围：应以手术切除范围为中心，包括引流管放置部位。内侧至对侧乳头部位，上至锁骨上方和肩部，外侧至侧胸部，下至脐水平线。患侧上肢从肩部至手指。铺巾：向上提起患侧上肢，无菌巾置于患者肩部至上肢后方，放下上肢，用无菌巾包裹上肢前臂。然后术区铺巾，按足侧、对侧、头侧、患侧顺序将无菌巾围在术野四周，巾钳固定。足侧及头侧各加盖无菌巾，最后铺手术孔巾。注意无菌操作，无菌巾不可由非无菌区向无菌区移动。

四、手术要点、难点及对策

1. 根据肿瘤位置、大小及乳房的大小、形态决定切开方式。纵、横梭形切口均可，以肿瘤为中心，包括乳头乳晕向上、下两方延伸，切缘避免肿瘤浸润。以横梭形切口为例，内起自胸肋关节外侧，外至背阔肌前缘。手术切口范围需包括术前穿刺活检针道走行范围。对于美容效果要求高的患者，此类切口便于术后乳房的Ⅰ期或Ⅱ期重建。手术切口大小需考虑腺体切除后，缝合伤口的张力，张力不宜过高或过低。此外，手术切缘需距离可能有肿瘤侵犯的问题皮肤3～5cm。切口不宜至腋窝中部，以免瘢痕形成，影响上肢活动（图7-2）。

2. 以记号笔画出设计好的乳腺切口，用刀片沿设计好的切口切开皮肤层。切口不宜过深，以免不利于分离皮肤浅筋膜与脂肪层。用组织钳提起上缘皮瓣，高频电刀分离皮下脂肪，上至锁骨下缘，外至胸大肌外侧缘与腋窝交接处，保留供应皮瓣的毛细血管层，一边分离，一边用手扪测皮瓣厚度，皮瓣以带有少许细脂肪颗粒为宜，不宜分离太浅，以免烫伤皮肤真皮层，导致愈合不良甚至穿孔。同法分离下缘皮瓣至肋弓处。提起上下缘皮瓣内侧连接处，游离内侧皮瓣至胸骨旁，不宜超过胸骨旁线，以免影响伤口愈合。同法游离外侧皮瓣至背阔肌外侧缘。用组织钳提起乳腺内侧组织，用电刀由内至外分离乳房后间隙胸大肌筋膜浅面，分离并缝扎穿支血管，避

图 7-2　切口设计

免术后出血。由于胸大肌外侧缘及腋窝处皮下脂肪与皮肤连接较紧密，且有较多神经、血管穿过，可最后游离。

3. 保留胸大肌，切除胸小肌（Patey 术式）　先将胸大肌与其深面的胸锁筋膜和胸小肌分离，一边分离，一边止血，将胸大肌牵向内上方，充分暴露胸小肌。仔细分离并保留附着在胸大肌深面的胸肩峰动脉的胸肌支。此外，注意保护胸前神经的外侧支。切断穿过胸小肌的胸前神经内侧支。切断胸小肌于喙突的止点，牵向下方即可暴露腋静脉等腋窝重要神经、血管（图 7-3，图 7-4）。

4. 保留胸大肌和胸小肌（Auchincloss-Madden 术式）　先将胸大肌与其深面的胸锁筋膜和胸小肌分离，一边分离，一边止血，将胸大肌牵向内上方，充分暴露胸小肌。将胸小肌前面的胸锁筋膜连同胸肌间淋巴结（Rotter 淋巴结）从胸大肌和胸小肌间分离出来，清除筋膜组织与淋巴结，保留胸小肌。将胸大肌和胸小肌一同向内上方牵拉，从而暴露腋静脉等腋窝重要神经、血管（图 7-5A）。

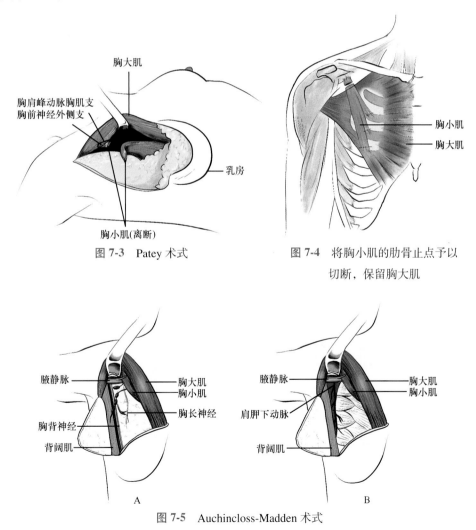

图 7-3　Patey 术式

图 7-4　将胸小肌的肋骨止点予以切断，保留胸大肌

图 7-5　Auchincloss-Madden 术式

解剖腋静脉，清除腋窝淋巴结及部分脂肪结缔组织。上述已显露腋静脉术野，从中段

解剖腋静脉，依次向外侧及内侧段解剖，游离腋静脉及腋动脉的分支，钳夹，切断，结扎，避免滑结，以免术后大出血。腋静脉 1/3 段内侧为锁骨下区，又称腋顶。解剖内侧段时，将该处脂肪结缔组织与胸壁分离，谨慎操作，避免引起气胸。腋外侧清扫应达背阔肌前缘，由背阔肌前缘、腋静脉、肩胛下血管构成的三角区。将上述分离的组织与乳腺、胸肌连成一大块准备切除。操作过程中应注意保护前锯肌表面的胸长神经与支配背阔肌的胸背神经（见图 7-5B）。

用无菌蒸馏水冲洗创面 3 次，检查有无活动性出血，并及时止血，清除脱落的脂肪组织和残余血块。

放置引流管：自创面最低处下方放置负压带孔引流管，皮下引流管放置在胸大肌前胸骨旁，引流皮下渗液；腋下引流管放置于腋前线，引流管顶端位于腋窝顶部，引流腋窝渗液，分别缝合固定在皮肤上。

皮下减张缝合切口后皮钉钉合，如中部切口张力过大难以对合，可扩大皮瓣的游离面，有利于减张，或者行中厚皮片游离植皮。有美容要求者可行乳房 I 期再造。

伤口消毒，无菌敷料覆盖，锁骨下、腋窝可用纱布胸带均匀加压包扎，避免形成局限包裹性积液或张力性水疱。

五、术后监测与处理

1. 术后适当加压包扎切口，腋窝处应注意避免患侧肢体血液循环障碍。包扎的目的是使术后的淋巴液和血液的潴留量尽量减少。对于惧怕伤口疼痛、裂开，不安感较强烈的患者，加压包扎很有效果。

2. 术后监测血压、脉搏、呼吸等生命体征，气管插管全身麻醉术后，患者麻醉未完全清醒，多有头晕、呕吐、咽喉肿痛等症状，需给予吸氧及止吐剂。术后血压可能较术前稍增高，可暂时不予处理，如果持续性高血压，需给予降压药。此外，术后低血压并持续下降，应注意引流管是否引流出大量鲜血，考虑术后出血可能，应及时补液，伤口拆开止血，避免失血性休克，并给予抗炎及营养支持。

3. 密切观察负压引流壶中引流液颜色及引流量，避免阻塞及脱出，如有大量新鲜血液快速流出，需及时补液及进行伤口止血处理，必要时给予输血。

4. 术后第 2 天即可积极进行康复锻炼。鼓励患者进行洗脸、梳头等日常动作。在病房散步，避免长期卧床导致下肢静脉血栓形成。逐步开始做患肢的圆周运动及上举运动。避免剧烈运动，劳逸结合，逐步增强患肢肌肉力量，并帮助上肢淋巴、静脉回流，防止术后粘连导致的运动障碍。术后第 1 周应指导患者做患侧肩关节的运动，包括屈曲、伸展、外旋、内旋、外展等全方位运动，鼓励患者克服伤口疼痛及对运动的恐惧心理。

5. 密切观察伤口是否渗血渗液，敷料是否干燥。如伤口有较多渗出，应给予换药，酒精湿敷，操作时注意无菌原则，避免感染。如伤口皮肤出现缺血、坏死、发黑，也应坚持酒精湿敷。如发现伤口红肿、渗液、脓性分泌物，并且血象较高，除伤口勤换药外，还应给予抗生素抗炎治疗，密切观察伤口情况，及时对症处理。

六、术后常见并发症的预防与处理

1.术后出血　多于术后初期出现，表现为引流管内大量鲜红色血液流出，严重时可伴有心慌、脉速等低血容量性休克表现。给予吸氧、输液，必要时输血治疗，同时拆除缝线重新止血，创面加压包扎，并给予抗炎治疗。出血原因可见于穿支动脉等小动脉未结扎或回缩导致术后肌肉收缩后出血、术中血管结扎不彻底、线结滑脱、患肢功能锻炼过早、伤口裂开、患者本身凝血功能异常等。防治措施：术中分离血管时谨慎操作，逐支分离，结扎较大血管时，避免打滑结。术后患者搬运要小心。有凝血功能问题者应及时纠正。

2.皮瓣坏死　多表现为伤口愈合不良、皮瓣颜色异常或伤口感染化脓等。原因多见于切口设计不当使皮肤切除过多而张力较大、移植皮瓣血供不足、皮瓣游离较薄而血供障碍、创面加压力度较大而影响血供、切口感染、皮下积液或使用电刀切开时电刀功率过大导致焦痂而影响切口愈合。防治措施：术前根据肿瘤位置、大小、侵及皮肤范围等合理设计切口位置、形状、大小，必要时需移植皮瓣。术中皮瓣不宜过薄，皮瓣与深层肌肉需贴合紧密，加压包扎力度需适中，避免皮下积液。术后加强营养，促进身体恢复及伤口愈合。

3.患侧上肢水肿　临床上根据上臂周径较对侧上肢增大的程度分为轻、中、重3度。轻度者是患侧上肢比对侧上肢周径增大3cm以下，中度者为周径增大3～6cm，重度为周径增大6cm以上，术后患者以轻度增粗者多见。原因可见于：腋窝淋巴结转移较多，广泛切除致淋巴汇流障碍；加压包扎时腋窝加压不当导致瘢痕缩窄压迫腋静脉，上肢血液回流障碍；上臂活动较迟；腋窝局限性积液；手术时上肢静脉损伤；术后感染；术后局部放疗。防治措施：以预防为主，术中解剖到位，避免损伤上肢静脉；术后腋窝包扎避免压力过大；术后适时功能锻炼，减少腋窝瘢痕挛缩；清扫淋巴结时，结扎较大淋巴管。上肢水肿症状出现后，可抬高患肢，弹力绷带包扎，避免感染，如有感染因素，应行抗感染治疗。此外，应避免肢体注射、输液、抽血，防止患肢下垂和受压，适当按摩，必要时可人工从上肢末梢往腋窝方向按摩，帮助上肢体液回流。

4.皮下积液　为常见的并发症，一般术后4～5天即可出现。原因多为手术操作粗糙、止血不严密、术后引流不畅或引流拔除过早、加压包扎时间过短、包扎纱布填充不均匀、压力不均衡导致局限性包裹性积液。防治措施：术中充分止血，结扎较大的血管，避免滑结，小的出血点可电凝止血。保证负压引流管引流通畅，引流管拔除时间不宜过早，视引流量而定，一般引流量少于15ml/d方可拔除。皮瓣固定，胸带加压包扎力度均匀，避免局限性积液。肩关节的功能锻炼宜在引流量较少时开始。

5.术区感染　术后近期感染多由于积液、皮下组织坏死、引流管逆行感染。远期感染多由于上肢淋巴水肿继发丹毒或蜂窝织炎。防治措施：术后保持伤口敷料清洁干燥，定期换药，必要时去除皮下坏死组织，远期感染去除病因，均需给予抗生素抗炎治疗。

6.术后肿瘤局部复发　复发灶多出现在手术野皮肤、皮下、同侧腋下、胸壁。其复发与手术无瘤操作、手术范围、肿瘤分期、术后放化疗、肿瘤类型及生物学行为有关。防治措施：术中应严格遵循无瘤原则，术中肿块切除送检时应保证肿块周围有1cm正常组织。送检后行改良根治术时应更换手术器械、重新铺无菌手术单、更换手术衣及无菌手套等。术中肿块应整块切除，防止医源性播散，避免挤压致癌细胞外溢。术中应多次用无菌蒸馏水冲洗伤口，引流管放置应更换刀片及手术钳，避免导致种植播散。手术方式及操作范围应遵循规范，避免手术不彻底，导致癌细胞残留。若术后局部复发，可根据病情行进一步放化疗或手术治疗。

七、临床效果评价

改良根治术理论依据基于胸大肌无淋巴管，胸肌筋膜是一个天然的防御屏障，除非胸大肌受到直接侵犯，否则即使腋窝淋巴结及内乳淋巴结出现转移，胸大肌也不易累及。这样的改良根治术保留了胸大肌，保存了较好的患肢功能及良好的胸壁外形，有利于术后胸部外形美观。其 5 年及 10 年生存率与 Halsted 手术差异无统计学意义，局部复发率为 2% ~ 9%。因此，该术式成为国内外科医生治疗 I 、II 期乳腺癌的首选术式。

（程 波）

参 考 文 献

吕新生 . 2006. 实用临床普通外科学 . 长沙：中南大学出版社，783-788.

霞 富士雄 . 2005. 乳腺外科要点与盲点 . 段志泉，译 . 沈阳：辽宁科学技术出版社 .

吴孟超，吴在德 . 2009. 黄家驷外科学 . 第 7 版 . 北京：人民卫生出版社 .

姜军 . 2014. 现代乳腺外科学 . 北京：人民卫生出版社，311-326.

巩涛 . 2010. 现代乳腺外科学 . 石家庄：河北科学技术出版社，213.

第八章　乳腺癌保乳根治术

一、适应证

1. 临床Ⅰ、Ⅱ期的早期乳腺癌。

2. 肿瘤大小属于 T1 和 T2 分期，尤其适合肿瘤最大直径不超过 3cm，且乳房有适当体积，肿瘤与乳房体积比例适当，术后能够保持良好乳房外形的早期乳腺癌。

3. Ⅲ期乳腺癌（炎性乳腺癌除外），经术前化疗或术前内分泌治疗降期后也可慎重考虑保乳手术。

二、禁忌证

1. 绝对禁忌证

（1）同侧乳房既往接受过乳腺或胸壁放疗者。

（2）病变广泛或确认为多中心病灶，且难以达到切缘阴性或理想外形。

（3）肿瘤经局部广泛切除后切缘阳性，再次切除后不能保证病理切缘阴性。

（4）患者拒绝行保乳手术。

（5）炎性乳腺癌。

2. 相对禁忌证

（1）活动性结缔组织病，尤其是硬皮病和系统性红斑狼疮或胶原疾病者对放疗耐受差。

（2）肿瘤直径大于 5cm。

（3）肿瘤靠近或侵犯乳头如 Paget 病。

（4）广泛或弥漫分布的可疑恶性微钙化灶。

（5）年龄小于 35 岁或有 *BRCA1/2* 基因突变的绝经前患者。

三、术前准备

1. 患者有明确的保乳意愿　多数乳腺癌患者早期最关注保乳手术是否影响其长期生存、复发率是否增加、复发后对生存有无影响及会产生什么后果，使患者对乳腺癌产生恐惧及担心手术后美容效果。术前要充分了解患者的心理状况，多与患者和家属进行沟通，消除患者的恐惧心理，使其正确面对疾病，树立战胜疾病的信心，并告知患者其是否适合保乳根治手术；如有条件接受保乳手术，手术加放疗及术后进行相关的影像学随访，早期乳腺癌患者保乳手术和全乳切除治疗后生存率及发生远处转移的概率相似；保乳手术的治疗包括保留乳房手术和术后全乳放疗，其中保留乳房手术包括肿瘤的局部广泛切除加腋窝淋巴结清扫或前哨淋巴结活检；保留乳房治疗还需要配合必要的全身治疗，如化疗和（或）内分泌治疗，术后全身辅助治疗基本上与乳房切除相同，但应配合全乳放疗，可能需要增加相关的治疗费用和时间；同样病期的乳腺癌，保乳和乳房切除治疗后均有一定的局部复发率，前者 5 年局部复发率为 2% ~ 3%，含第二原发乳腺癌，后者约为 1%，35 岁以下患者有较高的复发风险；一旦保乳术后复发，可再次补充全乳切除，并可获得很好的效果；如术中或术后病理报告切缘阳性，当再次扩大切除已经达不到美容效果的要求，或再次切除切缘仍为阳性时，有可能需要根据具体情况更改为全乳切除术和（或）行乳房重建手术；有乳腺癌家族史和或乳腺癌遗传易感如 BRCA1/2 或其他基因突变者有相对高的同侧乳腺复发率或对侧乳腺癌风险等观念，让患者理解保乳手术能带来较好的美容效果，同时可能需要进行的后续治疗或再手术，以得到患者的理解和配合。

2. 病史和体格检查　了解患者有无乳腺癌家族史，其亲属发生乳腺癌的年龄；乳腺区域是否接受过胸壁或乳腺放射治疗；是否患有胶原和血管性疾病；是否进行过乳房假体置入；末次月经时间；仔细检查乳腺肿块的大小、部位；乳房和肿瘤大小的比例；肿瘤与皮肤及胸部肌肉有无粘连，肿块是否固定；是否多发肿瘤，有无肿瘤远处转移。腋窝及锁骨上淋巴结有无肿大、是否活动；是否有局部晚期癌的证据如皮肤有无溃疡及卫星结节、皮肤橘皮样改变、炎性乳腺癌、淋巴结相互融合固定、同侧上肢出现淋巴水肿等。

3. 乳腺影像学评估　乳腺癌患者保乳术前应行 B 超检查，可以了解肿瘤是囊性、实性或囊实性，测量肿瘤大小、距乳头或乳晕的距离，确定肿瘤部位，是否靠近胸壁、皮肤，有无多发病灶，腋窝或锁骨上有无可疑转移淋巴结。数字乳房摄影可以了解肿瘤部位、大小、范围，是否多灶，尤其能了解微小钙化的部位、是否多中心钙化及皮肤增厚。乳腺 MRI 检查有助于进一步明确肿瘤位置、有无多灶、肿瘤累及范围及术前评估可能切除的范围和体积，以便更地好设计手术方案，增加手术切除彻底性，从而可获得更好的美容效果及减少再次手术的次数和复发风险。

四、手术要点、难点及对策

1. 体位和麻醉　取仰卧位，患侧肩胛部垫软枕使患者患侧抬高，患侧上肢外展与肩平行，有利于腋窝显露，但要避免过度外展，导致臂丛神经的损伤。若条件允许，应尽可能采用全身麻醉，以保持呼吸道通畅，减少手术风险；也可以采用高位硬膜外麻醉下进行手术。

2. 切口选择　沿皮肤弹性纤维走行线（Langer 线）做切口可获得最佳美容效果，因此乳房上切口多采用弧形切口。切口选择要根据具体情况如肿瘤大小、部位，是否皮肤受累，已做活检手术的切口情况及是否术前行空心针活检而定，原则上要切除受累皮肤、切除针道及原有的切口瘢痕，以保证切除肿瘤的彻底性，可采用梭形切口，尽量按弧形切开或放射状切口，以保证术后美容效果。若要行前哨淋巴结活检或腋窝淋巴结清扫，最好在乳房和腋窝处各取一切口；若肿瘤位于外上象限，可采用一个放射状切口。行保乳手术时，选择切口及切口大小还要顾及术中发现不适合保乳时乳房切除的切口选择。

3. 操作步骤

（1）游离皮瓣：保乳手术前行手术活检或空心针穿刺活检的患者，应切除活检及穿刺针道、活检残腔及活检皮肤切口，依上述切口逐层切开皮肤及皮下组织浅层至乳腺肿瘤旁开约 2cm，到达腺体浅面。

（2）切除乳腺腺体：以乳腺肿瘤位于乳房上方为例，继续向上游离皮瓣，让皮瓣逐步变厚直达腺体，结合影像学评估的位置和术中触诊，距离肿瘤 1 ~ 2cm 处分离及游离乳腺腺体，在分离部位，与腺体组织垂直用电刀切开腺体至乳房后间隙，在断面的中间用三角针 1 号线缝合并结扎断面切缘，保留 1 根较长结扎线，剪除另一根缝线，标记为 1 代表乳腺上方断面；切除腺体时，要用肉眼仔细辨认断面有无可疑肿瘤残留；向腺体内侧游离，垂直切开腺体，在断面中间缝合结扎，保留 2 根较长结扎线，标记为 2 代表乳腺内侧；在肿瘤外侧，切断腺体，用双线缝合结扎，保留 3 根较长结扎线，标记为 3 代表外侧；在肿瘤下方近乳头方向，切断腺体，双线缝合结扎，保留 4 根较长结扎线，标记为 4 代表下方即乳头及乳晕方向；继续切开胸大肌筋膜，用组织钳提起腺体断端，在胸大肌浅面，完整切除乳腺腺体及胸大肌筋膜；切除标本，标记腺体标本的前面及后面，立即送冰冻切片检查。若合并钙化灶或不可触及肿块钙化灶手术，为保证钙化灶切除的完整性，术前半小时至 1 小时在数字乳房摄影导向下放置定位导丝，这种导丝可通过倒钩固定于腺体钙化灶部位，应与放射科医生协作，以导丝为中心，准确了解各个方向钙化灶距导丝的距离，切除腺体。原发肿瘤切除时应包括周围部分正常乳腺组织，但又需避免切除过多腺体；若术中冰冻切片发现切缘阳性，需再扩大局部切除以达到切缘阴性。在切开腺体时，要垂直于腺体，否则易导致创面不规整，不易判断切缘，给再扩大切除带来困难，可能导致肿瘤残留。

（3）缝合乳腺创面：在确定切缘阴性后，用无菌水反复冲洗创面，彻底止血，检查无活动性出血后，在创面放置 4 ~ 6 枚惰性金属夹如钛夹或银夹作放疗瘤床加量照射的定位标记。在腺体断面的各个方向充分游离腺体，尽量将残余腺体断端对合缝合，有利于减少手术后的局部凹陷；如果对合确实困难，不能过于勉强，可将残留腺体向外上游离至其边缘，将脂肪组织和上方腺体缝合到靠近乳头乳晕侧的腺体上，避免乳头乳晕处凹陷，影响乳房美观，也不要过度牵拉，以免引起局部皮肤凹陷。

（4）缝合皮肤：检查乳房外形是否到达较好的美容效果，如果效果不佳，对缺损较多者，可一期进行自体组织填充，自体重建如背阔肌重建或假体重建。再次检查创面无出血后，间断缝合皮下组织，皮肤行连续皮内缝合。保乳手术后，待切口愈合良好，化疗结束后，再行全乳放疗及瘤床的加量照射。

（5）淋巴结清扫：首先行前哨淋巴结活检，如果前哨淋巴结活检阴性，可不行腋窝淋巴结清扫；如前哨淋巴结活检阳性，则应行腋窝淋巴结清扫，详见乳腺癌根治手术。

五、术后监测与处理

术后应将患者送入麻醉复苏室，待患者完全清醒，拔除气管插管后送入病房。注意观察患者呼吸、脉搏、血压、体温变化。乳腺癌手术后为减少创面出血或渗血，多进行加压包扎，有可能对呼吸产生影响。对血氧饱和度低的患者，要分析原因，如包扎过紧，应及时松开，必要时面罩给氧。对有合并症如高血压和糖尿病的患者要注意监测和控制血压、血糖在正常范围或安全范围内。保持引流管通畅，确切固定引流管以避免滑脱，注意观察引流量、颜色。注意观察切口情况，检查皮下有无瘀斑、血肿、渗血，症状较轻者，应密切观察，如逐渐加重，要局部加压止血或再手术止血。

六、术后常见并发症的预防与处理

乳腺癌保乳手术及前哨淋巴结活检因其手术范围不大、创伤小，发生并发症的概率非常低。在行前哨淋巴结清扫时有可能损伤腋静脉、神经等，重点是预防，手术时要仔细，视野清晰，解剖层次要清楚，损伤后要及时修复。前哨淋巴结活检发生上肢淋巴水肿的机会少，但也可能发生，术后早期患侧上肢进行功能锻炼，避免提过重物体能有效减少上肢淋巴水肿。保乳手术切口部位容易发生皮下积液，如果皮下积液不多，没有合并感染，可以不予处理，有利于保持乳房外形；如积液过多，引起胀痛不适，可以穿刺抽吸积液，加压包扎。

七、临床效果评价

乳腺癌保乳手术操作相对简单，创伤小、恢复快，在严格把握保乳手术适应证和规范化手术操作的情况下既保留了乳房的外形和轮廓，取得了较好的美容效果，同时结合术后全乳放疗，患者局部复发率仅轻度增加，对患者的长期生存影响不大。前哨淋巴结活检对淋巴结阴性的患者可以取得与腋窝淋巴结清扫一样的效果，保留了腋窝，减少了手术创伤，明显降低了淋巴水肿的机会；但前哨淋巴结活检手术要求手术医生有一定的手术经验、严格规范化操作，才能明显降低手术后假阴性的发生，减少复发风险。尽管保乳根治手术取得了更好的美容效果，但一定不要以牺牲手术的彻底性为代价，在不具备保乳条件的情况下进行保乳；不要简单地认为手术变小了而不加以重视，事实上保乳手术需要更多的专科合作、术前评价、更规范的操作及术后密切的随访。

（屈新才）

参 考 文 献

陈杰，吕青，王竹 . 2017. 常用乳腺癌诊治指南中对单纯乳腺原位癌诊治推荐的比较 . 中国普外基础与临床杂志，24（11）：1400-1407.

黎君彦 . 2016. 美国临床肿瘤学会乳腺导管原位癌保留乳房手术切缘指南 . 中华乳腺病杂志：电子版，10（6）：378-379.

中国抗癌协会乳腺癌专业委员会 . 2017. 中国抗癌协会乳腺癌诊治指南与规范 .

Townsend Jr CM，Beauchamp RD. 2012. Sabiston Textbook of Surgery：The Biological Basis of Modern Surgical Practice. 19th ed. NewYork：Saunders，915-921.

第九章 乳腺癌前哨淋巴结活检术

　　循证医学 I 级证据证实乳腺癌前哨淋巴结（sentinel lymph node，SLN）活检是一项腋窝准确分期的微创活检技术，它可以准确确定腋窝淋巴结的状况，其替代腋窝淋巴结清扫术可使患者的并发症显著降低。癌前哨淋巴结是指最早接受肿瘤区域内淋巴引流和发生肿瘤转移的第一站淋巴结，如果该淋巴结没有转移，则其他淋巴结出现转移的概率非常小，即肿瘤出现"跳跃转移"的风险较低，约在 5% 以下（小概率事件）。

　　对早期乳腺癌患者进行前哨淋巴结活检（sentinel lymph node biopsy，SLNB）来预测腋窝淋巴结是否有转移，可以避免 80% 以上的早期患者行乳腺癌腋窝淋巴结清扫术（axillary lymph node dissection，ALND），从而避免了早期患者在传统方法上所产生的患肢淋巴水肿、疼痛和功能障碍等并发症，且不增加腋窝的局部复发率及整体死亡率，目前也未发现其他的不良后果，提高了早期乳腺癌患者术后的生活质量。

　　目前对 SLNB 的适应证存在一定的争议。

一、适应证

2009 年 St. Gallen 国际乳腺癌治疗共识支持将除炎性乳腺癌以外的所有临床腋窝淋巴结阴性乳腺癌作为 SLNB 的适应证。

　　1. 早期浸润性乳腺癌。

　　2. 临床腋窝淋巴结阴性。

　　3. 性别不限。

　　4. 年龄不限。

　　5. 导管内癌患者中接受全乳切除术者建议 SLNB 或接受保乳，手术范围可能离断至前哨淋巴结的淋巴管，影响以后的 SLNB 时推荐进行 SLNB。

　　6. 多中心 / 多灶性病变，乳腺淋巴系统的解剖学研究和多中心临床研究结果支持多中心乳腺癌患者接受 SLNB。

　　7. 有 SLNB 和新辅助化疗适应证的患者推荐新辅助化疗前行 SLNB，新辅助化疗后腋窝的标准处理方法是 ALND，2008 年美国 NCI 召开的乳腺癌新辅助化疗后局部区域治疗会议的结论认为，临床 N0 乳腺癌患者在新辅助化疗前后都可以接受 SLNB。

　　8. 既往曾行乳腺或腋窝手术。部分研究在先前进行过乳腺和腋窝手术后同侧乳房复发的患者中进行 SLNB 取得了成功，但在其作为常规应用前还需要更多循证证据的支持。

9. 临床查体和影像学检查可疑的腋窝淋巴结可以通过超声引导下的细针穿刺或空芯针活检进行评估，细胞学或病理组织学阴性患者仍可进行 SLNB 流程。

10. 高危患者在行预防性乳腺切除时，可以考虑接受 SLNB。

二、禁忌证

1. 炎性乳腺癌。

2. 组织学 / 细胞学证实腋窝淋巴结阳性。

3. 对蓝染料 / 胶体过敏。

4. 大的或局部晚期浸润性乳腺癌。

5. 妊娠期乳腺癌。

6. 准备行保乳术的导管原位癌。

三、常用方法及其评价

1. 示踪剂的选择　良好的示踪剂应具备以下条件：淋巴组织吸收快，可在前哨淋巴结中聚积且可停留较长一段时间而不迅速穿行至第二、第三水平淋巴结，并且在人体内代谢较快。

（1）活性染料示踪剂：染料法不受仪器和试剂的限制，术前准备简单，对医护人员和患者均无放射性损伤，显像时间短且直观，费用低廉，易于被患者接受，比较符合我国的国情。但是活检选择皮肤切口时比较盲目、创伤较大，且对外科医生经验、技术要求较高。临床上常用的活性染料有 1% 亚甲蓝、专利蓝、异硫蓝等。相关文献报道专利蓝和亚甲蓝在 SLNB 的检出率、准确性、敏感性和假阴性率等预测指标方面无显著差异。

（2）核素示踪剂：核素示踪方法可弥补染料示踪法定位难、手术盲目、创伤较大、检出率较低、受限于外科医生的经验和技术等缺点，而染料示踪法可弥补肿块位于乳腺外侧时放射活性干扰带来的影响，此时染料法起着重要的鉴别作用。

（3）联合法：到目前为止是最为可靠、最为常用的定位活检前哨淋巴结的方法。

（4）吲哚菁绿：用专用的荧光灯照射，可以定位浅表的前哨淋巴结，但如果前哨淋巴结位置很深，则不宜采用此方法。

（5）超顺磁性氧化铁（SPIO）低毒，生物相容性高，易于加工，呈棕褐色，可用手持式术中识别装置进行前哨淋巴结定位。

2. 常用的注射部位

（1）肿瘤周围注射：该方法最早应用于 SLNB，其理论基础是可准确地反映原发肿瘤的淋巴引流。

（2）肿瘤表面皮下或皮内注射：该方法基于乳腺实质表面的皮肤与深面的乳腺实质具有相同的胚胎来源和相同的淋巴引流，因此，肿瘤表面皮下或皮内注射可反映肿瘤细胞的淋巴转移途径。

（3）乳晕周围注射：该方法基于乳腺的淋巴引流具有向心性，乳晕下的淋巴丛具有"十字路口"的作用，其将皮肤浅层、深层及大部分实质的淋巴引流连接起来，最后流向腋窝淋巴区域。肿瘤实质内注射示踪剂可使其内部压力增高，可能迫使肿瘤细胞转移扩散，目前不建议采用此方法。

随着对乳腺腋窝淋巴引流规律的充分认识及大量的临床研究证实，目前更加倾向于乳晕周围注射，因为其检出率较高，且操作更易掌握。

3.注射时间　注射时间的选择对 SLNB 的检出率和假阴性率有着至关重要的作用。

（1）活性染料一般在做皮肤切口前 5 分钟注射，若注射时间间隔过长，蓝色染料按乳腺淋巴引流途径至下一站淋巴结，从而影响 SLNB 的检出率，导致假阴性的出现。

（2）^{99m}Tc 标记的硫胶体半衰期为 6 小时，因此核素示踪剂应用于 SLNB 的操作标准是在手术前 2 ~ 6 小时注射，但临床实践中发现 SLNB 只要在核素注射后 24 小时内进行均可取得很好的效果，虽然只有一小部分示踪剂到达前哨淋巴结，但不影响其放射性计数。若注射时间距手术时间较短，注射部位的放射活性很高，尤其是肿块位于外侧者，从而干扰腋窝核素的探测，影响 SLNB 的检出率、准确性和假阴性率。

四、影响乳腺癌前哨淋巴结活检术检出率和假阴性率的因素

1.影响 SLNB 检出率的因素

（1）年龄：年龄大的患者淋巴管功能退化，吸收转运功能较差，减少了对蓝染料和核素示踪剂的吸收和滞留，从而影响前哨淋巴结的发现，理论上年龄＞50 岁的乳腺癌患者 SLNB 的检出率较低。

（2）肿瘤位置：目前认为肿瘤侧别不是影响 SLNB 检出率的因素。而位于外上象限的病灶距腋窝很近，且淋巴引流管道丰富，染料迅速进入前哨淋巴结，并按引流顺序至下一站淋巴结，如果手术时机掌握不准确，也影响前哨淋巴结的检出；核素示踪剂在此聚集，从而干扰前哨淋巴结的检出。

（3）肿瘤大小：理论上如果肿瘤体积较大，可能压迫周围的淋巴引流通道，发病时间一般也较长，可能形成癌栓阻塞淋巴管，而使示踪剂不能在前哨淋巴结内积聚，使局部淋巴引流受限，因而影响检出率。

（4）肿瘤的病理分型：理论上认为浸润性乳腺癌大多时候已经发生腋窝淋巴转移，所以容易检出前哨淋巴结，而非浸润性乳腺癌一般没有淋巴侵犯，所以不易检出前哨淋巴结。

（5）学习曲线：准确地发现和分析乳腺癌前哨淋巴结是一个复杂的过程，需要核医学科、外科、病理科共同合作，是一项技术性操作，有一个学习过程，即学习曲线。其中外科医生对 SLNB 的作用最重要。

2.出现假阴性的主要原因

（1）淋巴结微转移：指肿瘤细胞以单个细胞或微小细胞团的形式转移至淋巴结而常规病理及影像学检测不到的转移，常无临床表现。

（2）癌栓堵塞淋巴管：示踪剂无法到达并聚集于前哨淋巴结。

（3）腋窝淋巴结存在着 1.3% 跳跃转移的可能性，这意味着癌细胞可以不经前哨淋巴结而直接进入下一站，即前哨淋巴结对肿瘤细胞没有屏障作用。

（4）临床、病理操作熟练程度及规范性问题。

（5）浸润性小叶癌肿瘤细胞形态学上类似于淋巴样细胞，且以单一的形式侵犯淋巴结细胞，其在前哨淋巴结中很难被区分而导致假阴性。

五、前哨淋巴结术中确认与检出

无论是乳房切除手术还是保乳手术，SLNB 均应先于乳房手术。术中前哨淋巴结的确定依示踪剂而异。染料法要求检出所有蓝染料淋巴管进入的第一个蓝染淋巴结，仔细检出所有蓝染的淋巴管是避免遗漏前哨淋巴结、降低假阴性率的关键。核素法前哨淋巴结的阈值是超过淋巴结最高计数 10% 以上的所有淋巴结，术中伽马探测仪探头要缓慢移动，有序检测，贴近计数。应用蓝染料和（或）核素法检出前哨淋巴结后应对腋窝区进行触诊，触诊发现的肿大质硬淋巴结也应作为前哨淋巴结单独送检。

六、并发症

1. 染料引起的并发症　蓝染料的不良反应有个案报道，包括急性荨麻疹和过敏反应，但是发生率极低，没有死亡病例。

亚甲蓝可引起皮肤红斑、浅表溃疡及注射部位组织坏死，部分皮肤坏死一般用磺胺嘧啶银处理，而不需要行清创术。

2. 外科并发症　腋窝的并发症在 ALND、SLNB 及腋窝放疗后均有报道，与 ALND 相比较，单独的 SLNB 的并发症更少。SLNB 的切口更小，组织损伤更少，相应的并发症也比 ALND 更少。SLNB 引起的疼痛更少，对上肢运动的限制更少，引起的神经系统后遗症也更少。

七、前哨淋巴结的病理组织学、细胞学和分子生物学诊断

前哨淋巴结的术中诊断：准确、快速的前哨淋巴结术中诊断可以使前哨淋巴结阳性患者通过一次手术完成 ALND，避免二次手术的费用负担和手术风险。推荐使用冰冻快速病理组织学和印片细胞学作为前哨淋巴结术中诊断的检测方法。术中冰冻病理和印片细胞学二者或任一诊断阳性，均诊断为前哨淋巴结阳性而进行 ALND。

术中分子诊断技术由于检测的前哨淋巴结组织量更多，较冰冻快速病理组织学和印片细胞学有更高的准确性和敏感性。术中分子诊断简单培训即可掌握，可以节省有经验的病理医生的宝贵时间，检测结果客观、标准化、重复性好。有条件的单位可以采用经过国家药品监督管理局批准的术中分子诊断技术。

八、前哨淋巴结不同转移类型的预后意义及腋窝处理

1.宏转移　定义：淋巴结内存在一个以上＞2mm的肿瘤病灶、其他阳性的转移淋巴结至少微转移；仅有孤立肿瘤细胞（ITC）的淋巴结不作为pN分期阳性淋巴结，但应另外记录为ITC。

约50%的患者腋窝非前哨淋巴结（nSLN）阳性。ALND是标准治疗，特别是通过ALND进一步获得的预后资料将改变治疗决策。如果预后资料不改变治疗决策，且患者拒绝进一步行腋窝手术，则腋窝放疗可以作为替代治疗。

2.微转移　定义：肿瘤病灶最大径＞0.2mm且≤2.0mm，或单张组织切片不连续，抑或接近连续的细胞簇＞200个细胞。

约20%的患者腋窝nSLN阳性（＞5mm的浸润性导管癌），且大多数为宏转移（80%），ALND可导致15%的患者分期提高，7%的患者辅助治疗改变。单个前哨淋巴结微转移患者接受保乳治疗时，可以不施行ALND；其他情况下的腋窝处理同宏转移患者。

3.ITC　定义：单个细胞或最大径≤0.2mm的小细胞簇、单张组织切片不连续或接近连续的细胞簇≤200个细胞，淋巴结不同纵横切片或不同组织块不能累计计数；通常没有或很少组织学间质反应，可以通过常规组织学或IHC检出。

腋窝nSLN转移的概率＜8%（＞5mm的浸润性导管癌），ALND可导致4%的患者分期提高。目前认为ITC对患者预后有不良影响，与微转移患者一样可以从辅助全身治疗中获益，但ITC患者不接受腋窝治疗，其腋窝复发率也并无显著升高，不推荐常规施行ALND。

4.前哨淋巴结阴性　不需进行腋窝处理。

九、乳腺癌前哨淋巴结活检替代ALND患者的随访

除常规复查项目外，常规行双侧腋窝、锁骨区超声检查。临床或超声检查异常腋窝淋巴结应在超声引导下行细针穿刺或空芯针活检，必要时行切开活检手术。

十、乳腺癌前哨淋巴结活检目前存在的问题

1.定义前哨淋巴结的标准　对于活性染料示踪方法目前尚无异议，即任何蓝染的淋巴结即前哨淋巴结，而对于核素示踪方法定义前哨淋巴结则无统一标准。

最早Krag等定义SLN为任何一个淋巴结其放射活性（counts/s）比背景值高3倍且计数不少于15counts/10s。Shimazu等定义SLN为淋巴结体外放射活性至少是体内背景值的4倍。Layeeque等把所有具有放射活性的淋巴结定义为SLN。Dupont等定义SLN为其体外放射活性为nSLN的10倍以上或其体内放射活性为背景值3倍以上的淋巴结。Foumie等定义SLN为所有放射活性为体外最高放射活性淋巴结的10%或以上的淋巴结。

目前需要有一个统一而精确的标准来定义核素示踪方法确定的前哨淋巴结，使前哨淋

巴结的研究更精确，以便在临床上得到更好的应用。

2. 前哨淋巴结微转移的临床意义　美国癌症联合会提议≤ 0.2mm 的转移灶命名为孤立肿瘤细胞（isolated tumor cell，ITC）；将 > 0.2mm 且≤ 2.0mm 的转移病灶称为微转移（micro metastases，MM）。Pendas 等和 Eohen 等应用 IHC 法在常规检测淋巴结阴性的患者中发现 10% ~ 20% 的微转移，术中快速冰冻切片病理检查其漏诊率常高达 20% ~ 30%。

Wilkinson 的大样本研究认为，淋巴结微转移并无明显预后意义。在乳腺癌患者中腋窝淋巴结中存在微转移和孤立肿瘤细胞是否对患者预后有影响仍然存在争议。一般在临床上，如果术中快速病理提示存在前哨淋巴结微转移，则进行腋窝淋巴结清扫术。又有研究认为，前哨淋巴结微转移是独立的预后指标，有效的全身治疗可以显著改善该类患者的预后，IHC 检测的前哨淋巴结阴性，前哨淋巴结无显著临床获益。

3. 前哨淋巴结转移的术中检测　SLNB 术中快速、准确、客观的诊断可以使前哨淋巴结转移阳性的乳腺癌患者通过一次手术完成 ALND，避免了二次手术带来的风险及并发症，为患者和术者节约了时间，同时为患者减轻了二次手术带来的经济负担。前哨淋巴结转移术中检测在整个手术过程中起着举足轻重的作用，因此术中分子诊断已成为乳腺癌 SLNB 研究的热点之一。

目前 SLNB 面临的挑战是术中冰冻切片病理检查尚不能用于准确检测前哨淋巴结微转移，其漏诊率常高达 20% ~ 30%，可能使部分患者免行 ALND，从而增加术后腋窝淋巴结复发的风险。2005 年第二届国际乳腺癌共识大会推荐联合使用印片细胞学和冰冻切片病理检测，可以使大多数前哨淋巴结转移阳性患者一次完成 ALND。IHC 的优点是可对多切片进行快速检查，保留较多组织有助于石蜡切片检查；缺点是灵敏度较低、主观性强、非标准化、检测组织量少等。在面临前哨淋巴结假阴性时，冰冻切片和孤立肿瘤细胞都存在不足。

随着前哨淋巴结术中快速分子诊断技术的发展，SABCS 报告了乳腺癌前哨淋巴结术中快速检测技术 Genesearch™（BLN）检测，该检测时间略长于冰冻切片检测，但敏感度和特异度高，假阴性率低，且优于冰冻切片及孤立肿瘤细胞。Genesearch™（BLN）检测将成为前哨淋巴结冰冻切片和孤立肿瘤细胞诊断的良好替代和有效补充，有助于前哨淋巴结阳性患者一次完成 ALND，检测技术易于掌握、组织量大、相对快速，并且具有客观、标准化、可重复的特性，可对前哨淋巴结转移做出精确诊断。基于其良好的应用前景，前哨淋巴结术中诊断将可能进入崭新时代。

4. 仅前哨淋巴结阳性的处理　20 世纪末相关文献报道腋窝淋巴结转移的患者中 38% ~ 67% 仅出现前哨淋巴结转移。尽管对前哨淋巴结转移阳性患者进行 ALND 是乳腺癌外科治疗的标准模式，但在接受 ALND 后，38% ~ 67% 的患者腋窝 nSLN 并没有转移，其并无治疗意义，反而带来术后并发症。因此准确预测 nSLN 的转移状况有助于确定治疗方案，以减少不必要的 ALND 所带来的并发症。

SNAC 计划研究结果显示，前哨淋巴结的阳性率为 31% ~ 48%，但其中 35% ~ 54% 仅为微转移，这其中又有 60% ~ 80% 的患者仅限于前哨淋巴结转移阳性。以上研究结果表明，仅前哨淋巴结转移阳性的患者中，有相当一部分接受了不必要的 ALND。研究者们已经进行了很多研究，并试图找出存在前哨淋巴结受累，但是 nSLN 受累风险却极低的亚组，对于这部分患者来说，即使 SLN 为转移阳性也可以避免进行 ALND。遗憾的是，这些研究均未能找到一组存在转移阳性 SLNB，却不需要接受 ALND 的低风险亚组。仅前哨淋巴结阳性的患者是否需要行腋窝清扫术，是在 SLNB 实施过程中遇到的争议最多的问题，有待进一步研究。

5. 乳腺导管内癌的前哨淋巴结活检 理论上讲，DCIS 不会发生腋窝淋巴结转移，也没有必要行 ALND。DCIS 伴微浸润是指恶性细胞穿透基底膜，但没有超过 1mm，这部分患者占 DCIS 总数的 10% ~ 29%，虽然只是微浸润，但在最终病理诊断时，常升级为浸润癌，这时就可能已经发生腋窝淋巴结转移。这部分患者在冰冻切片诊断时往往漏诊，这样就增加了腋窝淋巴结复发的风险，影响患者的预后生存率。

DCIS 是否可作为 SLNB 的纳入标准，是目前争论的热点话题。

SLNB 并不是 DCIS 的标准治疗，仅在导管内癌原发灶较大、病理分级较高、患者年龄较小、怀疑有局部浸润时，建议行 SLNB。导管上皮内瘤变（DIN）无须行 SLNB，只有原发灶有浸润或行乳腺全切时，才考虑行 SLNB。

DCIS 手术方式的选择对是否需行 SLNB 也有一定的影响，故对拟行全乳切除或即刻乳房再造的 DCIS，可行 SLNB 进一步了解腋窝淋巴结的情况，因为如果术后病理结果提示为浸润性乳腺癌，此时已经无法行 SLNB，从而无法预测腋窝淋巴结的转移状况；而拟行保乳手术的 DCIS 则不推荐常规使用 SLNB，因为 SLNB 的临床意义就是指导 ALND 的可行性，拟定保乳手术，SLNB 就失去了意义。

6. 内乳前哨淋巴结转移 内乳前哨淋巴结转移在腋窝淋巴结阳性和阴性患者中均有独立的预后价值，虽然内乳 SLNB 不作为标准治疗模式，但其在乳腺癌分期和辅助化疗的高危人群等方面的价值值得进一步研究。不同注射部位影响对不同前哨淋巴结的识别能力，只有乳腺实质内注射才能检出内乳和胸肌间前哨淋巴结。深部注射放射性药物在腋下和腋窝外区域取得了较好的前哨淋巴结检出率，特别是在检测内乳淋巴结时是一种重要的方法。

7. 新辅助化疗后行 SLNB 是否可行 有研究显示，新辅助化疗可使 20% ~ 40% 的腋窝淋巴结阳性患者转为阴性，新辅助化疗前行 SLNB 将使该部分患者接受腋窝淋巴结清扫（ALND），因而不能从新辅助化疗的腋窝降期中获益。对于仅前哨淋巴结转移的患者，新辅助化疗前行 SLNB、新辅助化疗后行 ALND 将不能评估患者的腋窝降期与获益。对于临床腋窝淋巴结阴性患者，新辅助化疗后 SLNB 是指导腋窝处理的准确技术。对于原发灶较大、病期较晚的乳腺癌，因假阴性率增高，不建议行新辅助化疗后 SLNB。

总之，SLNB 可以提供更为准确的腋窝淋巴结分期，前哨淋巴结阴性患者 SLNB 替代腋窝清扫术，腋窝复发率和并发症很低，采用核素示踪剂对患者和医务人员均安全，随着更多的临床实践，SLNB 的适应证在不断扩大，对前哨淋巴结微小转移的预后意义和临床处理更为明确，对前哨淋巴结阳性患者的 nSLN 转移研究不断深入，而前哨淋巴结术中诊断将可能进入非病理诊断时代。

目前，所有有关乳腺癌 SLNB 的专家共识和治疗指南均推荐其作为临床腋窝淋巴结阴性乳腺癌患者腋窝分期的金标准，因其简单、安全、可信，具有很好的重复性、很高的预测值和很低的假阴性率。2009 年 St. Gallen 国际乳腺癌治疗共识指出，时至今日，不为临床早期乳腺癌患者提供 SLNB 已经不符合伦理要求。

（石　岚）

参 考 文 献

Boughey JC. 2014. How do the AMAROS trial results change practice? Lancet Oncol, 15：1280-1281.

Caudle AS, Hunt KK, Kuerer HM, et al. 2011. Multidisciplinary considerations in the implementation of the findings from the American College of Surgeons Oncology Group（ACOSOG）Z0011 study：a practice-changing trial. Ann Surg Oncol, 18：2407-2412.

Coutant C, Olivier C, Lambaudie E, et al. 2009. Comparison of models to predict nonsentinel lymph node status in breast cancer patients with metastatic sentinel lymph nodes：a prospective multicenter study. J Clin Oncol, 27：2800-2808.

de Boer M, van Dijck JA, Bult P, et al. 2010. Breast cancer prognosis and occult lymph node metastases, isolated tumor cells, and micrometastases. J Natl Cancer Inst, 102：410-425.

Fitzgibbons PL, Page DL, Weaver D, et al. 2000. Prognostic factors in breast cancer：College of American Pathologists consensus statement 1999. Arch Pathol Lab Med, 124：966-978.

Galimberti V, Cole BF, Zurrida S, et al. 2013. Axillary dissection versus no axillary dissection in patients with sentinel-node micrometastases（IBCSG 23-01）：a phase 3 randomised controlled trial. Lancet Oncol, 14：297-305.

Giuliano AE, Ballman K, McCall L, et al. 2016. Locoregional recurrence after sentinel lymph node dissection with or without axillary dissection in patients with sentinel lymph node metastases：the American College of Surgeons Oncology Group Z0011 randomized trial. Ann Surg, 252（3）：426-432.

He PS, Li F, Li GH, et al. 2016. The combination of blue dye and radioisotope versus radioisotope alone during sentinel lymph node biopsy for breast cancer：a systematic review. BMC Cancer, 16：107.

Hennessy BT, Hortobagyi GN, Rouzier R, et al. 2005. Outcome after pathologic complete eradication of cytologically proven breast cancer axillary node metastases following primary chemotherapy. J Clin Oncol, 23：9304-9311.

Lyman GH, Temin S, Edge SB, et al. 2014. Sentinel lymph node biopsy for patients with early-stage breast cancer：American Society of Clinical Oncology Clinical Practice guideline update. J Clin Oncol, 32：1365-1383.

Mamounas EP, Brown A, Anderson S, et al. 2005. Sentinel node biopsy after neoadjuvant chemotherapy in breast cancer：results from National Surgical Adjuvant Breast and Bowel Project protocol B-27. J Clin Oncol, 23：2694-2702.

Plecha D, Bai S, Patterson H, et al. 2015. Improving the accuracy of axillary lymph node surgery in breast cancer with ultrasound-guided wire localization of biopsy proven metastatic lymph nodes. Ann Surg Oncol, 22：4241-4246.

Schwartz GF, Meltzer AJ. 2003. Accuracy of axillary sentinel lymph node biopsy following neoadjuvant（induction）chemotherapy for carcinoma of the breast. Breast J, 9：374-379.

Weaver DL, Ashikaga T, Krag DN, et al. 2011. Effect of occult metastases on survival in node-negative breast cancer. N Engl J Med, 364：412-421.

第十章　保留乳头乳晕联合体的乳腺癌改良根治术

随着对乳腺癌认识的深入及治疗技术的进步，乳腺癌的治疗观念发生了巨大的变化，在根治肿瘤的同时保持女性乳房的形态完美已取得广泛的共识。乳头乳晕复合体（nipple-areola complex，NAC）是乳房的重要组成部分，是乳房美学中最显著的标志，因此保留乳头乳晕的乳腺癌手术日渐受到重视，配合即刻乳房再造，成为真正意义上的乳房腺体置换疗法，在根治肿瘤的同时保持了乳房的外形，提高了患者的生活质量。

一、适应证

1. 有保留乳头乳晕及乳房再造要求的患者。
2. 肿瘤直径≤3cm，与胸肌及表面皮肤无粘连。
3. 乳头无内陷，无溢液、溢血。
4. 影像学检查肿瘤与乳头之间无异常阴影连接。
5. 无一般手术禁忌证的早期乳腺癌患者。

二、禁忌证

1. 主观上不接受保留乳头乳晕复合体的患者。
2. 病变侵及胸肌或皮肤。
3. 乳头内陷，或有溢液、溢血。
4. 肿瘤与乳头之间有异常阴影相连。
5. 晚期乳腺癌患者。

三、术前准备

术前一天患者取站立位，双上肢自然下垂，进行术前拍照和手术设计。标记胸骨中线、腋前线和双侧乳房下皱襞，测量双侧锁骨中点至乳头、乳头至中线、乳头至乳房下皱襞距离及乳房基底直径并标记，然后患者取仰卧位，再次测量双侧锁骨中点至乳头及乳头至中线的距离，术中作为参照，以保持手术前后NAC位置及初步判断选择假体的规格。

保留乳头乳晕复合体的乳腺癌手术的其他术前准备同常规乳腺癌手术的术前准备。

四、手术要点、难点及对策

1. 确定是否能保留乳头乳晕　符合上述适应证，可考虑保留乳头乳晕，但术中仍需多点取其下方组织送术中快速病理检查，进一步明确是否侵及 NAC，若为阳性则不予保留 NAC。

2. 体位及切口的选择　患者仰卧位，患侧肩部垫高，患侧上肢外展，消毒并用无菌巾包裹，术中根据需要随时调整患肢位置。乳腺切除手术的切口应根据肿瘤的位置、术后美容效果、瘢痕隐蔽、尽可能多地保留皮肤、方便改良根治术进行的原则综合决定。腋窝淋巴结清扫或前哨淋巴结活检术如能在同一切口进行，则不必另外取腋窝切口；如乳房上切口不能行腋窝淋巴结清扫或前哨淋巴结活检手术，则另外取腋窝处的沿皮纹切口行腋窝淋巴结手术。

3. 切除腺体及腋窝淋巴结手术　游离皮瓣，皮瓣厚 0.4 ~ 0.6cm。锐性分离，皮下完整切除乳腺组织，乳头底部需要保留一定厚度的组织，以防止乳头坏死，同时需标记乳头乳晕后的乳腺组织，术中快速冰冻切片病理检查，如无癌组织残留和浸润，则可保留 NAC。行常规清扫腋窝或前哨淋巴结活检手术。

4. 一期乳房再造　再造的方法根据具体情况可选用假体一期置入、扩张器联合假体置入、背阔肌皮瓣联合或不联合假体或扩张器置入、横行腹直肌肌皮瓣（transverse rectus abdominis myocutaneous flap，TRAM）移植等。下面以假体置入为例来说明。根治完成后，冲洗创面，更换手术器械及手术衣。找到胸大肌外缘，将其与胸壁及胸小肌分离，进入胸大肌后间隙，然后在胸大肌、前锯肌肌膜下游离形成腔隙，内侧至胸大肌位于胸骨及肋软骨的起点，外侧游离前锯肌肌膜至腋前线，下方胸大肌连同腹直肌鞘一起掀起至乳房下皱襞下（术前用记号笔标记好）1.5 ~ 2cm，一定要注意游离胸大肌和胸小肌间隙要充分，特别是下缘，内侧及外侧前锯肌肌膜游离要适当，保证假体腔隙足够宽松，表面有肌肉组织完全覆盖。取选好的乳房假体，取假体时手套用无菌水冲洗或换用无粉手套，检查假体无破损及渗漏，用抗生素溶液浸泡假体，S 形拉钩提起胸大肌外缘，将假体放入胸大肌后间隙，并推至腔隙最底部，然后检查双侧是否对称，给予调整，必要时可调整手术床，改变患者体位，对照健侧乳房情况，最大限度地保证对称。丝线间断缝合胸大肌外缘和前锯肌肌膜，关闭假体所在腔隙。放置负压引流管，缝合皮肤。

5. 伤口包扎　包扎时，在纱布上剪一小孔，露出乳头乳晕，术后胸部以棉垫均匀加压、绷带进行塑形包扎。

五、术后监测与处理

1. 监测生命体征及血氧饱和度。

2. 观察乳头乳晕及皮瓣的颜色和血液循环，防止乳头乳晕及皮瓣坏死。

3. 监测引流管情况，观察引流液的量、颜色、性质，有无出血情况发生，引流液小于 10ml 可予拔管。

4. 术后适当使用止血药和抗生素。

5. 术后注意观察乳房外形，适当调整绷带的位置及松紧以调整乳房外形。

六、术后常见并发症的预防与处理

1. 乳头乳晕坏死　保留乳头乳晕的乳腺癌手术后即刻乳房再造常见的并发症是乳头乳晕部分或全部坏死，主要是由于剥离时过薄，或电刀引起的皮肤组织损伤所致。乳头乳晕区皮肤的血供来自皮肤、皮下真皮血管网，保持游离皮瓣厚度为 0.4 ~ 0.6cm，可防止乳头乳晕坏死。

2. 皮瓣缺血及坏死　术中游离皮瓣时，注意保持游离皮瓣一定的厚度；术后预防皮瓣坏死的主要措施是加压包扎不宜过紧，及时处理皮下积液，对于坏死范围大者，及时清除坏死皮瓣，植皮或换药待坏死区瘢痕愈合，防止感染。

3. 双侧乳房不对称　假体置入行一期乳房再造引起双侧乳房不对称的原因主要是对侧乳房的下垂或假体规格的选择不合适。如由于对侧下垂造成双侧乳房明显不对称，可进行健侧乳房形态的调整手术，以使两侧对称。

4. 假体包膜挛缩　是假体置入后最常见的并发症，在假体周围的瘢痕或包膜开始变紧，使乳房变硬、疼痛。对于包膜挛缩的治疗方法，即手术切除假体周围的瘢痕组织，取出或置换乳房假体。

5. 假体破裂、渗漏　主要有两方面的原因：①对于假体再造术后皮下积液，处理积液可能损坏假体；②在患者以后的生活中接触锐器伤及假体。

6. 皮下及腋窝积液　常由于术中止血不彻底、未结扎大的淋巴管或引流不通畅所致。发生腋窝积液时应调整或更换负压引流管，确保引流通畅，防止漏气，局部加压包扎。

7. 感染的发生　主要是由于术中无菌操作不严格，或手术时间过长，或皮下积液引起，患者合并糖尿病、营养不良或肥胖等其他合并症，也容易出现术后感染。术后如出现感染，通过积极引流积液及抗感染治疗无效时应及时取出假体，冲洗引流创面。因此保留乳头乳晕的乳腺癌术后一期假体置入应注意术中严格的无菌操作原则，术后适当预防性应用抗生素，预防感染的发生非常重要。

8. 肿瘤局部复发　不论何种乳房切除术，都存在局部和区域复发的风险，有证据表明保留乳头乳晕的乳腺癌手术，只要严格把握指征，其与标准乳房切除术的局部复发风险相当。

七、临床效果评价

保留乳头乳晕复合体的乳腺癌手术后即刻假体置入术具有操作简便、疗效可靠、并发症少、术后恢复快、美容效果良好等优点，术后不影响乳腺癌的辅助治疗和远期疗效，能同时满足肿瘤治疗和形体美容两个方面的要求，避免了二次手术的痛苦，节约了医疗资源，改善了乳房外观形态，减轻了患者因乳房缺失造成的躯体缺陷及心理障碍，增强了患者的自信心，提高了患者的生活质量，但保留乳头乳晕的乳腺癌手术有其严格的适应证，在掌握适应证的前提下值得推广应用。

（刘春萍）

参 考 文 献

范志民，宋东，王蕾，等 . 2007. 保留乳头乳晕的乳腺癌改良根治术和即时乳房假体重建 . 中华医学杂志，87（2）：93-95.

高德宗，孙靖中，尹群生 . 2005. 女性乳房手术预防乳头乳晕坏死的血供研究 . 中国普通外科杂志，（4）：269-272.

高德宗，张强，李亮，等 . 2010. 一期假体植入乳房再造在保留乳头乳晕乳腺癌改良根治术中的临床应用 . 山东大学学报（医学版），55（4）：106-108，112.

张斌明，杨碎胜，杜延泽，等 . 2009. 保留乳头乳晕改良根治术同期 TRAM 瓣乳房重建治疗早期乳腺癌的临床研究 . 中华肿瘤防治杂志，16（21）：1676-1679.

Al-Ghazal SK，Sully L，Fallowfield L，et al. 2000. The psychological impact of immediate rather than delayed breast reconstruction. Eur J Surg Oncol，26（1）：17-19.

Elkowitz A，Colen S，Slavin S，et al. 1993. Various methods of breast reconstruction after mastectomy：an economic comparison. Plast Reconstr Surg，92（1）：77-83.

Garwood ER，Moore D，Ewing C，et al. 2009. Total skin-sparing mastectomy：complications and local recurrence rates in 2 cohorts of patients. Ann Surg，249（1）：26-32.

Gerber B，Krause A，Dieterich M. 2009. The oncological safety of skin sparing mastectomy with conservation of the nipple-areola complex and autologous reconstruction：an extended follow-up study. Ann Surg，249（3）：461-468.

Gerber B，Krause A，Reimer T. 2003. Skin-sparing mastectomy with conservation of the nipple-areola complex and autologous reconstruction is an oncologically safe procedure. Ann Surg，238（1）：120-127.

Komorowski AL，Zanini V，Regolo L，et al. 2006. Necrotic complications after nipple and areola-sparing mastectomy. World J Surg，30（8）：1410-1413.

Laronga C，Smith P. 2014. Nipple-sparing mastectomy：an oncologic and cosmetic perspective. Surg Oncol Clin N Am，23（3）：549-566.

Munhoz AM，Montag E，Filassi JR，et al. 2014. Immediate nipple-areola-sparing mastectomy reconstruction：an update on oncological and reconstruction techniques. World J Clin Oncol，5（3）：478-494.

Petit JY，Veronesi U，Rey P，et al. 2009. Nipple-sparing mastectomy：risk of nipple-areolar recurrences in a series of 579 cases. Breast Cancer Res Treat，114（1）：97-101.

Poruk KE，Ying J，Chidester JR，et al. 2015. Breast cancer recurrence after nipple-sparing mastectomy：one institution's experience. Am J Surg，209（1）：212-217.

Rosenqvist S，Sandelin K，Wickman M. 1996. Patients' psychological and cosmetic experience after immediate breast reconstruction. Eur J Surg Oncol，22（3）：262-266.

Stanec Z，Žic R，Budi S，et al. 2014. Skin and nipple-areola complex sparing mastectomy in breast cancer patients：15-year experience. Ann Plast Surg，73（5）：485-491.

第十一章　乳房再造术

第一节　乳房再造术的历史和进展

与乳房美容手术相比，乳房再造手术的历史较为短暂。1907 年，霍普金斯（Johns Hopkins）大学的 Willian Halsted 最早开始行乳癌根治术，该术式在长达半个多世纪的时间里成为乳腺癌治疗的标准术式。由于缺乏有效的辅助检查及治疗手段，局部复发率较高，Halsted 坚决反对任何方式的乳房再造手术，当时也缺乏有效的再造方法。后期陆续有用健侧乳房劈裂瓣再造患侧乳房、皮管转移再造乳房等报道。

随着乳腺癌"三早"（早期发现、早期诊断、早期治疗）的普及和术后放化疗的进展，其逐渐成为一种可以治愈的疾病，乳房再造的需求日益增多。进入 20 世纪 50 年代，随着诊疗手段的进一步提高，乳癌切除范围开始缩小，肿瘤外科医生对再造后肿瘤学方面的担忧有所缓解。同时，整形修复重建外科技术的发展，特别是 20 世纪 60 年代乳房假体的诞生，极大地提高了乳房整形的手术效果，并极大地推进了乳房再造的进程。

将乳房假体应用于乳房再造始于 20 世纪 70 年代初期，最早的手术方式是将假体直接置入胸部皮下进行乳房再造。该方法操作简单，但乳癌根治术后皮瓣较薄，覆盖假体的皮肤质量较差，存在假体外露、包膜挛缩、再造乳房形态不良等问题。20 世纪 70 年代后期，人们开始将局部皮瓣和乳房假体联合进行再造，并逐步认识到将假体置于胸大肌下可以降低包膜挛缩的发生率。另一方面，乳房假体的制作工艺与质量也在不断改进。1982 年，Radovan 率先报道了应用扩张器先行扩张胸部皮肤后，再置入永久乳房假体，主张尽量避免健侧乳房手术，调整再造乳房以达到与健侧乳房形态对称，这一原则至今仍被遵守。应用乳房假体的乳房再造技术是目前常用的乳房再造方法之一。

由于对再造乳房效果不满意、早期应用扩张器遇到的困难及对乳房假体使用的担心和限制，很多学者开始应用自体组织移植进行乳房再造，如用背阔肌肌皮瓣、腹部皮管、垂直腹直肌肌皮瓣进行乳房再造。1982 年，Hartrampf 率先报道了下腹部横行腹直肌肌皮瓣（transverse rectus abdominis myocutaneous flap，TRAM），创造性地将超出腹直肌表面以外的脂肪组织通过腹直肌蒂移植到胸部乳房缺损处，其携带的组织量大大超出了垂直腹直肌肌皮瓣，为再造较大体积的乳房提供了可能。同时，由于 TRAM 腹部瘢痕位于阴阜上，从美容角度考虑更胜一筹，很快 TRAM 成为乳房再造的标准方法，并在后期不断完善。另外还有用臀大肌肌皮瓣、股薄肌肌皮瓣等进行乳房再造。

随着乳腺癌诊疗技术的不断进展，保留皮肤的乳腺癌改良根治术于 20 世纪 90 年代中期首先在美国开始推广应用，极大地改进了即时乳房再造的形态效果和感觉恢复，成为乳房再造历史上重要的进展之一。随着对乳腺癌生物特性认识的不断提高，以象限切除和乳腺部分切除后放疗为代表的保乳手术得以推广应用，对部分乳房体积较小或切除范围相对较大的保乳患者，为满足她们的修复要求，部分乳房再造应运而生。再造的方法有局部皮下组织瓣、局部肌瓣和背阔肌肌皮瓣等。

另外，随着组织工程技术的进展，伦敦有学者尝试在体外培养组织工程乳房，在裸鼠身上培育出人乳房的形状。

国内的乳房再造起步略晚，宋儒耀（1982）首先应用背阔肌肌皮瓣进行后期乳房再造，之后陆续报道应用硅凝胶乳房假体进行乳房再造。1984 年黄建梅尝试应用背阔肌肌皮瓣即时乳房再造手术。1999 年亓发芝等在国内进行了大宗病例报道，取得良好的再造效果，并于 2000 年出版了《乳房再造整形外科》。2002 年亓发芝等在国内报道了保留皮肤的改良根治手术后扩大背阔肌肌皮瓣乳房再造，之后乳房再造手术迅速得以推广应用，并得到肿瘤外科医生的认同。目前我国乳房再造手术在乳腺外科和整形外科领域已得到广泛开展。

第二节　乳房再造术概论

乳房是女性身体的重要部分，是女性第二性征的标志性器官。它不仅有泌乳哺育功能，还是体现女性体态完美、曲线魅力所必不可少的，也是绘画、诗歌等多种艺术形式表现和赞美的对象，是女性的象征，具有泌乳、美容、艺术、心理等多方面的特性。乳房缺失影响女性的体态完美（图 11-1），对患者的身心造成严重的影响，甚至影响周围的人际关系和家庭稳定，给社交、工作和生活带来诸多不便。随着乳腺癌治疗的进展，对乳房及胸部组织的手术切除呈缩小趋势，对于早期的乳腺癌患者保乳治疗已得到普遍接受，但对部分多发性或中晚期的患者仍然施行乳房改良根治手术或根治手术。对于肿瘤切除后的乳房缺损或变形、放射线照射后的萎缩及先天性畸形等，从解除患者的精神痛苦、提高生存质量出发，以整容为目的，需要进行乳房再造手术。

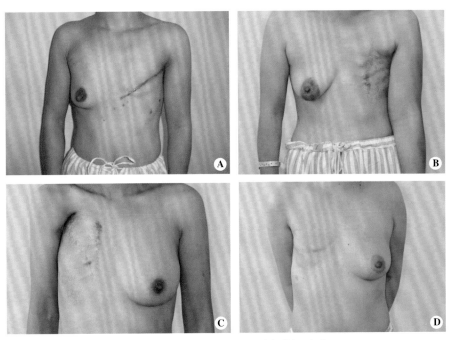

图 11-1　乳房切除带来的乳房缺损畸形

乳房再造术（breast reconstruction）是指利用自体组织移植或乳房假体重建因患乳房疾病或乳房切除术后引起的胸壁畸形和乳房缺损。最常见的乳房缺损见于乳腺癌切除术后。目前，乳房再造的手术方法有乳房假体置入和自体组织移植两大类。在乳房再造史上有几个具有广泛影响的事件：①保留皮肤的改良根治手术的开展；② 1992 年美国 FDA 限制临床使用硅凝胶乳房假体进行隆乳手术；③保乳治疗的推广应用。保留皮肤的改良根治手术保留了乳房的大部分皮肤，由于保留的是胸部原有的皮肤，皮肤的质地、颜色、感觉等得到极大的提高，改善了乳房再造的效果，促进了即时乳房再造的开展。1992 年美国 FDA 限制使用硅凝胶乳房假体进行隆乳手术，虽然可以用于乳房再造，但已引起人们对硅凝胶乳房假体的普遍担忧，后来美国已经部分解除了硅凝胶乳房假体进行隆乳手术的限制，欧盟、中国等则没有对硅凝胶乳房假体进行限制，这一事件促进了应用自体组织移植再造乳房成为主流。保乳治疗的开展并不意味着乳房再造术的消失。保乳治疗是指肿块切除或乳房象限切除辅助以放疗或化疗，治疗的前提是定期随访，保乳失败时能够及时手术根治，适用于及时发现的早期乳腺癌患者，在欧美等国家保乳治疗占乳腺癌治疗的 40% ~ 50%。对于肿瘤多发、中晚期患者及由于路途等原因不能定期随访、对肿瘤不能完全切除严重恐惧的患者，改良根治手术仍是主要的治疗手段。针对象限切除后导致两侧乳房不对称、部分患者放疗后乳腺组织萎缩及肿瘤切除后的乳房局部变形，部分乳房再造手术应运而生。

一、乳房再造时机

乳房再造时机分为即时乳房再造和后期乳房再造。传统上认为应在乳腺癌手术切除 2 年后，对无复发迹象者进行乳房再造。随着研究的深入，证明在乳腺癌根治手术的同时进行乳房再造，手术安全可行，在并发症、癌复发率及死亡率等方面与单纯乳腺癌根治术相比并无差异，Ⅰ、Ⅱ期乳腺癌乳房再造后的局部复发率低于 5%。目前在欧美等国家，约 60% 的患者在切除乳腺癌的同时进行乳房再造。因此，乳房再造的时机已不是影响乳房再造的主要因素，近年来即时乳房再造呈现增加的趋势。另一方面，任何手术后都有一个恢复过程，临床实践中很少在乳腺癌根治术后 3 个月内要求再造者。一般认为Ⅰ、Ⅱ期乳腺癌患者在切除乳腺癌的同时可以进行乳房再造，或根治术后半年、化疗结束后 3 个月进行后期再造。即时乳房再造的优点是患者只需一次手术，而且术后没有乳房变形的体验，精神上遭受的痛苦少。后期再造的优点是患者对乳房缺损有着切身的体验，对是否要求乳房再造能够做出理性的判断，术后满意度较高。缺点是需要两次手术，所需费用也较即时再造高。

另外，年龄不是影响乳房再造的主要因素。由于宗教因素，去世时要求身体完整，有报道为 96 岁高龄的女性施行乳房再造手术，相反也有 50 余岁不愿接受手术的患者。

二、适应证

1. 因感染、烧伤、X 线照射、异物、肿瘤切除造成的一侧或两侧乳房缺失。
2. 患者有乳房再造要求，身体主要器官无器质性病变（如糖尿病、严重心肺功能不全、高血压及凝血功能不全等），可以耐受手术创伤。
3. Ⅰ、Ⅱ期乳腺癌，要求即时再造乳房者。
4. 乳腺癌切除术后半年以上，化疗结束 3 个月以上，要求乳房再造者。
5. 先天性乳房发育不良者。

和所有的手术一样，应尽量避开月经期，对于长期服用血管扩张药物或避孕药物者，术前应停药 2 ~ 3 天。

三、乳房再造方法的选择

目前，乳房再造的手术方法有假体置入和自体组织移植两大类。自 1992 年美国 FDA 限制使用硅凝胶乳房假体隆乳以来，应用自体组织移植再造乳房成为主流，有下腹直肌肌皮瓣（TRAM）、背阔肌肌皮瓣、臀大肌肌皮瓣和局部胸腹部皮瓣等方法。

乳房再造方法的选择应根据患侧和健侧乳房的情况决定。首先应检查患侧乳房切除后瘢痕的形态、方向与增生程度，皮肤的松紧度和质地，胸大肌是否保留，其质量如何，锁骨下区及腋窝部组织缺损情况，腋前襞形态是否保留等。同时应检查健侧乳房丰满和下垂程度、乳房的形态，以及患者的年龄、一般身体状况、腹部和背部以前的手术瘢痕。考虑患者对健侧乳房是否有增大、缩小、下垂矫正等要求。一般情况下大部分患者拒绝对健侧乳房进行任何的手术操作。

TRAM 乳房再造手术可以满足几乎所有类型的乳房再造要求，其组织量大，再造乳房的形态自然，有一定的丰满和下垂程度，可以达到和健侧完全对称，特别是对乳腺癌根治术后或扩大根治术后，组织缺损量大，胸部仅留一层皮肤，不能应用假体等其他再造方法者 TRAM 尤为适用。缺点是手术创伤较大，有时会造成严重的手术并发症。

对健侧乳房体积中等或较小，无明显下垂，患侧胸大肌保留，皮肤覆盖条件良好者，特别是不愿接受较大手术创伤，寻求简便的手术操作时，可以应用乳房假体或先行皮肤扩张后再置入乳房假体进行再造。

背阔肌肌皮瓣或扩大背阔肌肌皮瓣适合于乳房良性肿瘤、保乳治疗手术后乳房部分缺损、保留胸大肌的改良根治术后及健侧乳房中等大小的患者。只有当以上方法不能使用时，才采用背阔肌肌皮瓣和人工乳房假体联合应用进行乳房再造。

Bostwick（1990）采用一种简单的方法来判断胸部组织缺损程度，以判定是否需要先进行皮肤扩张治疗。其方法是测量健侧和患侧乳房垂直方向和水平方向的长度，如果两者相差 5cm 以上，则缺损组织较大，不宜单纯置入乳房假体，应先行皮肤扩张或采用自体组织移植进行再造手术。

乳房再造前应进行一次全面的肿瘤学方面的检查。乳房再造手术不应妨碍肿瘤学治疗原则。如发现有全身转移或局部复发，则不宜进行乳房再造手术。

第三节　乳腺癌术后即时乳房再造

乳腺癌治疗术后即时乳房再造由乳腺癌切除和乳房再造两部分组成，需要乳腺外科医生和整形外科医生的合作。手术可以分为切除组和再造组两组同时进行，也可以两组先后进行。关于即时乳房再造手术，要重视肿瘤学上的安全和美容形态的满意两方面的因素。肿瘤外科在行乳癌根治时，重点考虑肿瘤切除的彻底性、手术后的综合治疗和定期随访、及时发现肿瘤复发等，防止因顾虑美容整形效果，造成手术不彻底，手术过程中要重视无瘤原则，防止因手术操作不当导致肿瘤种植播散。整形外科重点考虑再造乳房的形态美容效果，增强皮瓣的血液供应，减少供区并发症。

另一方面，随着对乳腺癌高危因素的认识和基因检测技术的进步，双侧或单侧预防性乳房切除的病例开始增加，对有家族乳腺癌史或一侧乳腺癌，同时有 *BRCA1* 或 *BRCA2* 基因变异者目前临床上推荐进行预防性皮下乳房切除手术。这类患者需要在预防性切除的同时进行乳房再造手术。

一、乳腺癌改良根治术与即时乳房再造

1882 年，Halsted 用乳腺癌根治手术（radical mastectomy）切除整个乳腺组织，包括大部分乳房皮肤，分离薄的胸部皮瓣，切除胸部肌肉，彻底清除腋窝淋巴结，很长时间内成为标准的手术方式。20 世纪 60 年代，开始缩小局部手术切除范围，保留胸大肌。随后的研究资料表明，两组治疗方法的生存率没有显著差异。因此，改良根治术逐步取代了乳腺癌根治术，成为世界范围内最常用的乳腺癌的治疗方法之一。

改良根治术的手术方法虽然大同小异，却因人而异，包括切口的位置、方向、大小、切除的顺序、腋窝淋巴结清扫的范围、引流管的放置、术后包扎等各个环节。正如 Silen 所说"之所以称为改良根治术，是因为每个人在 Halsted 的基础上都有自己的改良之处。"国内比较一致的意见是将改良根治手术分为保留胸大肌和胸小肌的乳腺癌Ⅰ式改良根治术和保留胸大肌切除胸小肌的乳腺癌Ⅱ式改良根治术。目前最常用的是Ⅰ式改良根治术，一般情况下改良根治术是指保留胸大肌和胸小肌的Ⅰ式改良根治术。

（一）改良根治术适应证

改良根治术适用于不能进行保乳治疗，无远处转移的所有乳腺癌。

（二）乳腺癌切除

诊断尚不明确者，先在局部浸润麻醉下完整切除肿块，送冰冻病理切片检查，待明确诊断后，再重新麻醉消毒手术。

1. 切口设计　乳房皮肤切除的目的是在切除乳腺组织的同时，切除可能有肿瘤细胞浸润的皮肤，同时防止保留的皮肤过多，形成"猫耳朵"。常用的方法是切除纺锤形（梭形）的部分皮肤。

梭形切口可以是横行也可以是纵行，以横行切除后的形态较佳。切除范围应包括活检切口，至少远离乳晕边缘和活检切口 1 ~ 2cm 以上。术前用亚甲蓝标记手术切口。

2. 乳腺切除　沿标志线切开皮肤后，助手用皮肤拉钩牵拉皮瓣，术者用左手压迫牵拉乳腺组织，右手持电刀分离。对较大的血管随时结扎或电凝止血。皮瓣剥离范围上至锁骨，下至乳房下皱襞下 2 ~ 3cm 近肋弓缘，内侧为胸骨正中线，外侧近背阔肌前缘。皮瓣应包括皮下 0.5cm 厚的皮下脂肪组织，维持血液供应，防止皮瓣坏死。自内侧切开胸大肌筋膜，将乳腺组织连同胸大肌筋膜一起向外分离，仔细结扎胸廓内血管的肋间穿支，注意防止血管断端回缩到胸腔内，在肋间盲目钳夹寻找回缩的血管断端，有报道损伤胸膜造成气胸者。自内向外剥离至胸大肌外侧，随着 Cooper 韧带逐渐消失，分离层次越发明显，操作相对较易进行。肿瘤位置较深，与胸大肌筋膜粘连者，在肿瘤部位需要切除部分胸大肌肌肉组织。游离胸大肌外缘显露胸小肌，自内向外切除胸小肌筋膜及两肌间的淋巴组织。此时应注意绕过胸小肌进入胸大肌底部的胸前内侧神经，损伤该神经会导致胸大肌下 1/3 肌肉萎缩。将胸大肌和胸小肌一并向内向上牵开，显露腋静脉和腋脂肪垫。

3. 腋窝淋巴结清扫　随着前哨淋巴结概念的提出，腋窝淋巴结的清扫范围也是目前乳腺外科领域争论的焦点之一。临床资料表明，腋窝淋巴结前群、中央群及肩胛下淋巴结清扫（第Ⅰ、Ⅱ级淋巴结清扫）已能够起到防止腋窝肿瘤复发、提示预后的作用，没有必要常规清扫尖群淋巴结（Ⅲ级淋巴结清扫）。无远处转移的乳腺癌患者，尖群淋巴结受累者不到 4%，而且Ⅲ级淋巴结清扫会大大增加手术后上肢慢性淋巴水肿的概率。目前临床上应用最广的是Ⅰ、Ⅱ级淋巴结清扫手术。

方法：打开腋筋膜，显露腋静脉，结扎血管分支，清除其周围淋巴结，注意不要剥除腋静脉外膜。沿腋静脉和胸外侧壁向下向外清扫，分离前锯肌筋膜和肩胛下肌、背阔肌在腋窝处的筋膜，注意保护胸长神经、胸背神经及肋间臂神经，保护肩胛下血管，最后将乳房连同胸大肌筋膜、胸小肌筋膜、胸肌间淋巴组织、腋静脉周围淋巴组织和其他肌群的筋膜一并切除。清扫过程中在使用电刀的同时，注意多用缝线结扎，可以减少术后的淋巴液渗出。

4. Ⅲ级淋巴结清扫 如上所述，显露胸大肌，切除胸大肌筋膜后，牵开胸大肌，分离胸小肌在喙突的附着点，于喙突处切断其肌腱，并翻向下方，显露并打开喙锁胸筋膜，仔细解剖腋窝，保护胸长神经和肩胛下血管、神经，清除血管和神经以外的淋巴脂肪组织。肋间臂神经和胸小肌可以保留或一并切除。其他操作同Ⅰ、Ⅱ级淋巴结清扫术。

腋窝淋巴结清扫完成后，伤口仔细止血，用生理盐水或蒸馏水冲洗伤口，于腋窝皮瓣最低点作一戳口，放置多孔乳胶管，术后负压吸引，敷料填塞，加压包扎，促进腋窝皮瓣贴附和防止血肿形成。

（三）即时乳房再造

1. 适应证 适用于有再造要求，原位癌或Ⅰ、Ⅱ期的早期乳腺癌，无严重心肺疾病、糖尿病等一般手术禁忌证的患者。

2. 再造方法 即时乳房再造的方法和Ⅱ期乳房再造相同。每种再造方法各有优缺点，依据患者的情况和手术者的经验加以选择。再造的方法有扩张器假体置入、扩大背阔肌肌皮瓣、TRAM等，对于乳房中等大小的东方女性来说，扩大背阔肌肌皮瓣是良好的方法之一。应用自体组织移植进行乳房再造时，常用下腹直肌肌皮瓣或扩大背阔肌肌皮瓣。

由于改良根治手术保留完整的胸大肌，不破坏腋前襞形态，锁骨下区不需要充填，因此组织需要量相对不大，切除皮瓣血供欠佳的Ⅳ区和部分Ⅲ区的单蒂TRAM可以满足再造要求。术中发现静脉回流障碍，皮瓣淤血，有紫斑，单纯附加吻合一条静脉即可。扩大背阔肌肌皮瓣供区严重并发症较TRAM轻而少，组织量充分，尤其适合于中、小乳房的再造，对于东方女性是良好的手术方法。

乳房塑形时，患者取半卧位，将皮瓣上端固定于锁骨下。由于腋前襞的形态得以保留，皮瓣不需要固定于上臂内侧。皮瓣量较少时，可以不塑造尾叶。乳房下皱襞剥离时，应与健侧对称，缝合固定形成新的乳房下皱襞。

（四）术后处理

1. 术后患者取折刀位，减小腹壁张力。

2. 腹部用腹带加压包扎，胸部上端近腋窝处用棉垫衬垫，用胸带适当加压包扎，使腋窝皮瓣与基底贴附。

3. TRAM带蒂转移时，剑突部位防止压迫蒂部，造成皮瓣血运障碍。采用雾化吸入和祛痰药，通便措施防止便秘，避免腹压过度增高。

4. 全身应用抗生素。开始时进流质饮食，以后根据食欲逐渐增加进食量。

5. 术后上肢短时间内制动，可以减少血肿或血清肿的形成。待渗出停止，伤口基本愈合后，加强上肢的功能锻炼。也有人主张上肢不应制动，鼓励早期活动。另外防止血清肿形成的重要措施是术后缝合腋窝浅筋膜，然后缝合真皮皮肤。发现局部皮下积液，应穿刺抽吸后重新加压包扎。

6. 负压吸引要确实。引流量少于 15ml/24h 后，拔除负压引流管 。术后引流量较多时，引流管应放置较长时间，有报道术后放置 30 天者。

7. 若切口皮肤坏死，一般不应过早剪除坏死组织，防止伤口裂开，减少感染机会。切口边缘小部分皮肤坏死，可于伤口愈合后自行脱落。

（五）并发症

1. 血肿和皮下积液　是乳腺癌术后最常见的并发症。切口内血肿形成多因术中止血不彻底所致。术中彻底止血是预防血肿的关键。切口内留置负压引流管和局部可靠的加压包扎，有利于防止术后切口内血肿形成。血肿较大时，应及时开放伤口，清除淤血，重新止血，防止造成感染。

皮下积液呈淡黄色，是血清渗出和淋巴渗出的混合成分。多因皮瓣固定不佳或引流不畅所致。术中缝合腋窝浅筋膜，腋窝加压包扎，术后保持通畅的持续负压引流是预防皮下积液的关键。皮下积液常见于腋窝部和切口的下端。放置负压引流管时，应防止漏气，于皮瓣的最低点引出。发现皮下积液时，量少者可穿刺加压包扎，量多者应戳孔重新放置负压引流管，或拆除数针缝线扩开切口引流，局部加压包扎。

2. 腋静脉损伤和静脉炎　静脉损伤发生在解剖腋静脉周围脂肪组织时，多因解剖不清或切断腋静脉分支时过于靠近腋静脉而致。腋静脉损伤后，先用纱布压迫，切忌慌忙用血管钳钳夹，加重损伤。腋静脉轻微裂伤时，压迫一定时间后出血即止，裂伤较大时应缝合修补。

腋静脉炎多发生于静脉外膜剥脱后，术中避免静脉外膜剥脱过度是预防的关键。

3. 皮瓣边缘坏死　是术后的常见并发症。多因皮瓣分离过薄和皮肤缝合张力过大所致。提高皮瓣分离技术、保留皮下约 5mm 厚的脂肪层，以及皮肤缺损过多时植皮是预防的关键。

4. 肋间臂神经和胸长神经损伤　肋间臂神经损伤后引起腋窝后外侧及上臂内侧麻木，感觉减退，重点在于预防。损伤后周围皮神经可部分代偿，但需要较长一段时间。

胸长神经损伤后导致前锯肌瘫痪，形成"翼状肩"畸形。"翼状肩"畸形多为暂时性，一般在 1 个月至半年内消失。

5. 患肢上举受限　是手术后的常见并发症。多因手术后皮下瘢痕挛缩或上肢制动时间过长所致。预防和治疗的关键是术后早期进行功能锻炼。常用的锻炼方法如下。

（1）患手爬墙锻炼：患者面向墙壁站立，患手沿墙壁向上爬行摸高，记录每天所达到的高度。

（2）患肢外展锻炼：手指并拢，用力外展抬高患肢，用手绕过枕后部做触摸对侧耳郭的动作，反复锻炼到能够触摸到对侧的耳郭为止。

6. 放射性溃疡　随着放射治疗方法的进展，放射性溃疡的发生率已显著降低，放射性溃疡可累及皮肤、皮下组织。治疗应切除病变组织，用带蒂皮瓣覆盖胸壁缺损。常用的皮瓣有下腹直肌肌皮瓣、背阔肌肌皮瓣和对侧乳房瓣。

7. 患肢慢性淋巴水肿　是乳腺癌手术后最难以治疗的并发症。一般认为淋巴水肿的发生与腋窝淋巴清扫的范围和放射治疗有关。淋巴清扫得越彻底越容易发生，放射治疗会增加淋巴水肿的发生率，但即便是同一手术者，采用同样的手术方式，少数患肢仍有可能发生淋巴水肿。现在认为上肢淋巴水肿患者，其患肢淋巴系统本身原有发育不良，或存在某种缺陷。

（六）即时乳房再造术后的有关肿瘤学因素

1. 即时乳房再造的肿瘤安全性　传统上选择在乳腺癌根治术后 2～3 年，局部无复发和远处转移的情况下进行乳房再造。随着乳腺癌治疗的进步，早期乳腺癌的 5 年生存率已达到 80% 以上，另外，由于科普知识的推广，以及群体防癌意识的普及和定位穿刺技术的提高，乳腺癌的早期发现成为可能。20 世纪 80 年代后期和 90 年代初期，欧洲、日本、美国等相继开展即时乳房再造。Webster 报道了 85 例在乳腺癌切除的同时再造乳房病例，并且与单纯乳腺癌根治性切除做了比较，表明即时乳房再造安全有效，不但没有增加并发症和死亡率，而且还保持了乳房的形态，有利于上肢的淋巴回流和伤口愈合，实践表明在乳腺癌切除的同时可以进行再造。

2. 肿瘤复发的监测　乳房再造术后是否影响肿瘤复发的检测和早期发现成为议论的焦点之一。实践证明应用乳腺钼靶和超声检查可以早期发现再造乳房内的肿块，选择有经验的乳腺外科医生和定期随访是早期发现肿瘤复发的关键。单蒂 TRAM 再造乳房后有 25%～50% 的患者因血供不稳定而发生脂肪变性，形成局部硬块或结节，一般随着时间逐渐吸收，个别的结节可以在乳头再造时一并切除。肿块穿刺有助于鉴别变性脂肪结节或肿瘤复发。

3. 乳房再造术后的化疗与放疗　即时乳房再造术后不影响术后化疗的进行。Hidalgo 应用 TRAM 即时乳房再造 28 例患者，有 8 例术后病理检查显示腋窝淋巴结阳性，其中 4 例有 3 枚以上淋巴结阳性，术后 11 例接受化疗，1 例接受放疗，5 例同时接受化疗和放疗。笔者的 24 例 TRAM 即时乳房再造患者中，有 6 例术后病理检查显示腋窝淋巴结阳性，其中 1 例有 3 枚淋巴结阳性；术后常规接受化疗，1 例同时接受化疗和放疗，有 1 例患者由于伤口延迟愈合，化疗推迟到术后 1.5 个月开始进行。

即时乳房再造在乳房切除的同时塑造新的乳房外形，恢复女性的形体美，改善患者的生存质量，患者只需要接受一次手术治疗，减少了患者的痛苦和经济负担。即时乳房再造与患者的预后无明显关系，很少有局部复发，远处转移一般和肿瘤的生物学特性有关。即使局部复发和远处转移，也和一般的乳腺癌根治术后一样，进行化疗、放疗和激素治疗。即时乳房再造安全可行，能够满足肿瘤治疗和形体美容两方面的要求，提高了患者的生存质量，是一种良好的治疗方法。

二、保留皮肤乳腺癌改良根治术后即时乳房再造

乳腺癌的手术治疗历经 Halsted 乳腺癌根治手术、扩大根治术、改良根治术的变迁，向肿块切除或象限切除辅以放射治疗的保乳手术方向发展，局部切除范围日趋缩小。在我国由于东方民族特有的谨慎和对肿瘤不能完全切除的恐惧，保乳治疗未被普遍接受，大部分患者仍然接受乳房改良根治手术。传统的乳腺癌改良根治手术切除乳腺组织的同时，切除包括乳头乳晕在内的大块椭圆形乳房皮肤。随着乳腺癌的治疗进展，对乳房皮肤的认识有

了质的变化，乳腺癌是发生于乳房腺体内的恶性肿瘤，早期归属于全身系统性疾病，很少累及乳房皮肤。对局部早、中期肿瘤，未累及局部皮肤者，切除乳房皮肤对患者的生存率没有影响。因而，自20世纪90年代初开始逐步开展保留皮肤的乳腺癌根治手术（skin-sparing mastectomy），目前保留皮肤的乳腺癌根治手术在欧美国家已广泛开展。

乳腺癌术后局部肿瘤复发主要来自遗留的乳腺导管上皮，而不是乳房皮肤组织。保留皮肤的乳腺癌根治手术定义为切除乳房腺体和乳晕导管上皮、局部可能受累的皮肤及清扫腋窝淋巴结。保留皮肤的乳腺癌根治手术虽然切口小，但切除范围和传统的改良根治手术一样。

即时乳房再造是保留皮肤的乳腺癌根治手术的重要组成部分，是手术改进的意义所在。保留皮肤的乳腺癌根治术后不进行乳房再造，应切除多余的皮肤，单纯进行乳头再造或调整缝合切口，否则多余的皮肤会导致液体潴留，皮肤粘连挛缩。

Hidalgo将完全保留皮肤的乳腺癌根治术（complete skin-sparing mastectomy）定义为切口位于乳晕边缘，而将在此基础上切口的变化，如离开乳晕一定距离，切口向内、外方向延长等称为近乎完全保留皮肤的乳腺癌根治术（near-complete skin-sparing mastectomy）。为了彻底切除乳晕部位乳腺导管上皮组织，有人认为应距离乳晕边缘3mm，还有人推荐5mm，笔者也主张距离乳晕边缘5mm。一方面可以保证切除乳晕部位乳腺导管上皮组织，另一方面，再造的乳晕较健侧稍大一些，便于Ⅱ期乳头再造时有调整乳晕大小的余地。

Jensen将保留皮肤的乳腺癌根治术后即时乳房再造手术称为"乳腺体置换疗法"（glandular replacement therapy），并和保乳手术进行了比较。肿块切除放射治疗后局部肿瘤复发率随着时间的延长而增加，每年约增加1%，术后10年随访结果显示局部肿瘤复发率为15%～25%，另外有10%的患者放疗后乳房纤维化，乳房变硬、挛缩或疼痛；而保留皮肤的乳腺癌根治术后局部复发率为1%～5%。Jensen认为"乳腺体置换疗法"的开展将会改变目前乳腺癌的治疗原则，成为乳腺癌治疗的首选方法。

保留皮肤的乳腺癌根治术后即时乳房再造，和传统的改良根治术一样，彻底切除乳腺组织和腋窝淋巴结，同时胸部切口少，位置隐蔽，类似乳头乳晕，极大地改善了再造乳房的形态效果。除乳头乳晕外，再造乳房的皮肤为原有乳房皮肤，保留了皮肤感觉，有助于再造乳房的感觉恢复。

（一）手术适应证

保留皮肤的乳腺癌改良根治术后即时乳房再造主要适用于有乳房再造要求，无一般手术禁忌证的早期乳腺癌患者，包括0期、Ⅰ期、Ⅱ期、Ⅱa期肿瘤患者。

（二）切口设计

离开乳晕边缘5mm标记乳晕周围圆形切口，如有乳晕周围活检切口，应将活检切口包括在内，可以根据肿块的位置切口向乳房外侧或内侧延伸，呈"乒乓球拍"形。如肿块位置浅表，应切除部分肿块表面的皮肤。腋窝淋巴结清扫另外做腋窝切口进行，肿块位于外上象限时，腋窝淋巴结清扫也可以通过"乒乓球拍"形切口进行。有肿块活检切口时，可以将活检切口带进"乒乓球柄"，也可以另外做切口将其切除（图11-2）。

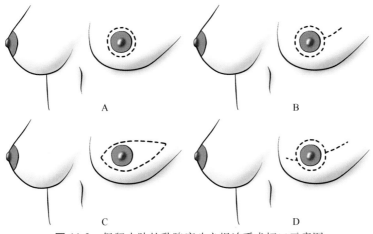

图 11-2 保留皮肤的乳腺癌改良根治手术切口示意图

对于乳房巨大、下垂的患者，在切除乳房的同时需要进行乳房整形，缩减多余的乳房皮肤，特别是健侧也需要整形者，以达到两侧对称。依据垂直瘢痕乳房缩小的方法，采用乳房下方皮肤部分切除的切口，可以缩减乳房的皮肤；对于特别巨大的乳房，需要缩减纵、横两个方向的皮肤时，则建议分次手术，首先采用垂直切口缩减横向的皮肤，进行乳房重建，半年后再行纵向皮肤的缩减，在乳房下皱襞做切口，切除再造乳房的"猫耳朵"。分次切除的优点与垂直乳房缩小手术的特点一样，可以减少乳房下皱襞切口的长度，减少瘢痕的形成（图 11-3）。

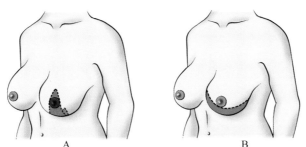

图 11-3 巨大乳房患者保留皮肤的改良根治手术切口示意图

手术可以分两期（A. Ⅰ期；B. Ⅱ期）进行，保留足够皮肤的同时对乳房塑形

（三）手术操作

1. 乳腺切除和腋窝淋巴结清扫 手术在全身麻醉下进行，首先剥离乳房皮瓣，分离至乳房下皱襞，皮下切除乳腺组织，继而清扫腋窝淋巴结。乳腺切除时应注意两个问题：①保证皮瓣血供；②保持胸背血管完整。皮瓣剥离时要求既要切除所有的乳腺组织，又要有一定的厚度，避免电刀过度损伤组织，保持皮瓣的血供良好。保持胸背血管完整可以为乳房再造过程中必要的血管吻合做准备，增加手术的安全性。腋窝淋巴结清扫参照乳腺癌改良根治手术。

2. 即时乳房再造 保留皮肤的乳腺癌根治术后即时乳房再造，可以选用下腹直肌肌皮瓣或扩大背阔肌肌皮瓣等，所需皮肤组织仅限于乳头乳晕部分，由于Ⅱ期局部皮瓣乳头再造时乳晕圆形皮肤牵拉变形，需要进行部分调整，因此乳房体即时再造时乳晕部皮肤应较对侧稍大一些，Ⅱ期乳头再造时调整到与健侧对称。

（1）TRAM乳房再造：保留皮肤的乳腺癌根治术在改良根治术的基础上保留了胸大肌和乳房皮肤，乳房再造只需要重建乳腺体。和乳腺癌根治术后相比，所需组织量不大，以腹壁上血管为蒂的TRAM去除Ⅳ区和部分Ⅲ区组织，可以满足乳房再造的需要，是一种有效可行的手术方法。腹部切口缝合后，术中检查皮瓣血供，有皮肤花斑静脉淤血迹象时，应吻合腹壁下血管和胸背血管，增加手术安全性，一般吻合一条静脉已足够。

TRAM乳房再造时，患者取仰卧位，以对侧腹直肌为蒂，切取TRAM，经皮下隧道，转移到胸部，关闭腹部切口。切取TRAM时应注意以下几点：①采用肌肉内分离技术（intra-muscular dissection），找到腹壁下血管后，于肌肉的后面确认血管的走行，分开腹直肌，最小限度地将肌肉带进皮瓣；②为了准备必要时血管吻合，腹壁下血管分离至股动静脉，尽可能长地采取备用；③清醒前吸痰，及时拔除气管插管，防止呼吸道刺激引起呛咳，导致腹直肌缝合处崩裂；④引流管应经过下腹部正中引出，该部位易于积液，形成血清肿，导致伤口延迟愈合；⑤注重腹部外形的修复，采用加深脐部、形成上腹部正中凹陷、突出腹直肌轮廓等措施，模拟年轻女性的腹部形态。

（2）扩大背阔肌肌皮瓣乳房再造：患者取侧卧位完成乳房切除、腋窝淋巴结清扫和乳房再造。于背部胸罩覆盖部位作新月形切口，向头侧弯曲，皮瓣宽约7cm，切取背阔肌肌皮瓣及其周围的脂肪组织，游离保护胸背动脉的前锯肌支，经皮下隧道转移到胸部。术后肩臀部垫枕，防止受压供区皮瓣坏死，麻醉恢复后鼓励早期活动。应用扩大背阔肌肌皮瓣乳房再造一般不需要使用乳房假体。

联合应用乳房假体乳房再造时，肌肉部分应尽可能覆盖乳房假体，特别是在乳晕切口周围，防止术后原有乳房皮肤边缘部分坏死时假体外露。有肌肉覆盖时可以清除坏死组织，重新拉拢缝合，或创面换药愈合。

（3）乳房塑形：乳房塑形的关键是保持与健侧对称的乳房下皱襞，如果乳腺切除时乳房下皱襞被剥离，应将皮肤与底部组织缝合固定形成乳房下皱襞。固定乳房下皱襞时应保持乳晕到皱襞的距离与健侧相等，否则易导致乳头位置偏位或乳房下半部分不够丰满。乳房塑形时将皮瓣的上端和外侧缝合固定于前胸部腔隙的上缘与外上方，保留乳晕部位皮肤，去除表皮，皮瓣折叠塑形，缝合创缘（图11-4，图11-5）。

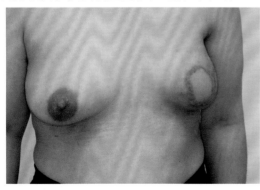

图11-4 左侧保留皮肤改良根治术后即时乳房再造

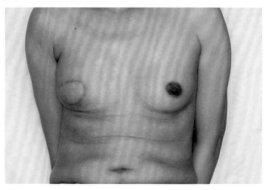

图11-5 右侧保留皮肤改良根治术后即时乳房再造

（4）乳头再造及辅助操作：术后 3 个月，皮瓣肿胀消退稳定后，应用局部星状皮瓣进行乳头乳晕再造，而后文身着色，完成乳房再造的整个过程（图 11-6）。如有局部不对称者，需要用注射器脂肪抽吸术加以调整。保留皮肤的改良根治术后即时乳房再造，乳头乳晕的位置得以限定，个别情况下乳头乳晕的再造可以提前到乳腺体再造术后 2 周左右进行。

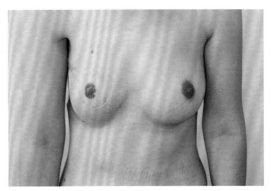

图 11-6　右侧保留皮肤改良根治术后即时乳房再造（文身后）

3. 感觉恢复　保留皮肤乳腺癌改良根治即时乳房再造后，由于皮瓣与基底广泛剥离，原有乳房皮肤感觉一过性消失，术后 2 周触觉首先开始恢复，4 周开始有痛觉，半年后除两点辨别觉稍差外，感觉已基本上恢复到与健侧相同水平。而乳头乳晕皮肤半年后则仅能恢复轻微的触痛觉。

4. 并发症　保留皮肤的乳腺癌改良根治术常见的并发症是原有的胸部皮肤部分坏死，主要由于皮肤剥离时过薄，或电刀引起的皮肤组织损伤所致。Slavin 报道 51 例发生率高达 21.6%，而在 Hidalgo 的一组 28 例资料中发生率为 0，笔者的一组病例中有 1 例患者胸部皮肤术后淤血发红，仅 1.5cm 长的切缘皮肤部分坏死，保守治疗后痊愈。

腋窝积液常由术中止血不彻底，或引流不通畅所致。发生腋窝积液时应调整或更换负压引流管，确保引流通畅，防止漏气，局部加压包扎。有 1 例患者术后引流 12 天，伤口愈合。胸骨旁局部小的积液可以穿刺抽吸，加压包扎。应用假体乳房再造时，要防止穿破假体。

三、保留乳头乳晕的乳腺癌改良根治术与即时乳房再造

随着乳腺癌治疗的进展，在根治肿瘤的同时保持女性乳房的形态完美已取得广泛共识。以 Fisher 的乳腺癌生物学理论为基础，乳腺癌的手术治疗由全乳房切除逐渐向保乳手术方向发展。传统认为乳腺癌手术应完全切除乳腺组织及所有包括乳头乳晕部位的导管上皮组织。随着乳腺癌的治疗进展，特别是保乳治疗的开展，对乳腺癌肿瘤特性的认识有了质的变化，乳腺癌治疗应该和其他组织的肿瘤治疗一样，目的是切除肿瘤组织和可能受累的周围正常组织与淋巴结，而不应该将所有的正常组织全部切除。因此，很早以来国内外就不断有人探索保留乳头乳晕的乳腺癌治疗方法，近年来随着乳房再造技术的不断完善，保留乳头乳晕的乳腺癌改良根治术重新受到重视，配合即时乳房再造，其成为真正意义上的腺体置换疗法（glandular replacement therapy）。

保留乳头乳晕的乳腺癌改良根治手术的进展主要集中在手术切口的不断改进，以期减少手术瘢痕，改善美容效果。文献报道过的手术切口有乳房下皱襞切口、"U"形切口、腋前襞切口等，乳房再造的方法有乳房假体置入、TRAM、背阔肌肌皮瓣等。应用腋下纵向切口同时完成乳腺癌切除与扩大背阔肌肌皮瓣乳房再造手术，手术效果得到明显改善。

（一）适应证

保留乳头乳晕的乳腺癌改良根治术即时乳房再造适用于有乳房再造要求，远离乳头乳晕，无一般手术禁忌证的早期乳腺癌患者。但不适合晚期肿瘤患者。

（二）腋下纵向切口乳腺癌切除术后扩大背阔肌肌皮瓣乳房再造手术

1. 切口设计　于腋窝下腋中线作纵向切口，长 10～15cm，上肢下垂时切口完全被掩盖，胸前与背后部不遗留手术瘢痕。切口靠近腋前襞，上肢摆动时容易显露切口瘢痕。

2. 手术操作

（1）乳腺切除和腋窝淋巴结清扫：患者取侧卧位，手术在全身麻醉下进行。首先剥离乳房皮瓣，分离至乳房下皱襞，皮下切除乳腺组织，继而清扫腋窝淋巴结。皮下注射含少许肾上腺素的生理盐水进行垂直分离有助于手术操作。乳腺切除时要求既要切除所有的乳腺组织，又要保持一定的皮瓣厚度，避免电刀过度损伤组织，保持皮瓣的血供良好。保持胸背血管完整是应用背阔肌肌皮瓣乳房再造的前提。经同一切口完成腋窝淋巴结清扫。肿瘤靠近乳房皮肤时切除肿块表面 3cm 宽的皮肤，创缘直接缝合。

（2）扩大背阔肌肌皮瓣乳房再造：经腋下垂直切口用硬膜外麻醉穿刺针皮下注射含少许肾上腺素的生理盐水，然后剥离背部皮瓣，切取背阔肌肌皮瓣及其周围的脂肪组织，游离保护胸背动脉的前锯肌支，经皮下隧道转移到胸部，供区放置负压引流管。若应用扩大背阔肌肌皮瓣乳房再造，则不需要使用乳房假体（图 11-7，图 11-8）。

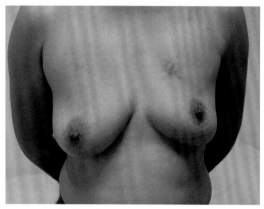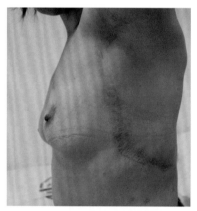

图 11-7　保留乳头乳晕改良根治术扩大背阔肌即时　　图 11-8　保留乳头乳晕改良根治术
　　　　　　乳房再造术后　　　　　　　　　　　　　　扩大背阔肌即时乳房再造侧胸壁切口

（3）乳房塑形：乳房塑形的关键是保持与健侧对称的乳房下皱襞。如果乳腺切除时乳房下皱襞被剥离，应将皮肤与底部组织缝合固定形成乳房下皱襞。固定乳房下皱襞时应保持乳晕到皱襞的距离与健侧相等，否则易导致乳头偏位或乳房下半部分不够丰满。乳房塑形时将肌皮瓣肌肉面折叠缝合，形成乳房体，缝合固定乳腺体外侧缘，防止术后组织向外侧移位。塑形完成后，沿乳房下皱襞放置负压引流管，腋窝淋巴结清扫部位常规放置负压引流，用胸带适度加压包扎。

（三）乳房改良根治术后即时乳房再造

腋下纵向切口联合扩大背阔肌肌皮瓣即时乳房再造有明显的优点，但采用 TRAM 或乳房假体再造时，该切口并不适合。文献报道的切口有乳房下皱襞切口、"U" 形切口、乳晕周围切口等，其中以乳房切口显露良好（图 11-9），瘢痕不明显，再造效果好。

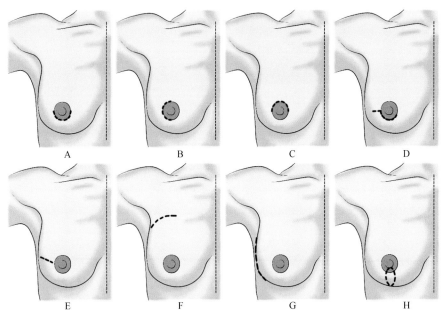

图 11-9　保留乳头乳晕皮下乳房切除的经乳房皮肤切口

保留乳头乳晕和乳房皮肤的改良根治手术的乳房切口大致分为三类：①乳晕周围切口，如果乳晕周径偏小，必要时切口可以根据肿瘤的位置向内侧或外侧，乃至下方延长，便于显露；②乳房侧方切口、乳房上方的 Langer 线切口或乳房外侧弧线切口，这些切口均位于乳头以外的乳房表面，依据乳房皮肤的静态张力线，有利于减少瘢痕的形成；③乳房下方的切口，该切口对乳房巨大、下垂的患者尤为有用，切除乳房的同时，可以缩减乳房的皮肤，对乳房进行塑形，特别是健侧乳房需要同时整形者。

经上述切口行乳腺切除和腋窝淋巴结清扫，乳头底部需要保留一定厚度的组织，防止乳头坏死，必要时腋窝可以另做皮肤切口，以利于腋窝淋巴结的清扫。再造的方法酌情采用假体Ⅰ期置入、扩张器＋假体的方法，或 TRAM 等其他方法。

（四）并发症

保留乳头乳晕的乳腺癌改良根治术常见的并发症是乳头乳晕部分或全部坏死，主要由于皮肤剥离时过薄，或电刀引起的皮肤组织损伤所致（图 11-10）。

腋窝积液常由术中止血不彻底，或引流不通畅所致。发生腋窝积液时应调整或更换负压引流管，确保引流通畅，防止漏气，局部加压包扎。

乳房再造的并发症详见相应的再造方法章节。

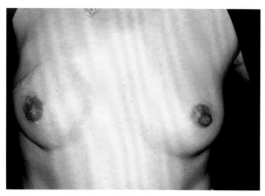

图 11-10 保留乳头乳晕的乳腺癌改良根治术乳房再造常见的并发症是乳头乳晕部分坏死

四、保乳治疗与即时乳房再造

随着乳腺癌的治疗进展，现在认为早期乳腺癌属于全身性疾病，远处转移与肿瘤的生物学特性密切相关，手术切除乳腺组织的目的在于切除肿瘤组织，控制肿瘤的局部生长与复发，手术切除范围呈缩小趋势。近年来国外逐步推广以乳房部分切除配合术后放疗为主的保乳治疗。在欧美国家等保乳治疗占到早期乳腺癌的 70%，在日本仅占到 20% 左右。我国上海、北京、天津等地区也逐步开展了这方面的工作。但由于东方民族特有的谨慎，对肿瘤的恐惧和对肿瘤复发的容忍度差，以及对乳腺癌的科普宣传教育不足，就诊时多属于中、晚期等因素，保乳治疗在国内尚未普及推广应用，据 2010 年 12 月 25 日上海市抗癌协会乳腺癌分会会议资料显示，上海市保乳手术占乳腺癌手术治疗的 7% ～ 9%，多数患者仍以改良根治手术为主。

保乳治疗的目的：①完整切除包括部分正常乳腺在内的肿瘤组织；②满足女性形体美的要求；③尽可能保持乳房的感觉。目前为止有关保乳治疗的手术切除方法报道很多，有肿块切除（lumpectomy）、区段切除（segmental resection）、局部病灶切除（segmental tylectomy）、象限切除（quadrantectomy）、乳房部分切除（partial mastectomy）等名称。除象限切除手术以外，其他方法都没有具体限定周围正常乳腺组织的切除范围。笔者认为称为"乳腺部分切除术"较为恰当。其内涵为切除肿瘤组织和周围部分正常的乳腺组织。保乳治疗定义为乳腺部分切除，配合局部放射治疗。对肿瘤位于乳房外上象限者，应同时行腋窝淋巴结清扫术。对早期乳腺癌患者，象限切除配合术后放疗，其生存率和局部复发率与乳房切除术相同，但对乳房体积较小的部分患者，象限切除手术切除乳腺组织过多，影响乳房的美观。迄今为止，肿瘤周围正常组织的最佳切除量还没有明确标准，有待进一步临床研究。

（一）保乳治疗的影响因素

1. 肿瘤学因素

（1）切缘应术中做冰冻检查，但病理学检查只能提供大概情况。理论上直径 2cm 的肿瘤切缘完整的病理组织学检查至少需要 2000 个切片，而实际临床工作中只能取少数部分切片，反映局部的情况。因此相比之下，肿瘤的性质更能决定组织切除量和预后。

（2）肿瘤的组织学特性：硬化性导管癌（sclerotic ductal carcinoma）边界清晰者应切除肿块周围 1cm 的乳腺组织量；而边界不清的浸润性腺叶癌应扩大组织切除量，认真进行切除边缘的检查；对于浸润性导管癌，由于肿瘤沿导管浸润生长，应进一步扩大切除量，仔细进行病理检查。文献上该类肿瘤的局部复发率较高，有人建议不适合保乳治疗，应进行乳房切除术。

（3）多中心乳腺癌不适用于保乳治疗。

2. 美容学因素　保乳治疗的意义在于完全切除肿瘤组织，不破坏或尽可能少地破坏女性乳房的形态。因此，治疗过程中应考虑有关的美容学因素。

（1）组织切除量与乳房大小之间的关系：乳房体积中等大小或较小的患者，切除过多的乳腺组织会导致乳房严重变形，部分患者术后放疗导致的纤维挛缩会进一步加重乳房变形。一般认为对中小体积的乳房患者组织切除量不超过总量的 25%，超出该切除量，乳房切除即时乳房再造的形态效果会更好。对乳房体积较大的患者可以切除较多的组织量，采用整形外科乳房缩小术的某些原则，即使切除乳房的 50% ~ 60% 仍能保持良好的形态。该类患者大块组织切除术后局部适当游离既能保持乳腺组织的良好血供，又能维持良好的乳房形态。

（2）肿瘤的位置：乳房内上部位的乳腺组织较少，厚度较薄，切除该部位的肿瘤组织会造成局部凹陷或乳头上移等畸形；相反，乳房外上方组织量多，乳房外侧或下方的肿瘤切除术后不易变形，美容效果较佳。

（3）乳房皮肤和腺体切除方向：乳房的任何手术切口都应考虑相关的整形美容外科原则，一般来说皮肤切口应与皮肤张力线一致，但在乳房下半部分采用横行切口，切除部分皮肤时，易导致乳头下方移位，因此，乳房上半部应采用横行切口，下半部采用放射状切口。腺体部分则采用放射状楔形或梭形切除，减少乳头的移位。位于乳房中间的肿瘤应采用乳晕边缘切口或乳晕内横行切口，接近乳晕的肿瘤应同时切除乳头乳晕，后期乳头乳晕再造。

（4）术后和放疗后的瘢痕挛缩：手术和放疗可导致纤维增生，伤口内血肿或血清肿会进一步引起瘢痕形成，造成挛缩，甚至导致乳头移位，部分患者局部可扪及硬结，随时间的推移逐渐软化消失。术中应努力减少手术创伤，避免皮下广泛剥离，仔细止血，遵守手术无创原则。

085

（二）保乳手术适应证

保乳手术主要适用于有保乳要求的早期乳腺癌患者，包括 0 期、Ⅰ期、Ⅱ期、Ⅱa 期肿瘤患者。最佳适应证为局灶性原位导管癌和 T1N0M0、T1N1M0 期浸润性癌。

对同一乳腺癌不同象限存在两个以上病灶，患乳有弥漫性钙化灶、弥漫性导管癌及治疗单位不具有放疗条件者，应视为手术禁忌证。保乳治疗患者应定期随访，保乳治疗失败，随时进行手术切除，因此，缺乏定期随访保证者也应慎行保乳治疗。

（三）手术操作

1. 乳房部分切除　首先用亚甲蓝标记手术皮肤切口和乳腺切除范围，对有活检切口者，应尽可能将活检切口瘢痕一并切除。两侧游离皮瓣，充分显露肿瘤，整块切除肿瘤周围 1 ~ 2cm 的乳腺组织，深度达胸大肌，包括部分胸大肌筋膜。如果底部和胸大肌较近，应切除部分胸大肌，即切除深度和改良根治术一致。切除的标本用缝线标志。尽管理论上冰冻切片不能完全反映切缘的情况，但临床实际中仍需要冰冻病理检查。如果边缘有累及，应扩大切除范围。

2. 乳房部分切除术后乳腺组织的缺损借助重力作用可自行对合，大部分不需要缝合。

乳房正中上、下方的切口由于重力的作用不仅不能闭合伤口，反而使伤口裂开，因此该部位乳腺组织需要缝合。选择缝合腺体组织时，建议使用可吸收缝线，对合时避免线结过紧或组织扭曲，否则对合后可扪及局部硬结。术中采用半卧位，观察是否有局部凹陷或变形，发现变形时应及时调整，最后放置引流，用尼龙线缝合皮肤。

3. 腋窝淋巴结清扫　除原发灶位于乳房尾部者外，腋窝淋巴结清扫应另选切口。常取腋窝顶部"S"形或腋皱襞切口，具体方法同腋窝淋巴结清扫。

4. 保乳术后的即时乳房再造可分为两类

（1）乳腺组织调整手术：适合于乳房体积较大的患者。手术方法取决于乳房体积和乳腺切除范围：①对于乳房较大而切除范围较小的患者，不需要做特殊的调整。②对于乳房体积较大而切除范围中等大小的患者，先游离切口两侧皮瓣，然后将两侧乳腺基底稍分离，将乳腺体重新缝合。近乳晕处乳腺组织较厚，应做两层缝合。近外侧乳腺变薄，只需缝一层。③切除范围较大的患者，可以应用乳房缩小手术的原则。乳房上半部分的缺损应用下蒂瓣，乳房下半部分的缺损应用上蒂瓣修复。

（2）组织充填手术：适用于乳房体积较小、切除组织量相对较大的患者。由于原有组织量少，缺乏调整的余地，故需要进行组织移植充填，常用的移植物为局部腋下皮瓣、背阔肌肌皮瓣（图 11-11）。根据皮肤缺损的多少，可以去除整个皮瓣的表皮，也可以保留部分皮瓣的皮肤（手术方法参阅有关章节）。多数研究者认为下腹直肌皮瓣应该用于整个乳房切除术后的再造，不应该使用其修复部分乳房缺损。值得注意的是，对于体积较小的乳房，切除的乳腺组织量相对过多、乳房变形严重的患者，相比保乳手术，保留皮肤的乳房改良根治术配合乳房再造的形态效果会更好。

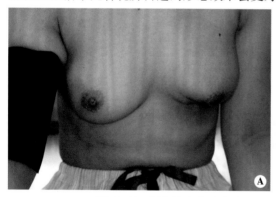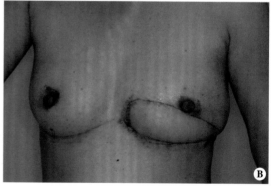

图 11-11　保乳治疗术后畸形（A）和应用背阔肌肌皮瓣修复术后（B）

（四）乳房部分切除术后的二次手术治疗

正规保乳治疗后局部肿瘤复发为患者和医生都带来巨大的精神压力，大都选择经典的改良根治术，切除整个乳房组织，放弃或配合乳房再造术。

再次乳房切除常见于第一次术后病理检查提示边缘有肿瘤细胞的患者，为第一次手术乳房部分切除范围不足所致。二次手术在第一次手术石蜡切片报告后或保乳治疗局部复发时进行，术中应将第一次手术造成的空腔或缝合组织完整切除，重新调整缝合。

（五）并发症

血肿和血清肿是乳房部分切除术后最常见的并发症，预防的方法是术中止血要彻底，术后放置引流条，用适当的压力加压包扎。乳房内小的血肿可自行吸收，较大的血肿需要反复穿刺抽吸、加压包扎或重新放置引流。有的研究者认为乳房内血肿或血清肿的形成有助于改善和维持乳房的形态，这实际上是一个误区。血肿的形成导致痛性炎症反应，造成局部纤维增生和瘢痕形成，接踵而至的放射治疗会进一步加重纤维化，造成部分患者乳房变形。腋窝淋巴结清扫术后并发症的处理详见有关章节。

第四节　后期乳房再造术

一、TRAM 乳房再造术

自 Hartrampf 1982 年报道应用 TRAM 再造乳房以来，已有近 30 年的历史，其是目前乳房再造最常用的一种手术方式，曾被称为乳房再造的"标准术式"。

（一）应用解剖

腹直肌位于腹部正中线两侧，上宽下窄，上端起于剑突及第 5 ~ 7 肋软骨处，下端止于耻骨联合及耻骨嵴。腹直肌位于腹直肌鞘内，有 3 ~ 4 个腱划，左右两鞘间为腹白线。腹直肌前鞘完整，后鞘在脐下 5.8cm 处形成半环线，此线以下无后鞘。

腹直肌肌皮瓣的血液供应主要来自腹壁上、下动脉与伴行静脉。腹直肌的上 1/3 主要由腹壁上血管供血，中、下部由腹壁下血管供血，腹壁上、下血管吻合的个体差异很大，一般认为两者间在肌肉内有直接吻合支存在（图 11-12）。Milloy 报道 60% 无直接吻合支；Satto 研究 20 例尸体解剖结果，在显微镜下均观察到吻合支；Moon 应用血管灌注法分别从腹壁上、下血管灌注，5/89 无吻合支。Moon 根据血管灌注的压力观察血管吻合开放的顺序，认为腹壁上、下动脉间迂曲的细小吻合支为闭塞吻合（choke anastomosis），平时不开放，以区别直接吻合血管（true anastomosis）。因此，Satto 认为肌肉内有直接吻合支的存在可能夸大了实际情况。

单蒂 TRAM 根据血供的优劣分为 4 个区域：Ⅰ区位于腹直肌蒂表面，血液供应最好；Ⅱ区位于蒂部对侧腹直肌表面，血供次之；Ⅲ区位于腹直肌蒂的外侧，与肌肉蒂同侧，血供又次之；Ⅳ区位于蒂部对侧腹直肌的外方，位于肌肉蒂的对侧，与Ⅲ区对称，血供最差（图 11-13）。

（二）正常女性乳房和腹部形态分析

女性乳房随着年龄的增长而变化。自少女时期开始，首先表现为乳头乳晕隆起，至青春期，乳房轻微隆突，底盘扩大，腋前襞增宽，乳房体进一步膨隆，乳晕的弧度逐渐变浅，最终与乳房体的弧度一致，乳腺进一步发育膨隆成为半球形，体现出女性的形态美，之后

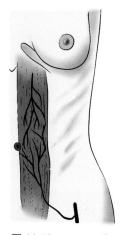

图 11-12　TRAM 腹
直肌内的血管吻合支

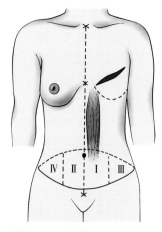

图 11-13　带蒂 TRAM 的血
供分区

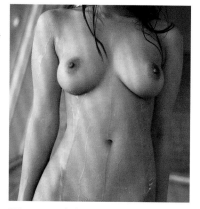

图 11-14　年轻女性腹部的形态，上
腹部正中有浅的凹陷

完成哺乳的使命后，乳房逐渐萎缩。成熟女性乳房的美体现在质感和量感两方面。乳房位于第 2 ~ 6 肋，胸骨缘和腋前线之间，向外上延伸形成乳房尾叶。体现乳房形态的主要是乳间沟、乳房下皱襞、乳房外侧的弧度、乳头到胸大肌的高度和乳房的下垂程度，以及腋前襞的形态。乳房再造应遵循两侧对称的原则，只有在健侧乳房严重下垂或萎缩等情况下，才需要对健侧进行操作。

年轻女性的腹部表现为轻微的凹陷与膨隆，呈现立体美感。在脐上腹部正中，两侧腹直肌之间有一浅的凹沟，脐部凹陷较深，脐下小腹轻微膨隆，两侧肋腹部有一浅浅的凹陷，进一步突出腹直肌的形态（图 11-14）。

应用 TRAM 再造乳房，兼有乳房塑形和腹部整形的双重效果，应力求再造出两侧对称、有一定膨隆和下垂、弧线优美的乳房，以及和腹部整形一样表现出上腹部正中凹陷，腹直肌形态清晰、下腹轻微膨隆的年轻女性腹部形态。

（三）病例选择

一侧腹壁上血管为蒂的 TRAM 的安全供血范围约为皮瓣的 60%，即第 Ⅰ、Ⅱ 区和部分 Ⅲ 区。有下腹部正中瘢痕的患者，蒂部对侧的血液供应受到影响，阑尾切口瘢痕不影响皮瓣血供，腹直肌横断切口瘢痕则不能行带蒂转移。因此，保留胸大肌的乳腺癌改良根治术后，除阑尾切口外，无其他腹部瘢痕的患者是单蒂 TRAM 的良好适应证。

乳腺癌根治术后或扩大根治术后，组织需要量大，单蒂 TRAM 组织量不足；以及有下腹部正中瘢痕的病例，单蒂 TRAM 对侧的血供受到影响，应选择双蒂 TRAM、垂直腹直肌肌皮瓣（VRAM）或附加血管吻合（super-charge）、TRAM 游离移植（free TRAM）等术式。以附加血管吻合的手术方式为首选。

（四）手术设计

术前站立位做出标记线：①前胸部组织缺损的范围，大范围的组织缺损需要从锁骨下开始充填；②与健侧对称的乳房下皱襞；③剑突正中点；④阴毛上部正中点。TRAM 的设计首先确定皮瓣的上缘，由于脐部周围的血管穿支最为粗大和丰富，TRAM 的上缘位于脐上 0.5～1cm；下缘通过阴阜的稍上方，要考虑到供区能够直接缝合，特别是对年轻患者，腹部皮肤本来紧张，缺少松垂，皮瓣的下缘要适度上移，防止供区伤口裂开或皮肤部分坏死，阴毛内的切口容易导致上腹部围裙样皮瓣正中部分坏死。皮瓣呈纺锤形，范围限制在两侧髂前上棘内，即限制在腹壁下血管和腹壁浅血管供血的范围内，若超出该范围，可将旋髂浅血管的供血区域带进皮瓣，成为皮瓣部分坏死的原因。皮瓣转移时为了减少蒂部的扭曲，一般选择重建侧的对侧腹直肌作为肌肉蒂。最近也有利用同侧腹直肌作为肌肉蒂的报道（图 11-15）。

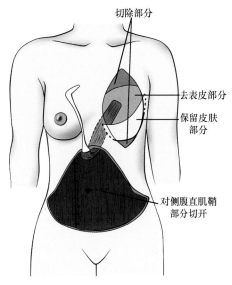

图 11-15　TRAM 乳房再造示意图

（五）手术操作

手术在全身麻醉下进行，术前插导尿管。首先切除胸部瘢痕，分离前胸部皮瓣，上至锁骨下，外到腋中线，内为胸骨旁，向下分离至乳房下皱襞。于胸部正中向腹部作皮下隧道。制作皮下隧道时，应防止患侧乳房下皱襞过多分离和破坏乳间沟形态。

切开肚脐周围，将脐部从皮瓣分离。然后切开 TRAM 上缘，脂肪层切开时向头部斜行进入，利于皮瓣多带入脂肪组织和脐周主要穿支血管。于腹直肌鞘膜表面向头侧分离围裙样皮瓣，越过肋弓边缘，与胸部创面皮下隧道相通。分离腹部皮瓣时，腹直肌鞘膜表面保留部分脂肪组织，利于淋巴回流。切开 TRAM 下缘，于蒂部对侧自外侧开始在筋膜表面剥离至腹部正中，然后在蒂部同侧从外向内剥离至显露腹直肌外侧皮肤穿支为止。腹直肌外侧缘有肋间动脉的穿支发出，予以切断。

于皮瓣中下 1/3 交界处，皮肤穿支的外侧切开腹直肌鞘膜，分开腹直肌，找到腹壁下动静脉，确认血管的走行，最小限度地将肌肉带进皮瓣。为了准备必要时血管吻合，腹壁下血管分离至股动静脉，尽可能长地采取备用。由于腹壁疝多发生在下腹部，为了防止术后腹壁疝的形成，该部位应尽量多保留腹直肌及其鞘膜，即脐下部分切取中央约 3cm 宽的腹直肌及其鞘膜，保留内外两侧的部分腹直肌及其鞘膜；脐上部分则优先保证皮瓣的血液供应，仅保留腹直肌的外侧 1/3，切取中间 2～3cm 宽的腹直肌前鞘，将内侧约 2/3 的肌肉带进腹直肌蒂（图 11-16）。向上分离肌肉蒂至肋弓缘，确认自肋软骨下进入肌体的腹壁上动、静脉，将皮瓣旋转移植到胸部，暂时固定。仅切取部分腹直肌，腹部尽可能多地保留部分腹直肌及其鞘膜是防止腹部软弱和腹壁疝等腹部并发症的重要措施。

腹直肌前鞘的闭合自上而下进行，用 2 号丝线 8 字双层缝合。对侧腹直肌前鞘同样部分缝合，维持腹壁紧张性的对称（图 11-17），将脐部与腹直肌前鞘固定，使脐部位于正中位置。或切开部分对侧腹直肌前鞘，将脐部固定于正中位置。调整患者于半坐位，于皮肤正中开洞，剪除皮肤内面洞穴周围的脂肪组织，使新形成的肚脐有较深的凹陷。于脐上腹部正中脂肪层作一纵行切开，反转皮瓣，剪除纵向切口边缘部分脂肪组织，形成一皮下凹陷。皮瓣复位，于腹部正中凹陷处和两侧肋腹部与前鞘固定数针，模拟年轻女性腹部的形态。放入引流管，耻骨上创口自外向内调整缝合，避免两侧形成"猫耳朵"，最后缝合脐周。

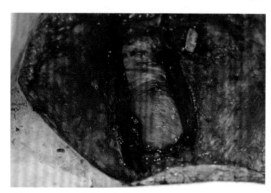 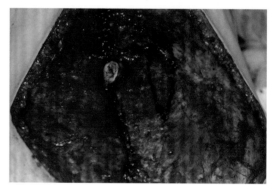

图 11-16 肌肉内分离技术，保留两侧的部分腹直肌　　图 11-17 对侧腹直肌前鞘部分缝合，维持腹壁的对称性

应用 TRAM 进行乳房再造的同时，对腹部供区也起到腹壁整形的作用，对中年女性尤为明显，因此腹部供区的处理原则和腹壁整形一致。闭合腹直肌前鞘时，对侧腹直肌前鞘同样部分缝合，维持腹壁紧张性的对称，使脐部位于正中位置。手术中将脐部与腹直肌前鞘固定，于皮肤正中线脐部"Y"形开洞，剪除皮肤内面洞穴周围的脂肪组织，使新形成的肚脐有较深的凹陷。术中剪除上腹部正中部分脂肪，形成一皮下凹陷，于腹部正中凹陷处和两侧肋腹部与前鞘适当固定，模拟出年轻女性的腹部形态。

根据乳腺癌切除术式的不同，乳房的塑形方法有所差异。皮瓣的设置有横行和纵行之分，单蒂 TRAM 多为纵行设置。首先切除皮瓣的上外侧 1/4，即皮瓣的Ⅳ区。将皮瓣的上端缝合固定于前胸部腔隙的上缘，模拟乳房尾叶和腋前襞，然后固定乳房内侧、下方和外侧，切除多余的皮肤，折叠塑形，缝合创缘。注意做出乳间沟，以及与健侧对称、适当下垂和隆突的乳房形态。改良根治术的患者，胸大肌、胸小肌保留，腋前襞的形态完整，皮瓣外、上、内、下设置，重点突出再造乳房的外侧弧线。根治术或扩大根治术后的患者，胸大肌被切除，胸部组织缺损严重，胸部的重建需要充填锁骨下和腋窝部的凹陷和塑造乳房球形体，皮瓣外、上、内、下设置，重点突出腋前襞和乳房的弧线。胸部组织严重缺损的患者，需要将皮瓣固定于上臂内侧，模拟胸大肌的止点和形态。

术后用腹带包扎腹部，使供区皮瓣与基底贴附，同时加强腹壁，防止腹壁疝的形成。剑突部位有蒂部通过，应注意防止局部受压，影响皮瓣血液供应。

麻醉技术尤为重要，应在麻醉清醒前吸痰，清醒后及时拔除气管内插管，拔管时助手按压腹部，防止拔管时呛咳，导致腹壁缝线崩裂。笔者所在医院新近开展的喉罩全身麻醉技术将喉罩罩在会厌喉部，气管内不插管，可以防止拔管时呛咳和手术后气管内不适。

术后防止便秘和咳嗽，4～5天拔除引流管，开始步行，10天左右拆线，无特殊情况的患者可以出院。

术后3个月，皮瓣肿胀消退稳定后，应用局部星状皮瓣门诊手术进行乳头乳晕再造，以后文身着色，完成乳房再造的整个过程（图11-18，图11-19）。

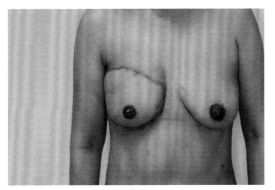

图 11-18　TRAM 乳房再造术后（1）

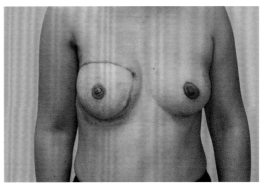

图 11-19　TRAM 乳房再造术后（2）

（六）双蒂 TRAM

双蒂 TRAM 对腹部有正中瘢痕和乳腺癌根治术后需要应用整个 TRAM 再造的患者是一种切实可行的治疗方法。由于双蒂 TRAM 切取两侧腹直肌，对腹壁功能影响较大，术中切取部分腹直肌鞘膜，采用肌肉内分离技术（intra-muscular dissection）显得格外重要。注意操作方法，一般情况下不需要人工合成补片加强腹壁。对腹直肌鞘膜和腹直肌切除过多者，术中应用自体筋膜、真皮组织或人工补片（涤纶网）等加强腹壁。

术前设计和手术操作基本上和单蒂 TRAM 相同。自皮瓣两侧向内分离，至显露外侧血管为止。然后在脐部和皮瓣下缘正中腹白线处作深筋膜上隧道，注意防止损伤腹直肌内侧的穿支血管。于穿支血管外侧切开腹直肌前鞘，首先找到腹壁下动、静脉，确认血管走行后，劈分外侧腹直肌和内侧腹直肌，剪开腹直肌内侧鞘膜，逐步向头侧分离，和单蒂皮瓣一样，脐上部分仅切取中间2～3cm宽的腹直肌前鞘和内侧2/3腹直肌，保留外侧1/3，脐下仅切取中间部分腹直肌，保留内外两侧部分鞘膜和肌肉（图11-20）。

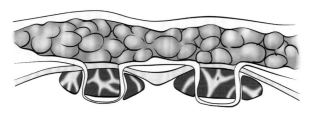

图 11-20　保留部分腹直肌，防止腹壁软弱

皮瓣转移到胸部后多为横行设计，去除多余表皮，充填锁骨下凹陷，塑造腋前襞形态和乳房外形（图11-21）。

091

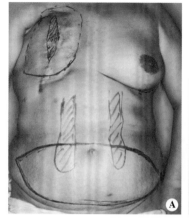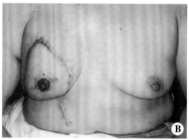

图 11-21　双蒂 TRAM 乳房再造前后

（七）血管吻合 TRAM

详见本章第五节 四。

（八）TRAM 游离移植

详见本章第五节 一。

（九）腹壁下血管穿支皮瓣

详见本章第五节 二。

（十）腹壁下浅动脉皮瓣

详见本章第五节 三。

（十一）吻合神经的 TRAM 皮瓣

详见本章第五节 四。

（十二）TRAM 切取后腹部张力的变化

TRAM 乳房再造是目前乳房再造最常用的方法之一。采用 TRAM 再造乳房，切取部分腹直肌及其前鞘，腹直肌遭到破坏，术后是否造成腹直肌肌力和腹壁张力下降，影响体育运动、日常生活及将来的生育，是大家关心的问题之一。为了准确测量 TRAM 术后腹壁功能，Hartrampf 等将腹直肌肌力与腹壁张力作为两个概念区分开来。腹直肌肌力指腹直肌的运动收缩力，可通过仰卧起坐等运动进行检测；腹壁张力指腹壁的静态张力，是腹部所有肌肉、筋膜与皮肤张力的综合体现，也是能否防止腹部软弱和腹壁疝形成的关键。

1. 腹壁张力的调查方法

（1）调查表问卷：了解有无术后腹背疼痛、日常生活及运动能力是否受影响、人体姿势的改变等。

（2）体格检查：检查患者的身高和体重、腹部外形及有无腹壁松弛、腹壁疝形成及上腹部隆突等。

（3）肌力测定（图 11-22）

1）上腹直肌肌力测定：患者取平卧位，双下肢伸直固定，双上肢抱臂置于胸前，抬起上身，根据抬至的高度不同而分为 1 ~ 5 级，5 级为正常肌力。

2）下腹直肌肌力测定：患者取平卧位，双上肢置于身体两侧，双下肢伸直向上至 90°，逐渐下降角度，分别于 60°、45°、10° 而分为 3 级、4 级、5 级。

3）右腹外斜肌肌力测定：患者取平卧位，双上肢交叉抱臂置于胸前，左下肢屈曲，右肩和右肩胛骨抬起以接触左膝部，分为 3 级、4 级、5 级。

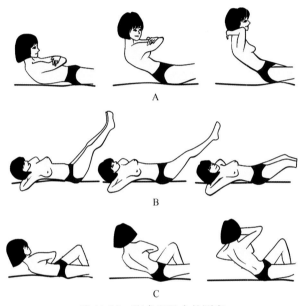

图 11-22　腹直肌肌力的测定

（4）腹直肌的形态观察：术前及术后 2 周、3 个月分别对腹直肌形态进行 CT 扫描，以脐为中点，观察脐上、脐下腹直肌形态的变化，做手术前后的对照。

2.腹壁张力的改变　TRAM 乳房再造术后 95% 的患者对腹部外形恢复满意，体重无明显改变，无腹背疼痛，术后早期（1 ~ 6 周）部分患者（约 60%）自觉腹部正中有压迫感，腹部存在收紧感等不适症状，尤其以双蒂皮瓣乳房再造者为明显。随着时间的推移，一般术后 3 个月后自觉不适症状消失。运动测试显示术后上腹直肌、下腹直肌及腹外斜肌的肌力大多不及术前，但日常生活起居不受任何影响。CT 扫描显示术后腹直肌形态保持良好。关于单蒂和双蒂 TRAM 的区别：手术初期双蒂皮瓣肌力明显不如单蒂者，随着时间的推移，差别逐渐缩小。

Hartrampf 等报道 TRAM 乳房再造后有 7 例患者自然分娩，其中 1 例双蒂 TRAM 者为双胞胎。临床调查研究表明，TRAM 术后一定时间内腹直肌肌力有所下降，双蒂 TRAM 的下降程度大于单蒂皮瓣，但都能够维持足够的腹壁张力。采用肌肉内分离技术，正确的手术操作方法，比带蒂转移或游离移植之争更为重要。

3. 腹壁软弱的预防方法　采用 TRAM 再造乳房时，为尽可能维持腹壁张力，应采用肌肉内分离血管蒂的方法，即切取腹直肌内含有血管蒂的中间部分，尽可能多地保留腹直肌内外侧的肌肉部分，一般脐部以下腹直肌两侧各保留 1/3；为了防止脐部以上皮瓣血管蒂及血管网的破坏，则将腹直肌内侧的大部分肌肉组织和其前鞘膜宽约 1cm 带走，只保留外侧 1/3 的肌肉。Duchateau 等认为肋间神经自腹直肌的中部进入肌肉，即使保留腹直肌两侧的肌肉，肌肉仍不可避免陷入失神经萎缩。随后的解剖学研究和临床经验表明，腹直肌外部也有神经支配，保留部分腹直肌有利于加强腹壁的紧张性。肌肉内分离技术是防止腹壁张力下降的重要措施。

关闭腹直肌前鞘采用双层双侧缝合的方法，即先用 7 号丝线 8 字缝合，外面再加固一层，对侧同样缝合，以确保腹壁张力和腹部外形对称。必要时使用自体真皮、筋膜或人工补片（Prolene mesh，Gortex mesh）等加强腹壁。术后局部弹力腹带加压包扎 3 个月。

麻醉技术也与腹壁张力有一定的关系。全身麻醉苏醒吸痰时，患者呛咳致腹压增高，引起腹直肌前鞘缝合处崩裂，需要重新打开，分层缝合关闭伤口。手术可采用全身麻醉加连续硬膜外麻醉，在麻醉未清醒之前吸痰，拔管前不再吸痰而直接拔除，防止吸痰刺激引起呛咳，腹压突然增加导致伤口裂开。

术后应保持折刀位，防止咳嗽和便秘导致腹压增高而引起缝线裂开。1 周后逐渐下床活动，2 周后可挺直行走。术后 3 个月内弹力腹带加压包扎加强腹壁张力。事实证明，采用肌肉内分离技术、正确的手术操作方法及术后恰当的处理是维持腹壁张力的关键。

（十三）VRAM 乳房再造术

VRAM 位于腹直肌蒂部表面，相当于 TRAM 分区中Ⅰ、Ⅱ区，没有Ⅲ和Ⅳ区，整个皮瓣的血供良好。但术后腹部遗留长的纵行瘢痕，部分患者发生瘢痕增生，从美容学角度考虑，较 TRAM 乳房再造术略逊色。有资料表明下腹部纵行瘢痕增生的概率明显高于横行瘢痕。

目前 VRAM 乳房再造术仅限于胸部组织缺损严重的患者，其操作方法与 TRAM 乳房再造术基本相同（图 11-23）。

（十四）并发症

TRAM 乳房再造术后的最主要并发症是皮瓣坏死及供区腹壁疝形成。和应用乳房假体再造手术不同，手术并发症取决于假体本身的组织生物学特性，TRAM 乳房再造术后的并发症主要取决于适当的病例选择、手术者的操作方法和经验。应该充分认识到，绝大多数 TRAM 乳房再造术后并发症是可以避免的。

TRAM 应用早期，手术并发症的发生率为 20% ～ 30%（Scheflan，1983；Hartrampf，1987）。Waterson（1990）分析了 346 例 TRAM 乳房再造患者的并发症，1981 ～ 1984 年单纯腹部并发症发生率为 16%，而随着手术经验的积累，1985 ～ 1990 年腹部并发症发生率降到 4%。Hartrampf（1987）

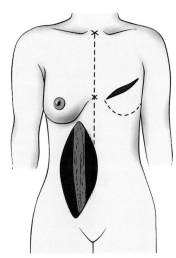

图 11-23　VRAM 的设计，皮瓣位于腹直肌表面

报道了300余例手术并发症发生率，皮瓣部分坏死为6%、完全坏死为0.3%、腹壁疝为0.3%。1991年，他报道皮瓣部分坏死发生率为3.0%、完全坏死为0。并发症的减少归功于手术经验的积累和对危险因素的充分认识。据欧美国家的资料，和并发症有关的危险因素有肥胖、吸烟、以前接受过放疗、高血压及严重的全身性疾病等，并特别强调肥胖因素。Kroll（1989）按肥胖程度分为4个等级：消瘦、标准、肥胖、重度肥胖，其TRAM并发症的发生率分别为15.4%、22.7%、31.4%和41.7%。

1. 皮瓣坏死　处理皮瓣坏死的最佳方法是避免其发生。临床实践证明，单蒂TRAM所能安全携带的面积约占整个皮瓣的60%，选用单蒂TRAM时，应将皮瓣的Ⅳ区和部分Ⅲ区切除。术中预计会发生皮瓣坏死时应将腹壁下血管与腋部血管吻合。TRAM血运障碍早期仅表现为静脉回流不畅、皮瓣淤血花斑，术中应显微吻合血管，如果术后第2天发现静脉淤血，应再次在手术室打开切口，将腹壁下血管与腋窝部血管吻合。

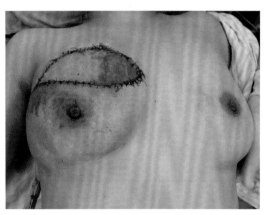

图11-24　TRAM乳房再造后皮瓣血供障碍

皮瓣坏死发生后，待坏死界限明显，彻底清创，去除坏死组织，重新塑形。值得注意的是，清创时应将皮瓣重新舒展，切除坏死组织后重新乳房塑形。如果在塑形状态下切除坏死组织，常因顾忌损伤蒂部而往往清创不够彻底，伤口较长时间不能愈合（图11-24）。

清创塑形后，再造乳房体积有所缩小，大部分患者能接受。对坏死组织范围较大，塑形后再造乳房体积过小的患者，可以二期皮瓣下置入乳房假体。

在坏死界限尚不确定时，应等待坏死界线清楚后再做清创，期间局部涂敷抗生素软膏，如金霉素软膏、磺胺嘧啶银霜等，防止因继发感染或痂下积液加重组织坏死。

2. 腹壁软弱和腹壁疝　腹壁软弱表现为腹壁整体膨隆，腹壁疝则因腹壁局部张力过低，腹内组织经此部位疝出。TRAM应用早期，强调注意皮瓣的血供，过多地将肌肉和鞘膜组织带入皮瓣，腹壁疝的发生率较高，随着皮瓣血供的研究和操作技术的改进，发生率已显著降低。笔者的（1999）一组34例TRAM乳房再造病例中，仅最初1例发生腹壁疝。注意采用肌肉内分离技术，保留较多的腹直肌前鞘，鞘膜双重缝合，清醒前吸痰，及时拔除气管内插管，防止因呛咳造成肌肉缝合口崩裂，术后防止便秘、咳嗽等腹压急剧增高，腹部加压包扎，以及术后3个月至半年内穿戴弹性绷裤等措施有助于防止腹壁软弱和腹壁疝的发生。

为了防止腹壁疝的发生，有研究者主张应用人工补片（涤纶网、尼龙网等）、自体筋膜、真皮组织等加强腹壁（图11-25）。Hein（1998）将皮瓣塑形时切除的皮肤组织去表皮后移植到腹直肌前鞘，加强腹壁，取得了良好的效果。再造方法的选择方面，应选用单蒂TRAM或游离移植，尽量避免双蒂TRAM。

腹壁软弱或腹壁疝发生后，患者应佩带加强型弹力绷裤，直到二期手术矫正。腹壁疝修补术可以和其他局部调整手术一起进行，经腹部原手术切口，分离腹壁软弱或疝出部位，

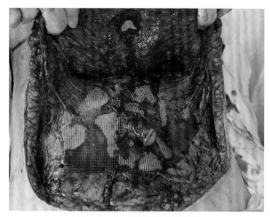

图 11-25　应用人工补片加强腹壁

回纳疝出组织，应用组织补片，固定在周围健康的腹直肌前鞘和肌肉上，或固定在两侧髂嵴上。术后 3 个月内严格穿弹力绷裤，避免腹部剧烈运动。

3. **脂肪硬结液化**　TRAM 携带大量的脂肪组织，而脂肪组织脆弱、血供较差，因血供不良或组织挫伤，易于发生缺血变性或坏死液化。大量脂肪液化时可扪及波动感，需要用注射器将其抽出，加压包扎，常需多次进行。少量的脂肪液化可自行吸收。脂肪变性硬结大部分随时间的延长被吸收，个别情况下形成孤立性脂肪硬性结节，可在其他修整手术的同时予以切除。

孤立的脂肪硬结有时易与肿瘤复发相混淆，局部穿刺病理检查有助于鉴别诊断。

4. **切口裂开**　切口裂开的部位多位于受区皮瓣边缘和缝合时张力过大的供区。在设计供区皮瓣时，应考虑供区能够直接拉拢缝合为度。受区的瘢痕组织边缘应尽量切除。边缘有部分坏死时，应保留缝线，避免过早拆除，起到拉拢伤口的作用，防止创面扩大。切口裂开后伤口换药，二期愈合；较大的创面，肉芽组织长出后，创面植皮修复；也可根据情况，切除瘢痕组织，制造新鲜创面直接缝合。

5. **其他并发症**　其他少见的并发症：①皮瓣下局部积液，可穿刺抽吸或局部引流；②供区瘢痕增生常见于 VRAM，TRAM 较少发生，其处理同瘢痕的治疗，二期瘢痕切除、皮质激素瘢痕内注射、硅凝胶贴剂外敷等；③再造乳房形态不良，主要由于皮瓣塑形方法不当造成，二期针对不同的畸形，应适当调整。

二、扩大背阔肌肌皮瓣乳房再造

传统的背阔肌肌皮瓣不携带周围脂肪组织，组织量少，多需要联合应用乳房假体进行乳房再造，达到与健侧乳房对称。乳房假体作为异物，有假体渗漏破裂、包膜挛缩等并发症，成为人们议论的焦点之一。为了避免使用乳房假体，Bohme（1982）和 Hockin（1983）提出单纯应用背阔肌肌皮瓣，不使用乳房假体进行乳房再造。经不断改进，其被越来越多的人采用。扩大背阔肌肌皮瓣乳房再造传统上是指携带背阔肌周围的脂肪组织一并转移进行再造，最近有学者在此基础上携带部分前锯肌，以增加乳房再造的组织量。扩大背阔肌肌皮瓣乳房再造对中等大小的乳房是一种良好的手术方法，尤其适用于东方女性。

（一）背阔肌周围脂肪分区

Delay（1998）将背阔肌周围可利用的脂肪组织分为 5 个区：①Ⅰ区是位于皮瓣的皮肤部分与背阔肌之间的组织。任何形式的背阔肌肌皮瓣都包含这部分脂肪组织，由肌皮穿支血管供血。②Ⅱ区是去除皮肤部分，背阔肌肌瓣表面的脂肪组织。和Ⅰ区一样由肌皮、肌脂肪穿支血管供应。该部分面积大，可利用的脂肪组织看似菲薄，但累积组织量却很可观。

假定一侧背阔肌的面积为 450cm²，肌肉表面有 0.5cm 厚的脂肪，则脂肪总量可达 225ml。③Ⅲ区为肩胛脂肪区。位于背阔肌的上内侧缘，作为肌瓣的延续，可以折叠使用，增加肌皮瓣的体积。该部分沿背阔肌内上缘向头侧走行，由发自背阔肌的小穿支血管供血。④Ⅳ区为背阔肌前缘的脂肪区。位于背阔肌外侧缘的前方 3～4cm，由背阔肌发出的小穿支血管供血。⑤Ⅴ区为髂骨上脂肪区，位于髂嵴上方，也被称作 love-handle，是背阔肌下缘的延续，由背阔肌的肌脂肪穿支血管供血。该部分位于皮瓣最远端，背阔肌在此移行为腱膜部分，因此该区血供最为脆弱（图 11-26）。

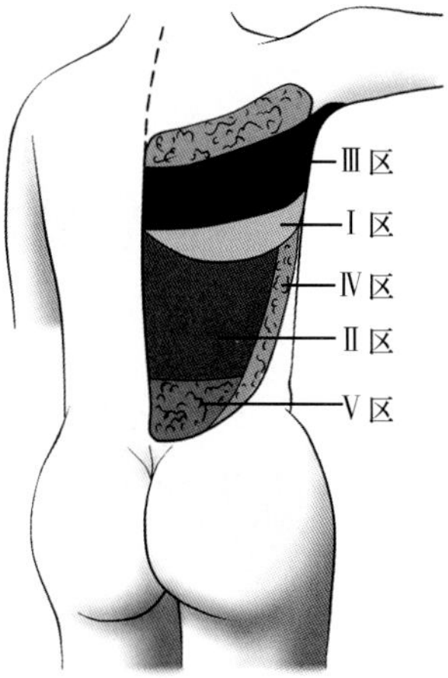

图 11-26　背阔肌周围脂肪分区

（二）术前检查与皮瓣设计

除去常规进行有关肿瘤全身复发的检查外，需重点检查健侧乳房和供区的情况：①背部可以利用的组织。将示指和拇指置于背阔肌前缘，将皮肤捏起，估测可以利用的脂肪厚度。注意观察髂嵴上方脂肪厚度与范围。背部瘦削者仅能再造体积较小的乳房，体态中等者可以再造中等大小的乳房，脂肪肥厚者可以再造较大的乳房（图 11-27）。②测量背阔肌的功能。患肢外展，检查者用手托起患肢，嘱其内收，观察背阔肌肌腹收缩情况，背阔肌收缩功能丧失表明胸背神经受损，同时也意味着胸背血管遭到损伤。乳腺癌根治手术时，损伤胸背神经，背阔肌失神经萎缩，背阔肌肌皮瓣的组织量缩小，应采用 TRAM 等其他方法进行乳房再造。背阔肌功能良好者意味着胸背血管神经保持完整，未被损伤。

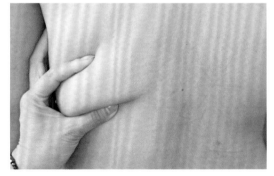

图 11-27　术前估测背部可以用的组织量，以及背部的皮纹方向

皮瓣部分的设计有 3 种方法，为横行、外上内下的斜行及内上外下的斜行（图 11-28）。由于横行的瘢痕为胸罩所遮盖，瘢痕不明显，较为常用。外上内下的斜行皮瓣造成背部纵行瘢痕，影响美观，但方便手术操作，特别是易于五区脂肪的切取。内上外下的皮瓣设计符合背部的皮纹方向，既便于皮瓣的切取，又有助于术后瘢痕的美观。

患者站立位或坐位标画出胸部分离范围腔隙和背部脂肪皮瓣的切取范围（图 11-29）。皮瓣部分呈新月形，向头侧弯曲，新月形皮瓣内侧离背部正中线 3cm，外侧到腋前线皮瓣宽度 7cm 余，以能直接拉拢缝合为度。皮瓣过宽，增加的脂肪组织量有限，反而会造成供区严重并发症。

患者取坐位或站立位，做手术前标志线。

（1）与健侧对称的乳房下皱襞。

（2）手术侧的背阔肌轮廓。

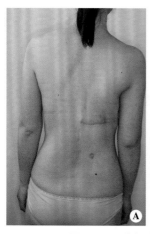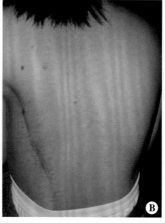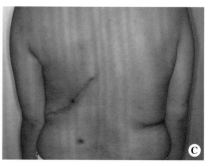

图 11-28 背部皮瓣不同设计方式遗留的瘢痕，以横行和内上外下的瘢痕为佳

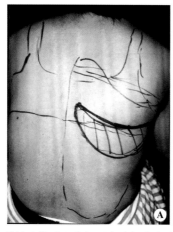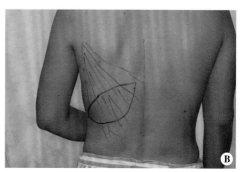

图 11-29 患者站立位或坐位标画出胸部分离范围腔隙和背部脂肪皮瓣的切取范围（皮瓣的两种设计方法）

（3）肌皮瓣设计：首先在背部大致标出胸罩轮廓，在胸罩下缘设计椭圆形皮瓣。皮瓣位于背阔肌上缘肌质部位，呈横行或斜行。皮瓣大小要求既满足乳房再造要求，供区又能直接拉拢缝合。如果采用保留皮肤的乳腺癌根治术，则只需要很少的皮肤。

（三）手术操作

取患侧在上的侧卧位。胸部瘢痕切除和皮瓣游离均可在此体位下进行。术区消毒铺巾后，患侧上肢用无菌单包扎，便于术中移动。

切除胸部瘢痕，在皮瓣下胸大肌表面分离腔隙至术前的标画范围，止血后生理盐水纱布填塞备用。

沿背部标志线作皮瓣切口，切开皮肤后，保留皮下 0.5cm 厚的脂肪，其余脂肪保留在肌肉表面，潜行剥离肌肉、脂肪瓣的切取范围。潜行剥离时，应保持一定的皮下脂肪厚度，保护真皮下血管网，防止供区皮肤部分坏死。于皮瓣前缘在肌筋膜表面分离，显露背阔肌前缘。在背阔肌前缘底面确认血管走行。按所需肌肉的多少切断背阔肌的起点，采用由远及近的皮瓣切取方法，在肌肉深层分离包括胸背血管，将肌皮瓣掀起，向腋窝方向分离。

胸背血管在进入背阔肌以前，发出分支进入前锯肌。特殊情况下，肩胛下血管遭到破坏时，背阔肌肌皮瓣依靠该分支可以维持血供。因此，应尽可能保留前锯肌的血管分支，一般情况下，保留该分支不影响背阔肌肌皮瓣的转移，必要时可以适度游离血管分支的周围组织，增加该分支的长度；另一方面，即便肩胛下血管良好，保留前锯肌的分支，也有助于背阔肌的血供。背阔肌的止点可以保持完整、部分切断或切断后重建腋前襞，一般情况下背阔肌的止点全部切断，这样可以防止再造乳房由于肌肉收缩引起的变形。

在胸前、后两切口间，靠近腋窝做皮下隧道，将背阔肌肌皮瓣经此皮下隧道转移到胸前，暂时固定。供区创缘两侧游离后，放置负压引流，直接拉拢，依次缝合皮下、皮内及皮肤。

调整患者于仰卧半坐位，进行皮瓣塑形。将背阔肌置于分离的胸前腔隙，皮瓣折叠，将脂肪瓣置于皮瓣下。首先将肌皮瓣尽量靠下与胸部肌肉、肋软骨膜和乳房下皱襞皮瓣固定，然后将背阔肌止点分别与锁骨内侧、胸骨旁线缝合固定。在腋前线处肌瓣与侧胸壁固定，缝合在前锯肌筋膜上。胸大肌部分缺如时，将肌瓣与胸大肌缝合固定。调整与健侧对称，去除多余的表皮，沿乳房下皱襞放置引流管，缝合皮肤切口。术后即时再造乳房体积应稍大于健侧，术中保护胸背神经，减少以后肌肉失神经萎缩。伤口包扎时，为防止蒂部受压，术后上肢局部制动 72 ~ 96 小时（图 11-30）。

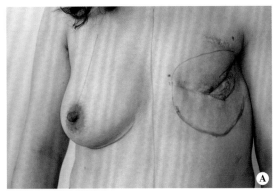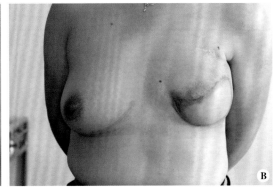

图 11-30 扩大背阔肌后期乳房再造前后

（四）其他扩大背阔肌肌皮瓣方法

McCraw 和 Papp（1991，1994）应用四周扩展背阔肌肌皮瓣（fleur-de-lis flap），也称枫叶状皮瓣，不使用乳房假体进行乳房再造。该方法适用于健侧乳房体积较小和中等大小的患者。在传统背阔肌肌皮瓣的基础上，分别在皮瓣四周延伸呈翼状，携带部分皮肤组织，供区直接缝合。翼状皮肤去除表皮，折叠塑形，增加再造乳房的体积，缺点是背部瘢痕明显。

（五）并发症

扩大背阔肌肌皮瓣乳房再造主要的并发症是供区血肿和血清肿，发生率高达 30% ~ 50%。术中仔细止血，于最低点引出负压引流管，维持引流通畅是预防的关键。其他并发症有供区皮瓣部分坏死、胸部剥离皮瓣边缘愈合不良、部分坏死等。和传统的背阔肌肌皮瓣联合乳房假体进行乳房再造相比，减少了人工乳房假体有关的并发症。因供区分离范围较广，相对增加了供区血肿、血清肿及部分坏死的可能性。

顽固性的血清肿持续时间长，反复处理不愈，个别患者术后 1 ~ 2 年不愈，给患者造成巨大的心理压力。血清肿发生的早期需要反复多次穿刺抽吸，必要时于最低位戳洞重新放置负压引流管，加压包扎。持续时间长的血清肿，周围已经形成假膜，需要对假膜进行处理方能愈合：①放出血清液后，用无水乙醇 10 ~ 15ml 冲洗囊腔，腐蚀假膜造成新鲜创面后，放入负压引流管，加压包扎，必要时可以重复操作。②重新打开切口，切除囊壁，形成新鲜创面，放置负压引流管重新缝合切口。该方法需要重新麻醉，创伤加大（图 11-31）。③局部麻醉下打开皮肤切口，用刮匙搔刮囊壁，填塞碘仿纱条，伤口开放引流，二期愈合；或待创面缩小，肉芽组织长出后清创缝合。

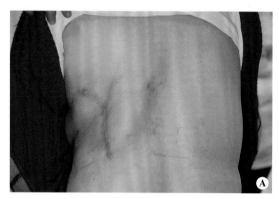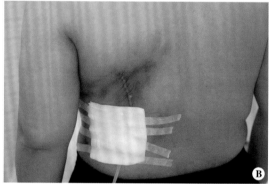

图 11-31　背部血清肿 2 年入院，清创后置入负压引流管

三、臀大肌肌皮瓣乳房再造

臀大肌肌皮瓣乳房再造有两种方法：①以臀上血管为蒂，携带部分上部臀大肌肌肉和脂肪皮肤组织游离移植进行乳房再造；②以臀下血管为蒂，携带下部臀大肌部分肌肉和脂肪皮肤组织游离移植进行乳房再造。该复合组织瓣组织量大，不需要乳房假体，供区瘢痕较腹直肌肌皮瓣和背阔肌肌皮瓣隐蔽，是一种切实可行的乳房再造方法。但可能是由于术中变换体位等原因，其不如 TRAM 和背阔肌肌皮瓣应用广泛。

（一）臀上血管臀大肌肌皮瓣乳房再造

患者取站立位，标画出两侧乳房下皱襞和胸部分离范围。取同侧臀大肌肌皮瓣进行移植。用多普勒血流探测仪测定臀上血管走行，以其为轴心标画出上部臀大肌肌皮瓣。肌皮瓣呈梭形，长轴位于骶骨上缘和髂嵴的连线。用实线标出皮瓣范围，用虚线标出皮下脂肪切取范围（图 11-32），皮下脂肪切取范围大于皮肤范围，以利于充填胸部皮下组织缺损。

患者取侧卧位，患侧向上。先切开皮瓣上缘和外侧缘，于臀大肌外侧股骨大转子上方，钝性分开臀大肌，在臀大肌和臀中肌之间向骶骨方向钝性分离，于臀中肌和梨状肌之间确认臀上血管的走行，然后全部切开皮肤游离肌皮瓣。通常有一条动脉，两条静脉。切取肌皮瓣，缝合供区，调整体位平卧，将皮瓣转移到胸部受区，在显微镜下吻合动静脉。皮瓣塑形，去除多余的表皮。

受区用于吻合的血管有胸廓内血管、胸肩峰血管和其他腋血管的分支，以胸廓内动静脉最为常用。胸廓内血管离胸骨旁线约 1cm，紧贴肋软骨膜。显露血管时应先用骨膜剥离器剥开第 5 肋软骨前面的肋软骨，用咬骨钳咬去肋软骨，然后用小剪刀剪开后面的肋软骨膜，显露胸廓内动静脉，不应和一般切除肋软骨一样，先剥开四周的肋软骨膜，再整段切取肋软骨，否则易损伤血管。有时胸廓内静脉较细，不宜做血管吻合时，应取下肢隐静脉移植到腋静脉，或取上肢头静脉移位与皮瓣血管吻合。

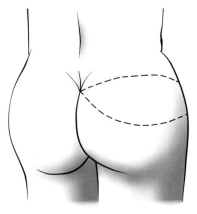

图 11-32　臀上血管臀大肌肌皮瓣乳房再造设计示意图

（二）臀下血管臀大肌肌皮瓣乳房再造

如图 11-33 所示标画出臀大肌肌皮瓣范围，皮瓣下缘位于臀沟处，上缘位于臀大肌表面，皮瓣宽约 10cm，呈纺锤形或新月形，皮瓣下缘长于上缘，以便供区缝合时瘢痕呈弧形，与臀沟一致。

患者俯卧位切开皮瓣下缘，切取部分臀大肌，防止臀大肌切取过多引起功能障碍，自远及近分离皮瓣，注意防止损伤坐骨神经。皮瓣切取后，供区拉拢缝合，调整体位于仰卧位，重新消毒铺巾。将肌皮瓣移植到胸部受区，在显微镜下吻合动静脉。受区血管可以选择胸肩峰血管、胸背血管和胸廓内血管，必要时上肢头静脉移位到胸部与皮瓣静脉吻合（图 11-33）。

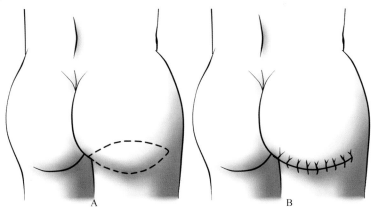

A　　　　　　　　　　　　B

图 11-33　臀下血管臀大肌肌皮瓣乳房再造设计示意图

（三）术后处理

密切观察皮瓣血运。发生血运障碍时及时处理。处理方法同一般显微外科手术，必要时清除吻合口血栓，重新吻合。

患者术后取平卧位，压迫臀部供区。术后根据引流量多少 48 ～ 72 小时拔除引流管。术后 5 天在包扎完好的情况下可采用坐位。臀部垫软座垫，术后 1 周可自由活动，不受限制。

（四）并发症

游离移植手术的最严重并发症是动静脉吻合口血栓形成，造成皮瓣血运障碍。如不及时处理会导致整个皮瓣坏死。虽然其发生率较低，但后果却会导致再造手术失败。正确的皮瓣设计、熟练的显微镜下吻合技术是手术成功的关键。

臀大肌肌皮瓣移植后，个别患者术后早期有下肢活动障碍，经功能锻炼后，大多会消失。

四、股薄肌肌皮瓣乳房再造

股薄肌肌皮瓣乳房再造是近年来报道的一种新方法，其应用日益广泛。股薄肌位于大腿内侧皮下，是一条扁长带状肌，主要营养血管是股深动脉的分支，约在耻骨结节下8cm，肌肉的中上1/3交界处，由深面入肌。股深血管变异较少，恒定出现，便于切取。股薄肌肌皮瓣乳房再造多采用大腿内侧上方的横行设计，位置隐蔽，切取后瘢痕不明显，对功能的影响小。股薄肌的切取可以和胸部手术在同一个体位分组同时进行，不需要变换体位，缩短了手术时间。

该方法适用于大腿内侧上方脂肪组织较多的患者，特别是年长者，或体重增加后减肥者。术前患者站立位，用捏提法估测可以使用的组织量，以及皮瓣可以切取的宽度，皮瓣的宽度以供区直接缝合为度。

站立位画线：①首先用记号笔标出耻骨结节与膝内侧半腱肌之间的连线，该连线为股薄肌的前缘，股薄肌在连线的后方；②在耻骨结节下8cm处标出皮瓣血管蒂的位置；③标出皮瓣的切取范围，皮瓣上界位于大腿与会阴部、臀部的交界处，下界位于大腿内侧上方，皮瓣宽7～10cm、长约12cm，后方不超过大腿后方中线，以站立时看不到瘢痕为限。手术上下同时进行，胸部组分离胸部皮瓣和受区吻合的血管。患者取截石位，常规消毒铺巾，切开皮瓣边缘，自前向后沿肌肉表面分离，显露股薄肌前缘，牵拉肌肉，找到营养血管，逆行追踪血管，尽量增加血管蒂的长度。皮瓣切取后供区直接拉拢缝合。

受区血管一般选用胸廓内血管，用咬骨钳咬出第3或第4肋软骨，用小剪刀剪除肋软骨后侧软骨膜，显露受区血管，在显微镜下吻合血管。受区血管尽量不用肩胛下血管，虽然也有学者使用，肩胛下血管是背阔肌肌皮瓣的营养血管，一般把背阔肌肌皮瓣作为显微外科再造失败后的补救措施，作为"救命皮瓣"使用。

股薄肌肌皮瓣乳房再造的优点是瘢痕隐蔽，对供区功能的影响小；缺点是部分患者皮肤颜色较深，与受区有一定的色差，个别患者大腿上方有毛发生长，可以在皮瓣成活后激光脱毛治疗。年轻瘦削的患者大腿上方可利用的组织量受限，可以联合假体再造。

五、应用乳房假体的乳房再造

乳房假体可以用于即时乳房再造或后期乳房再造，可以直接置入，也可以组织扩张后置入。应用乳房假体的乳房再造，其创伤小，手术操作简便，特别适用于全身状况不适合复杂手术的患者。缺点是再造乳房缺乏一定的乳房下垂，特别是对中老年妇女，健侧乳房下垂明显者不进行必要的调整，很难两侧完全对称。

应用乳房假体再造乳房适用于胸大肌保留的改良根治术后，胸部覆盖组织良好，健侧乳房轻中度下垂的患者。否则需要与背阔肌肌皮瓣联合应用，提供额外的覆盖组织。一般情况下，由于乳房再造患者的胸部皮肤较隆乳患者贫乏，使用的假体以泪滴形毛面硅凝胶乳房假体为首选，也可以使用圆形毛面假体。假体的大小一般为300～450ml，较隆胸的乳房假体要大。应用乳房假体再造时根据患者胸部组织的状况有三种手术方式可以选择：①由于乳腺癌手术后局部皮肤缺损，一般需要先行扩张器皮肤扩张后置入乳房假体；②对于保留皮肤的改良根治术后或皮下乳腺切除后，由于胸部皮肤完全或大部分保留，可以直接置入乳房假体；③对于锁骨下组织缺损或不愿意接受组织扩张的患者，可以联合背阔肌肌皮瓣转移假体置入乳房再造。

应用假体乳房再造时，需要明确手术后可能出现的并发症及其处理方法。应用假体最难预料和处理的是假体周围的包膜挛缩。对于严重的包膜挛缩患者，经过多次手术切除或切开，假体置换后有时仍不能避免挛缩的发生，最后不得不再次实行自体组织移植乳房再造手术。术前应告知患者这种可能性，避免不必要的纠纷。

对于胸部接受过放疗，以及再造术后需要放疗的患者，是假体乳房再造的相对禁忌证。虽然有文献报道使用假体成功进行乳房再造，但仍应慎重选择。采用自体组织乳房再造对这类患者更为恰当。

任何人工组织代用品置入体内都需要一定的健康组织覆盖，置入的层次越深越安全，越不容易发生并发症；相反，置入的层次过浅，覆盖的组织菲薄，则容易出现假体外露等并发症。为了增加假体覆盖的组织，新近有学者将脱细胞人工真皮覆盖在假体表面，以弥补肌肉组织不能完全覆盖的缺点，提高了手术的安全性和再造的效果，成为假体乳房再造的主要进展之一。

（一）假体直接置入乳房再造

不经过皮肤软组织扩张，假体直接置入乳房再造手术的适应证要考虑两个因素：①胸部覆盖组织的质量和组织量，主要是皮肤的量；②对侧乳房的大小与形态，对侧乳房属于中小程度大小、下垂不明显的患者是手术的良好适应证，或者对侧乳房接受乳房缩小等改形手术者。

假体直接置入乳房再造适用于皮肤切除量相对较少、胸部皮肤质地和组织量充足的改良根治术或保留皮肤的乳腺癌改良根治术（skin-sparing mastectomy）后，以及预防性乳房皮下切除术（subcutaneous mastectomy）后的即时再造者，极少数后期乳房再造的患者，如果胸部皮肤的量足够，也可以直接假体置入乳房再造。对于大部分改良根治手术的患者往往需要先行皮肤扩张，二期更换乳房假体。另一方面，对于原来乳房巨大、增生下垂者，皮下乳房切除后常伴有乳房皮肤过多，假体与过多的乳房皮肤不相称，需要在切除乳房腺体的同时对多余的皮肤进行缩小。

假体直接置入乳房再造手术的优点是手术时间短，操作简单，不需要第二次手术，不另外增加新的手术瘢痕，胸部皮肤的色泽良好，没有皮瓣移植供区的损伤等。

乳腺癌切除手术完成后，应首先检查皮瓣的血供情况。皮瓣边缘任何怀疑有血供不良的部分都应彻底切除，必要时改变手术方式，采用扩张器/假体置入的方法。假体置入的层次有两个位置，一是完全肌肉下层次置入假体，在胸大肌下及前锯肌下分离腔隙，假体完全被肌肉覆盖。优点是防止术后因皮瓣边缘部分坏死或切口愈合不良导致假体外露，以及假体放置在肌肉下可以减少包膜挛缩的概率；缺点是一定程度上限制假体的隆突。二是将假体置入胸大肌下，胸大肌的内下起点离断，对假体不能完全被肌肉覆盖的部分用脱细胞真皮覆盖。

手术操作根据原来乳房的大小、是否需要进行皮肤缩小有两种方法。

1. 皮下腺体切除后假体直接置入　采用乳晕边缘或乳房皮肤切口（图 11-34），皮下乳房腺体切除后，在胸大肌下分离至标志范围，剥离层次在肌肉深面，即胸大肌、前锯肌、腹外斜肌和腹直肌前鞘的深面。剥离范围上至第 2 肋间，内达胸骨旁线，外至腋前线，下至乳房下皱襞。胸大肌的内下起点往往需要切断或剥离，检查腔内无遗漏的纤维条索后，仔细止血，用生理盐水冲洗伤口，置入乳房假体。调整体位于半坐位，检查两侧对称后，放置引流，缝合分离的肌纤维和切口皮肤。也可以将胸大肌不能覆盖的部分假体用脱细胞真皮或去表皮的自体真皮覆盖。值得注意的是，乳房下皱襞在乳腺癌切除时如果被游离，需要重新将乳房下皱襞缝合固定在胸壁，重塑乳房下皱襞。

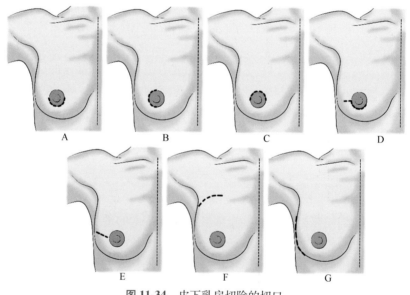

图 11-34　皮下乳房切除的切口

2. 乳房皮肤缩小，腺体切除后假体直接置入　依据垂直瘢痕巨乳缩小的原则，选用乳头乳晕下方梭形切口，在皮下切除腺体的同时纵行切除多余的皮肤（图 11-35）。如果 3 个月后乳房下皱襞有横行多余的皮肤，可以二期通过小的乳房下皱襞切口予以切除。有研究者采用 Wise 切口同时去除横行和纵行多余的乳房皮肤，术后遗留倒 "T" 形的手术瘢痕，在垂直瘢痕巨乳缩小手术得以推广后，这种方法已较少使用。

皮下乳房腺体切除后，在胸大肌下分离至标志范围，剥离层次在肌肉深面，即胸大肌、前锯肌、腹外斜肌和腹直肌前鞘的深面。剥离范围上至第 2 肋间，内达胸骨旁线，外至腋前线，下至乳房下皱襞。胸大肌的内下起点往往需要切断，在肌肉后置入乳房假体。

假体直接置入乳房再造手术的并发症除活动性出血、血清肿、感染等一般外科并发症以外，主要是假体外露和严重的包膜挛缩。假体外露是由于切口裂开，除去感染的因素外，多由于切口皮瓣的血供不良，或假体过大导致切口承受较高的张力。为了防止假体外露，放置假体前要检查皮瓣的血供，切除可疑血供不良的部分，避免假体过大，术中放置引流。

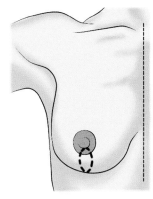

图 11-35 在皮下切除腺体的同时纵行切除多余的皮肤

假体直接放置在皮下时容易发生严重的包膜挛缩，表现为质地变硬、乳房变形、皮肤皱折明显。包膜挛缩的分级采用隆胸术后的 Becker 分级。值得注意的是，根据经验，当皮下腔隙过大，而假体过小时，特别容易发生严重包膜挛缩。当组织腔隙与假体不能很好地匹配时，放置扩张器是很好的方法。扩张器可以作为临时性的器具为假体表面的皮肤起到适应、塑形的作用，同时可以调节切口承受的张力，减轻严重包膜挛缩和假体外露的并发症。

应用乳房假体另一个常见的并发症是出现假体皱褶，严重者肉眼可通过皮肤看到，并可以用手触及。发生的原因是由于假体周围包膜挛缩和假体与皮肤乳罩形成的囊腔不相匹配所致。可以通过松解包膜挛缩、缩小囊腔、更换高黏度内容物的假体、用脱细胞真皮增加组织厚度等方法纠正，严重者需要应用自体组织乳房再造。

（二）组织扩张术后假体置入乳房再造

再造过程分两期进行。第一期是置入软组织扩张器，经一定时间扩张，组织量充足后，二期手术取出扩张器，置入永久乳房假体。手术创伤小，患者恢复快，手术可在局部浸润麻醉或全身麻醉下进行，乳房再造可以在乳房切除手术时即时再造，也可后期再造。乳房切除手术同时置入扩张器可以调节胸部皮瓣的张力，增加皮瓣的适应性，便于两侧乳房对称，减少包膜挛缩的概率。

随着扩张器的发展，可调节的扩张器与永久假体结合在一起，当扩张完成后，可以调整扩张囊到一定体积，在远处做小的皮肤切口，直接拔去扩张器的注射壶，扩张囊作为永久假体置入体内，完成再造。但这种扩张器适用于盐水型的假体，随着对硅凝胶假体的重新认识，传统意义上的扩张技术仍占主流。

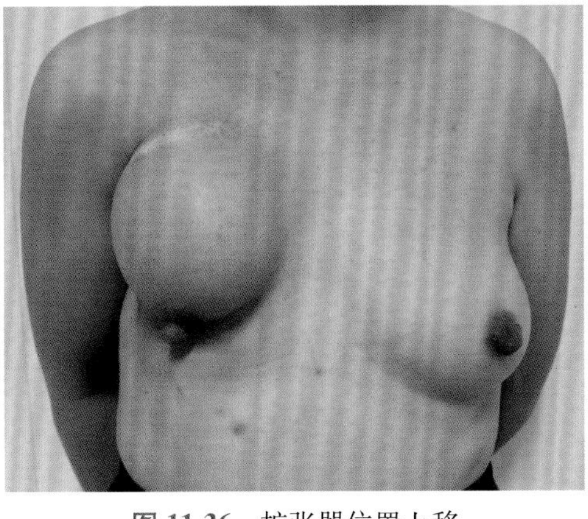

以往使用扩张器放置在胸大肌后，由于胸大肌内下方起点的限制，该处肌肉的张力较大，扩张时容易导致扩张器上移（图 11-36），引起胸部上方的皮肤扩张过度，而内下方扩张不足。为了防止这种畸形的发生，有两项重要的进展：一是扩张器的表面由光面改为毛面设计，减少扩张过程中的移位；二是将胸大肌内下方的起点部分切断，减少此处肌肉的张力（图 11-37），缺乏肌肉覆盖的部位用人工真皮覆盖。另一方面，如果没有毛面的扩张器可供选择，必须使用光面的扩

图 11-36 扩张器位置上移

张器时，放置位置应适当降低，乳房下方剥离的范围应较健侧乳房下皱襞低 1 ~ 2cm。

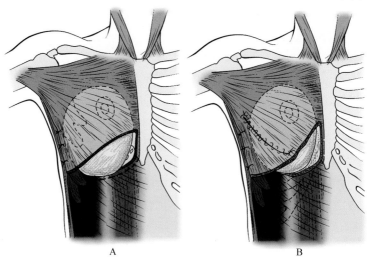

图 11-37　切断胸大肌的内下方起点可以防止扩张器上移，增加扩张的效率

扩张器形状选用圆形。扩张器的容量根据健侧乳房体积而定，应大于永久乳房假体 150ml 以上。术前标记胸部分离腔隙的范围，上至第 2 肋间，内至胸骨旁线，外至腋前线，下至乳房下皱襞下方 2cm。扩张器应置入胸部肌肉深面，减少假体外露等并发症，并利于后期乳头乳晕再造。

1. 手术操作　手术在局部麻醉、硬膜外麻醉或全身麻醉下进行。患者平卧，双上肢固定在身体两侧，外展 90° 固定在托板上会导致胸大肌紧张，不利于扩张器的放置，体位端正，不要扭曲，否则易导致两侧不对称。手术入路选择乳房切除时原有胸部瘢痕切口，只需切开外侧 4 ~ 5cm 即可，不需切开瘢痕全长。瘢痕较宽者，在不影响切口张力的前提下，可以将原有瘢痕一并切除。

切开皮肤，在切口内向深层分离，显露胸大肌，经胸大肌外侧缘在其下方分离腔隙，至术前标记出的分离范围，乳房下皱襞下方 2cm。分离腔隙完成后，冲洗伤口，仔细止血，置入扩张器，扩张囊与注射壶应分开，保持一定的距离，防止注水扩张时损伤扩张囊。放置扩张囊时应舒展，避免成角畸形，防止扩张过程中皮肤裂开。放置负压引流管，缝合真皮层和皮肤。局部加压包扎。

扩张器置入当时注入一定量（100 ~ 150ml）的生理盐水。保留皮肤的乳腺癌改良根治术（skin-sparing mastectomy）即时扩张器置入后，应扩张到与健侧乳房相同大小。术后 2 ~ 4 周首次注水扩张，每次注水量视皮肤扩张程度而定，为 30 ~ 50ml，最终扩张容量应大于乳房假体 50% ~ 75%。注水时用左手扪及注水壶，上下左右触及注水壶的边缘，确定注水壶的中心位置，用细针头垂直刺入壶内至壶底的金属片，稍后退针头，开始注水。每周 1 ~ 2 次注水扩张。扩张到最终容量后尽可能长地维持扩张一段时间，维持扩张时间越长，术后包膜挛缩的概率越低。一般情况下注水扩张完成后 4 ~ 6 周进行第二次手术，取出假体后置入永久乳房假体。

2. 调整扩张囊　二期手术取出扩张器，置入永久乳房假体。患者站立位标出乳房下皱襞，沿原手术瘢痕做切口，取出扩张器，扩张囊周围的包膜一般不需要去除，扩张良好的囊腔大多不需要大的调整。值得注意的是，如果扩张后的皮肤下缘与乳房下皱襞不一致，置入永久乳房假体前，则需要重新塑造乳房下皱襞。扩张时间短暂，一般不超过3个月的患者，重塑乳房下皱襞在相应的位置可以用埋置缝线直接缝合固定。但对时间较长的患者，需要将乳房下皱襞下方的包膜切除，在与健侧乳房下皱襞的对称部位，将皮肤与胸壁缝合固定，形成新的乳房下皱襞，否则形成的假膜不易愈合。扩张不到的部位切开包膜，肌肉下分离，经切口置入假体，放置负压引流管，加压包扎（图11-38）。

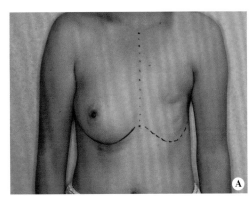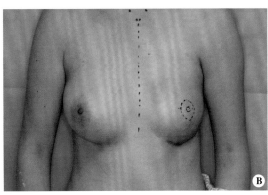

图11-38　扩张器假体置入先天性乳房缺损乳房再造病例

3. 3个月后行乳头乳晕再造　为了克服单纯假体置入再造乳房下皱襞过浅，缺乏下垂形态的缺点，以及增加胸前组织量，弥补组织量的不足，可以将胸腹部皮瓣滑行上移后再置入乳房假体。这些方法只有在特殊的情况下适用，目前已经不常使用。

（1）腹部滑行皮瓣（sliding abdominal flap）：切除胸部手术瘢痕，切口上方在胸大肌下分离皮瓣至第2肋间，内侧至胸骨旁线，外侧至腋前线，切口下方在皮下向腹部剥离，剥离范围达脐部，防止将脐部剥起，内侧过中线，防止腹部不对称。创面止血后，将皮瓣上推，在与健侧乳房下皱襞对称处缝合皮下与肌膜固定，形成新的乳房下皱襞。患者于半坐位将乳房假体置入分离腔隙，调整高低两侧形态对称后，缝合切口，局部加压包扎。对两侧乳房缺如者，也可用此方法进行乳房再造。

（2）胸腹皮瓣（thoracoepigastric flap）：该方法常用于加深乳房下皱襞，Pennisi（1977）首先使用，Kyan（1982）加以推广，Versaci（1987）将其应用到组织扩张器。

首先于站立位标出健侧乳房下皱襞，与其对称部位标出再造乳房的乳房下皱襞，在其皱襞下方2～4cm（依皮肤上行推移范围而定）标出推移后的乳房下皱襞。以新皱襞为中心标志宽度2cm的半月形区域，然后标出假体置入的腔隙范围。

切开新皱襞线中间2/3，长约7cm，切口过长易致切口与原乳房切口瘢痕间组织坏死，切除新月形标志区内的表皮。在切口下缘，胸腹皮瓣沿深筋膜浅层向下潜行分离，分离范围达上腹部，一般12～14cm，有时可达脐上，使切口下缘充分上移达健侧乳房下皱襞水平，分离区域内止血、压迫。于切口上缘深筋膜浅层向上剥离达胸大肌下缘时，切开深筋膜，进入胸大肌下，自胸大肌下向上分离至术前标志范围，必要时离断胸大肌在胸骨下部及肋骨的附着点。将胸腹皮瓣向上推移，将切口下缘去表皮部分的真皮，在与健侧乳房下皱襞的对称部位弧形缝合在肋骨、肋软骨骨膜及肋间组织上，形成再造乳房的下皱襞。用拉钩牵拉胸大肌，显露分离腔，置入乳房假体。调整患者于半坐位，观察两侧对称后，将切口上缘去表皮皮肤与下缘去表皮皮肤贴合作真皮间固定，间断缝合切口（图11-39）。术后局部加压包扎，适当向上托起，减轻切口张力（图11-40，图11-41）。

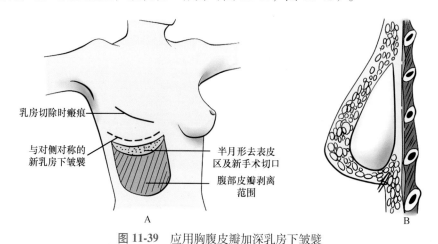

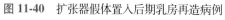

图 11-39　应用胸腹皮瓣加深乳房下皱襞

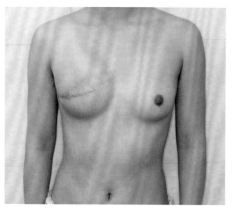

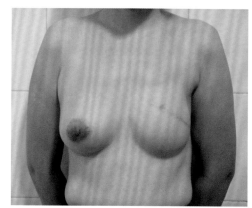

图 11-40　扩张器假体置入后期乳房再造病例　　图 11-41　胸部组织扩张后假体置入后期乳房再造病例

（三）背阔肌肌皮瓣联合乳房假体乳房再造

乳房切除术后胸大肌部分或全部缺如，胸部瘢痕增生，皮肤过紧过薄，锁骨下区凹陷，腋前襞形态消失者，置入乳房假体前需要弥补胸前组织缺损。背阔肌肌皮瓣可以携带扇形肌肉组织，提供良好的胸部覆盖组织。但背阔肌肌皮瓣本身面积大、体积小，除乳腺组织部分缺如或健侧乳房中小者外，单纯应用背阔肌肌皮瓣进行乳房再造，组织量不足，难以两侧对称，需要在肌皮瓣下置入乳房假体，补充再造乳房的体积。

1. 适应证　适用于胸部皮肤过紧，瘢痕挛缩严重，缺乏良好的组织覆盖，不能直接放置乳房假体或扩张器，不适合或不愿采用 TRAM 乳房再造者。术前应检测背阔肌功能。患肢外展，检查者用手托起患肢，嘱其内收，观察背阔肌肌腹收缩情况。个别情况下，乳腺癌根治手术时，损伤胸背神经和胸背血管，背阔肌失神经萎缩，此时背阔肌皮瓣的组织量会进一步缩小，血液供应受到影响，应尽量采用其他方法进行乳房再造。

2. 术前设计　患者取站立位，作术前标志线。

（1）与健侧对称的乳房下皱襞。

（2）手术侧的背阔肌轮廓。

（3）肌皮瓣设计：首先在背部大致标出胸罩轮廓，在胸罩下缘设计椭圆形皮瓣。皮瓣位于背阔肌上缘肌质部位，呈横行或月牙形。皮瓣大小要求既满足乳房再造要求，供区又能直接拉拢缝合。如果采用保留皮肤的乳腺癌根治术，则只需要很少的皮肤。

3. 手术操作　取患侧在上的侧卧位。乳房切除和皮瓣游离均可在此体位下进行。术区消毒铺巾后，患侧上肢用无菌单包扎，便于术中移动。

切除胸部瘢痕，在胸大肌下分离腔隙备用。沿标志线作皮瓣切口，于皮瓣前缘在背阔肌筋膜表面向前分离，显露背阔肌前缘。在背阔肌前缘底面确认血管走行，由背阔肌前缘向下切断其部分起点。在背阔肌筋膜表面潜行分离皮瓣上方和后方，按所需肌肉的多少切断背阔肌的起点。在所需肌肉范围的上缘劈开肌纤维，采用由远及近的皮瓣切取方法，在肌肉深层分离，将肌皮瓣掀起，向腋窝方向分离。胸背血管在进入背阔肌以前发出分支进入前锯肌。找到该分支后，先暂时阻断，确认不影响胸背血管血供时，再结扎、切断。背阔肌的起点可以保持完整、切断或切断后重建腋前襞。

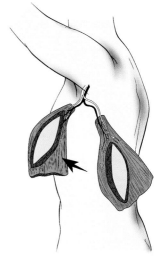

图 11-42　背阔肌肌皮瓣经隧道转移到胸前

在胸前、后两切口间，靠近腋窝做皮下隧道，将背阔肌肌皮瓣经此皮下隧道转移到胸前，暂时固定（图 11-42）。背部供区放置负压引流，直接拉拢缝合。

调整患者体位于平卧位，重新消毒铺巾。将背阔肌置于分离的胸前腔隙，首先将肌皮瓣尽量靠下与胸部肌肉、肋软骨膜和乳房下皱襞皮瓣固定，然后将背阔肌起点分别与锁骨内侧、胸骨旁线缝合固定。在腋前线处肌瓣与侧胸壁固定，缝合于前锯肌筋膜上，防止肌瓣回缩和限制乳房假体外移。胸大肌部分缺如时，将肌瓣与胸大肌缝合固定。皮瓣大部分缝合后，留外侧切口，以便经此放入乳房假体。调整体位于半坐位，在肌瓣后置入乳房假体，调整两侧对称后，放置负压引流，关闭切口。术后上肢局部制动 72 ~ 96 小时（图 11-43）。

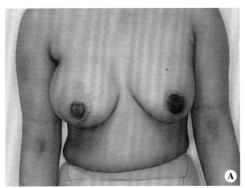
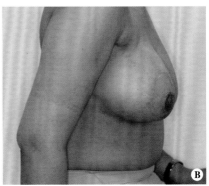

图 11-43　背阔肌肌皮瓣联合假体乳房再造病例

A. 正位；B. 侧位

联合应用背阔肌肌皮瓣和人工乳房假体具有自体组织移植和乳房假体异物两方面的缺点。有关乳房假体的并发症与隆乳术相同，主要为假体周围包膜挛缩。供区血肿和血清肿是最常见的并发症。术中仔细止血，于最低点放置负压引流，维持引流通畅是预防的关键。血清肿发生后，需要多次穿刺抽吸，加压包扎。个别情况下，需要在皮瓣最低点重新戳洞放置负压引流管。供区瘢痕位于胸罩下，可以被胸罩遮盖。个别情况下瘢痕可能增生。

（四）并发症

应用假体乳房再造常见的并发症有血肿形成、假体周围包膜挛缩及皮瓣部分坏死导致假体外露等。和假体有关的其他少见并发症有假体破裂、假体移位、感染、外露，以及对假体的过度担心等。

预防血肿形成，术中应尽可能彻底止血，放置负压引流管，保持通畅，术后适当加压包扎。术后发现有血肿形成，应及时清除积血，再次止血，放置引流管，加压包扎。

应用乳房假体再造硬化率高的原因：①血肿发生率高，血肿机化后导致假体周围包膜挛缩；②覆盖假体的组织量有限，胸前皮肤张力大，皮瓣薄，限制假体的活动，有助于假体周围包膜形成、增厚。预防或减轻包膜挛缩需要防止血肿形成；选择毛面乳房假体，有资料表明毛面假体的包膜挛缩程度明显低于光面乳房假体；增加胸前组织量，对组织量不足者，应联合肌皮瓣转移或软组织扩张后进行乳房再造。

为了防止因皮瓣边缘部分坏死导致假体外露，造成手术失败，假体置入胸部肌肉组织后，特别是对即时再造的患者，假体应争取完全置入肌肉组织后，至少切口部位应有肌肉组织覆盖。

应用乳房假体另一个常见的并发症是出现假体皱褶，严重者肉眼可以通过皮肤看到，并可以用手触及。发生的原因是假体周围包膜挛缩和假体与皮肤乳罩形成的囊腔不相匹配。可以通过松解包膜挛缩、缩小囊腔、更换高黏度内容物的假体、用脱细胞真皮增加组织厚度等方法纠正，严重者需要应用自体组织乳房再造。

假体乳房再造后假体的表现与自体组织不同，随着年龄的增长，假体不能像正常的乳房一样逐渐下垂，而健侧乳房会下垂加重。另一方面，周围环境温度过低，而保暖措施不佳时，部分患者会感觉假体凉，但大部分患者不认为这是问题。

第五节　显微外科技术在乳房再造术中的应用

显微外科技术已在临床上得到广泛开展，其在乳房重建中的应用范围很广，包括游离TRAM、腹壁下血管穿支皮瓣（deep inferior epigastric perforator flap，DIEP）、臀大肌肌皮瓣、股薄肌肌皮瓣等移植再造。TRAM是目前乳房再造最常用的方法之一，被称为乳房再造的标准方法，本章节仅涉及TRAM游离移植。

采用带蒂TRAM再造乳房，切取部分腹直肌及其前鞘，腹直肌遭到破坏，术后是否造成腹直肌肌力和腹壁张力下降，影响体育运动、日常生活及将来的生育，是大家关心的问题之一。

一、TRAM 游离移植

以腹壁下动静脉为蒂 TRAM 游离移植（free TRAM transfer，free-TRAM，muscle-sparing free-TRAM），保持了腹壁下血管为下腹部皮肤皮下组织的主要供血血管，TRAM 血供良好，和带蒂移植相比较少发生脂肪变性硬结；皮瓣仅切取部分腹直肌，减少了腹壁肌肉的损伤。熟练掌握显微外科技术技巧者，皮瓣坏死发生率为 1%～3%。在 20 世纪 90 年代 TRAM 游离移植乳房再造有增加的趋势，不足之处是和带蒂移植相比，手术时间延长了 1～2 小时，要求术者具有熟练的显微外科操作技术，皮瓣成活与否是全或无的结果。

手术操作和带蒂移植基本相同。不同的是首先分离蒂部一侧，确认蒂部安全后再行对侧分离。皮瓣从外侧向内分离，越过腹直肌至外侧穿支血管，在外侧穿支旁 5mm，切开腹直肌前鞘，用血管钳分开腹直肌，显露肌肉后方的腹壁下血管主干，追踪至股动脉的起始处，分离皮瓣时要求尽可能长地保留腹壁下血管。自肌肉后面辨认血管走行，连同腹直肌内侧穿支及中间的部分腹直肌一并切取。观察 TRAM 血供良好，受区血管准备完成后断蒂血管吻合。受区血管一般选用胸背血管、胸廓内血管和腋动静脉的分支血管等（图 11-44）。值得注意的是，选择胸廓内血管吻合时，虽然所需腹壁下血管长度有限，但仍建议尽可能长地分离腹壁下血管，保留备用，以便发生吻合口阻塞，患侧胸廓内血管不能使用时，改为与健侧胸廓内血管或胸背血管吻合。胸廓内血管位于胸骨旁 1cm，紧贴软骨下。显露胸廓内血管时，一般选用切除第 3 或第 4 肋软骨，多选用第 3 肋软骨，首先用骨膜剥离子剥离肋软骨前面的软骨膜，用咬骨钳咬除肋软骨，然后用眼科小剪刀剪开肋软骨底面的肋软骨膜。如果按一般方法剥离肋软骨四周软骨膜后再切除肋软骨，易于损伤胸廓内动静脉。胸廓内静脉过细不能使用时，需要取下肢隐静脉移植与胸背静脉桥接，或将上肢头静脉逆转移位与皮瓣静脉吻合。

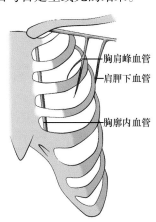

图 11-44 TRAM 游离移植可供选择的受区血管

（标注：胸肩峰血管、肩胛下血管、胸廓内血管）

随着对腹直肌血供方式认识的深入，为了进一步减少切取 TRAM 对腹壁功能的影响，在切取皮瓣时仅切取血管周围的小部分肌肉组织，保留大部分的肌肉和腹直肌前鞘，被称为改良的保留部分腹直肌的 TRAM（muscle-sparing TRAM）和保留前鞘的 TRAM（fascia-sparing TRAM）。目前一般情况下游离 TRAM 就是指保留部分腹直肌的 TRAM。

术后 1 周内密切观察皮瓣的血液循环情况，怀疑有吻合口血栓形成时，应及时手术探查，切除栓塞部分，重新吻合。

二、腹壁下血管穿支皮瓣

Koshima 和 Soeda（1989）首先报道了完全不带腹直肌的 DIEP。Allen 和 Treece（1994）率先将 DIEP 应用到乳房再造。DIEP 是以腹壁下血管为血管蒂，以其在脐周的主要血管分支为滋养血管的下腹部皮瓣。皮瓣形状和设计与 TRAM 相同。手术首先在蒂部一侧寻找腹壁浅血管，注意腹壁浅静脉的粗细，当腹壁浅静脉直径＞ 1.5cm 时应保留吻合该静脉，一般情况下腹壁浅静脉粗大时往往腹壁下静脉较细。然后在腹直肌前鞘表面找到腹壁下血管的外侧和内侧穿支，确认直径＞ 1cm 的主要营养穿支血管，有时没有明显的主要穿支时需要带入 2 个或 3 个穿支血管。在穿支周围切开前鞘，向上、下延长前鞘切口，用橡皮带套入穿支以轻轻牵拉，提起周围的腹直肌，沿其走行分开腹直肌，追踪到腹直肌后腹壁下血管主干。分离过程中为了保护血管，可以借助放大镜完成。必要时为了保护供血穿支血管，可以在血管周围保留少许肌肉组织。蒂部完成后，再进行对侧皮瓣的分离，这样当穿支血管有疑问时，可以改用对侧带蒂转移。皮瓣形成后与胸部受区血管在显微镜下吻合。

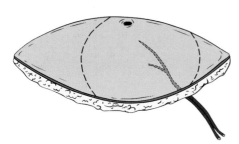

图 11-45　DIEP 的安全供血范围，术中去除两侧供血可疑区域，增加手术的安全性

该方法的优点是最大限度地保留了腹直肌的形态与功能，将腹壁的损伤程度降到最低水平。缺点是手术操作相对烦琐，手术时间延长，分离血管时易损伤穿支血管，特别是完全不带腹直肌时，增加了皮瓣失败的概率。与带部分肌肉组织的 TRAM 相比，其安全供血的范围较低（图 11-45），皮瓣发生硬结等缺血现象的概率增加。

三、腹壁下浅动脉皮瓣

腹壁下浅动脉皮瓣（superficial inferior epigastric arterial flap）是指以腹壁浅血管为蒂进行转移，皮瓣位于腹直肌表面，完全不破坏腹直肌，腹壁的功能得以最大限度的保留。但是，腹壁浅血管的变异较多，大约只有 20% 的患者可以采用该方法。

皮瓣设计与 TRAM 相同。首先切开皮瓣的下缘，仔细寻找腹壁浅血管。如果血管直径＞ 1.5mm，则可以进行 SIEA 手术；如果没有合适大小的腹壁浅血管，则改用 DIEP；如果也没有主要的穿支血管，则建议改行保留部分腹直肌的 TRAM 转移；如果一侧皮瓣分离时蒂部受损，多数情况下为了安全起见，建议改行对侧的带蒂移植（图 11-46）。

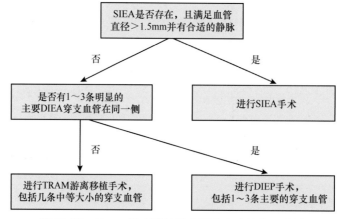

图 11-46　TRAM 游离移植乳房再造方法的合理选择

四、其他形式增强血供的 TRAM

正常状态下腹直肌及其表面皮肤由腹壁上血管和腹壁下血管双重供血，腹壁下血管占有优势。单蒂 TRAM 形成后，皮瓣血供由腹壁上血管供给，其结果包括以下 3 个方面：①腹直肌肌皮瓣由正常状态的双重供血变成腹壁上血管单一供血，和生理状态下的血供方式不符；②单蒂 TRAM 的安全使用范围为整个肌皮瓣的 60%，超出此范围，皮瓣会有部分坏死的可能；③皮瓣易发生静脉回流不畅，皮瓣淤血，皮下脂肪发生变性，形成局部硬结。为了改善血液循环不足，恢复生理状态下的血供方式，在单蒂皮瓣的基础上附加血管吻合，可提高皮瓣的安全性，减少皮瓣坏死和皮下组织变性。可吻合的血管有蒂部同侧腹壁下血管、蒂部对侧腹壁下血管、蒂部同侧或对侧腹壁浅静脉等。Hartrampf 最早将附加血管吻合的皮瓣统称为 super-charged TRAM。Yamamoto 等为了区分不同的手术方式，将附加血管吻合的皮瓣分为 super-charged 和 turbo-charged 皮瓣。

1. super-charged TRAM　将蒂部对侧腹壁下动静脉和胸背动静脉或腋动静脉的分支吻合。适用于胸部缺损量大，伴有锁骨下区凹陷和腋窝组织缺损，需要整个皮瓣组织进行再造者，或有腹部正中瘢痕，蒂部对侧受影响的患者（图 11-47A，B）。

2. turbo-charged TRAM　将蒂部同侧的腹壁下动静脉和胸背血管吻合。适应证和单蒂 TRAM 相同（图 11-47C，D）。

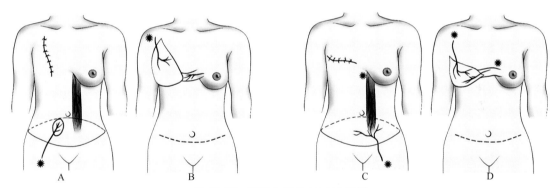

图 11-47　增强血供的 TRAM 皮瓣

A，B. super-charged TRAM；C，D. tturbo-charged TRAM

3. super-drainage TRAM　TRAM 移植后最主要的问题是静脉回流不畅，皮瓣淤血。为此单纯将腹壁下静脉与胸背静脉吻合，不吻合动脉。很多临床医生都曾应用过该方法，Yanago（1999）首次将其称为加强引流的 TRAM（super-drainage TRAM）。

4. 吻合神经的 TRAM　TRAM 乳房再造术后感觉的恢复在形态问题解决后开始引起人们的注意。TRAM 乳房再造，术后 10 个月至 1 年触痛觉渐渐恢复，但感觉恢复不恒定，一部分患者恢复较好，一部分较差。Slezak（1992）首先报道吻合肋间神经的 TRAM 乳房再造，随访 3～6 个月，认为感觉恢复好于不吻合神经者。之后 Shaw（1997）、Yauo（1998）得出相同的结论。

第六节　再造乳房局部修整术

乳房再造术后 3 个月内组织经过自我调整，再造乳房的形态发生微妙的变化。一般经过 3 个月形态基本稳定后，对一些局部畸形，根据患者的要求进行局部调整。手术多在门诊手术室进行，不需住院。

一、局部抽吸术

局部抽吸术适用于再造乳房较健侧体积大、局部隆突、剑突下蒂部隆突等畸形。TRAM 的蒂为肌肉蒂，3 个月内肌肉发生组织变性，蒂部隆突部位也可以用抽吸法矫正。抽吸时多用 20ml 或 60ml 注射器负压抽吸。抽吸前站立位，标画出抽吸范围，经原手术瘢痕插入抽吸管，此时感觉尚未恢复，一般不用注射局部麻醉药或肿胀液，即采用干吸法。两侧对称后，挤压出残留积液，缝合切口，视具体情况放置引流，局部加压包扎。术后如发现畸形仍未完全矫正时，可以间隔一定时间再次抽吸（图 11-48）。

二、局部脂肪颗粒移植

再造乳房除去局部隆突外，有些地方表现为局部凹陷，最常见于锁骨区域，多由于脂肪填充不足造成。治疗时采用局部脂肪颗粒注射移植的方法矫正（图 11-49）。

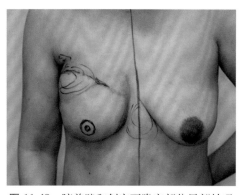 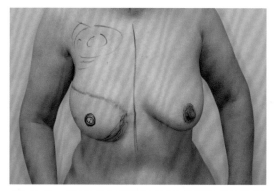

图 11-48　腋前壁和剑突下隆突部位局部抽吸　　图 11-49　锁骨下局部凹陷区域自体脂肪移植修复

三、腹部供区"猫耳朵"修整

TRAM 术后腹部供区两侧髂嵴处部分患者会留有"猫耳朵"，乳房再造术后 3 个月乳头乳晕再造需要植皮时，可以在局部麻醉下切除"猫耳朵"，移植到乳晕区域，也可以择期手术，延长手术切口，切除多余的皮肤，调整缝合。

四、腋前襞形态矫正

乳腺癌根治术后乳房再造手术，皮瓣应充填锁骨下凹陷，固定于上臂内侧，塑造出腋前襞形态。由于种种原因，如皮瓣长度不足或远端脂肪吸收等，腋前襞形态欠佳，表现为肩关节与再造乳房之间凹陷，患者穿泳衣时仍感到不便。乳房再造 3 个月后，设计局部皮下组织瓣转移，衬垫在凹陷处，重新塑造腋前襞形态。

五、变性脂肪硬结切除

脂肪硬结多见于 TRAM 乳房再造术后。TRAM 携带的脂肪组织量大，在皮瓣边缘部位，脂肪组织因血供不佳或组织损伤发生变性，局部形成硬结。随着时间的推移，大部分被吸收，个别形成孤立性结节者，易与肿瘤复发相混淆，择期在局部麻醉下予以切除，手术可以与其他修整手术一并进行。

六、瘢痕修整及创缘修整

瘢痕增生可以发生在受区瘢痕组织边缘部分坏死、伤口二期愈合后，也可以发生在皮瓣供区（11-50）。供区瘢痕多发生在 VRAM，而 TRAM 较少发生。个别患者，再造乳房脂肪部分吸收后，受区创缘与皮瓣创缘缝合处出现阶梯样落差，待皮瓣稳定后，切除修整缝合（图 11-51）。增生性瘢痕的治疗按瘢痕的治疗原则进行，需要瘢痕切除后皮下减张缝合。

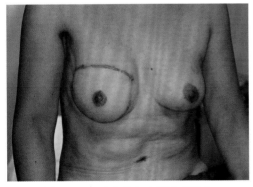 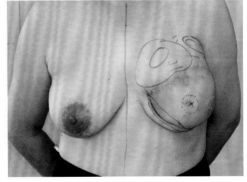

图 11-50　再造乳房边缘瘢痕增生　　　　图 11-51　再造乳房边缘出现阶梯样落差，切除缝合修复

七、假体置入体积增大

TRAM 乳房再造术后体积不足，多发生于双侧乳房再造或皮瓣部分坏死范围较大而行清创术后。待皮瓣稳定后，可以皮瓣下假体置入，增加再造乳房的体积。

八、对侧乳房修整手术

一般情况下，乳房再造应遵循与健侧对称的原则，尽量减少对健侧乳房的手术操作，特殊情况下，如健侧乳房明显下垂、健侧乳房体积过小等，酌情对健侧乳房按整形外科原则进行乳房缩小、增大或悬吊手术。

第七节　乳房部分缺损的修复

有很多原因如外伤、肿瘤、炎症等均可以造成乳房部分缺损。早期乳腺癌的保乳治疗目前已广泛开展。保乳治疗包括肿块切除、前哨淋巴结活检、腋窝淋巴结酌情清扫，以及术后放疗。保乳治疗常常造成乳房部分缺损，文献报道肿瘤切除放疗后 20% ~ 30% 的乳房外形受到严重影响，约 71% 的患者保乳治疗后需要进行乳房部分缺损的修复。另一方面，越来越多的女性在青春期进行隆胸治疗，其中有部分患者隆胸后继发反复感染、血肿及严重的包膜挛缩等，往往最后需要利用自体组织进行部分缺损的修复。

乳房部分缺损的部位、程度差异很大，因此治疗方法因人而异。适当的分类对治疗方法的选择具有很大的帮助，目前尚没有统一的分类方法。Fitoussi 将部分乳房缺损分为 5 种类型：①患侧轻微畸形，通过瘢痕修正、Z 成形术或脂肪移植可以纠正；②患侧乳房形态体积良好，而对侧乳房过大或下垂，两侧不对称，需要通过健侧乳房整形手术修复；③乳房变形严重，需要通过腺体组织瓣重新调整或乳房假体置入进行修复；④乳房严重变形，组织缺损明显，需要进行乳房皮肤和腺体缺损的修复，常用的肌皮瓣有背阔肌肌皮瓣、腹直肌肌皮瓣等；⑤乳房严重变形，需要进行乳房皮下切除乳房再造修复。

依据治疗方法将乳房部分缺损分为 3 种类型：①乳房变形，但没有明显的皮肤和腺体缺损，通过皮肤或腺体的调整可以达到修复目的，不需要进行远位组织移植；②伴有乳房皮肤或腺体的部分缺损，需要进行皮肤和腺体的移植修复；③乳房组织严重缺损变形，原有的组织不足以使用，需要进行乳房再造手术。每一种类型又根据健侧乳房的形态分为需要或不需要健侧乳房进行整形手术（表 11-1）。

表 11-1　乳房部分缺损的分类

	缺损程度	治疗方法
Ⅰa	乳房变形，以皮肤为主，无明显组织缺失，不需要组织移植	皮肤瘢痕修整或局部皮瓣修复
Ⅰb	皮肤、腺体变形	腺体组织调整
Ⅱa	腺体组织缺失，不伴有皮肤缺损	肌瓣或脂肪组织充填
Ⅱb	腺体及皮肤同时缺损	皮肤、腺体同时修复，肌皮瓣修复
Ⅲ	乳房严重缺损	乳房再造

乳房部分缺损的治疗方法依据缺损的程度适当选择，常用的方法有以下几种。

1. 皮肤瘢痕修正（图 11-52）　包括 Z 成形术、局部小皮瓣修正等。

2. 腺体瓣移位调整（breast re-distribution）　通过腺体瓣移位，将周围的腺体组织充填局部缺失，移位的方式大多以任意皮瓣的血供方式进行。

3. 自体脂肪颗粒移植　对不伴有皮肤缺失的局部凹陷，或整个乳房较小的情况，可以抽取腹部或大腿脂肪颗粒，注射移植到乳房，修复局部缺损。在脂肪供区部位注射肿胀液，用 20ml 注射器抽取脂肪颗粒，静置沉淀或低速离心处理后，将脂肪颗粒注射到乳房凹陷部位，术后局部制动。

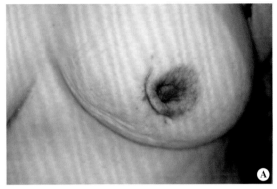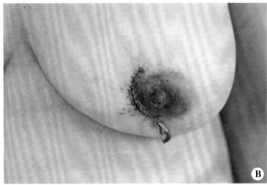

图 11-52　乳房瘢痕局部修复

4. 背阔肌肌瓣 / 肌皮瓣　胸部瘢痕切除松解止血后生理盐水纱布填塞备用，确定皮肤和乳房腺体的缺损量，估计切取肌皮瓣的组织量，一般情况下只需要部分背阔肌。沿背部标志线做皮瓣切口，潜行剥离肌肉、脂肪瓣的切取范围。在背阔肌前缘底面确认血管走行。按所需肌肉的多少切断背阔肌，采用由远及近的皮瓣切取方法在肌肉深层分离，保护胸背血管，将肌皮瓣掀起，在胸前、胸后两切口间，靠近腋窝做皮下隧道，将背阔肌肌皮瓣经此皮下隧道转移到胸前，固定塑形。供区创缘两侧游离后，放置负压引流，直接拉拢缝合（图 11-53）。

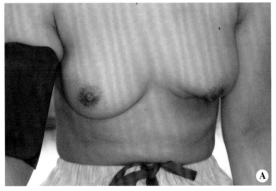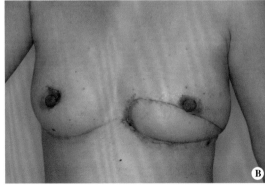

图 11-53　乳房部分缺损，背阔肌肌皮瓣转移修复

5. 侧胸壁穿支皮瓣　该皮瓣位于腋下，可以被胸罩遮盖，尤其是年长的患者该部位可利用的组织丰富，是乳房部分缺损修复的良好方法。该皮瓣以胸背血管、侧胸壁血管或肋间血管穿支为供养血管。皮瓣呈三角形，底部位于腋前线，皮瓣底部的高度为 5 ~ 7cm，皮瓣位于第 4 或第 5 肋间。如果皮瓣需要利用皮肤修复乳房下部时，以第 5 肋间为蒂；如果皮瓣需要去表皮充填乳房，则以第 4 肋间为蒂。皮瓣弯向上方，与肋骨走行一致，长可

以达到 15cm，从皮瓣外侧向腋前线在肌肉表面分离，首先遇到胸背血管穿支。如果血管合适则利用该血管为蒂；如果血管太细不能应用，则继续向前分离，找到侧胸壁血管分支；如果该血管穿支仍不能应用，则继续分离，以肋间血管穿支为蒂（图 11-54）。

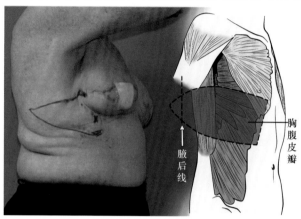

图 11-54 侧胸壁穿支皮瓣修复乳房部分缺损

6. 腹直肌肌皮瓣　胸部瘢痕切除松解后，确定皮肤和乳房腺体的缺损量，估计切取肌皮瓣的组织量，多需要部分下腹部 TRAM。

（孙家明）

参 考 文 献

亓发芝，陈君雪，顾建英，等. 1999. 应用下腹直肌肌皮瓣进行乳房再造. 中国临床医学，6：390-391.

亓发芝，陈君雪，顾建英，等. 2000. 保留皮肤的乳腺癌根治术后即时乳房及乳头再造. 中华医学美容杂志，6：234-236.

亓发芝，顾建英，张学军，等. 2000. TRAM 乳房再造术中的美学分析. 中华医学美容杂志，6：86-88.

亓发芝. 2001. 乳房整形再造外科. 北京：人民卫生出版社.

沈镇审，邵志敏. 2004. 乳腺肿瘤学. 上海：上海科技出版社.

左文述. 2006. 现代乳腺肿瘤学. 济南：山东科学技术出版社.

Fitoussi AD，Berry MG，Couturaud B，et al. 2010. Management of the post-breast-conserving therapy defect：extended folloe-up and reclassification. Plast Reconstr Surg，125：783-791.

Jensen JA. 1999. Should improved mastectomy and reconstruction alter the primary management of breast cancer? Plast Reconstr Surg，103：1308-1310.

Levine JL，Soueid NE，Allen RJ. 2005. Algorithm for autologous breast reconstruction for partial mastectomy defects. Plast Reconstr Surg，116：762-767.

Nelson JA，Guo Y，Sonnad SS，et al. 2010. A comparison between DIEP and muscle-sparing free TRAM flaps in breast reconstruction：a single surgeon's recent experience. Plast Reconstr Surg，126：1428-1435.

Salgarello M，Visconti G，Barone-Adesi L. 2010. Nipple-sparing mastectomy with immediate implant reconstruction：cosmetic outcomes and technical refinements. Plast Reconstr Surg，126：1460-1471.

Slavin SA，Schnitt SJ，Duda RB，et al. 1998. Skin-sparing mastectomy and immediate reconstruction：oncologic risks and aesthetic results in patients with early-stage breast cancer. Plast Reconstr Surg，102：49-62.

下篇　甲状腺外科手术要点、
难点及对策

第十二章 甲状腺外科手术学基础

第一节 甲状腺手术发展史

甲状腺手术发展史是一个漫长而艰辛的过程，最初的手术致死率非常高，随着手术学的发展，包括仪器设备、解剖学、麻醉学、抗菌技术的发展及经验的累积，甲状腺手术已经可以由经验丰富的外科医生普遍、安全地开展。甲状腺切除术最早是在 12 ~ 13 世纪提出，采用挂线、高温烙铁和腐蚀性粉末等方法，但往往导致致命的风险。19 世纪著名的外科医生 Theodor Billroth，他完成的最初 20 例甲状腺切除术的死亡率竟达 40%，导致其最终放弃开展该手术。但随着各项技术的显著发展，他的甲状腺手术死亡率降至 8.3%，成为当时全世界最有经验的甲状腺外科医生之一。而被誉为"甲状腺手术之父"的 Theodor Kocher 由于其在"甲状腺生理、病理及手术方面"的贡献，成为第一位荣获诺贝尔生理学或医学奖的外科医生。他最初的 101 例甲状腺切除术的死亡风险为 12.8%，到 1917 年去世时，他共完成约 5000 例甲状腺切除术，报道的手术死亡率仅 0.5%。美国外科医生 William Stewart Halsted 于 1899 年拜访了 Kocher，并采用 Kocher 的手术技巧开展甲状腺切除术。到 1907 年 Halsted 已经为 90 位 Graves 病患者实施了手术，死亡率为 2%。1908 年 Charles Mayo 对自己为 234 例甲状腺功能亢进（简称甲亢）患者施行的甲状腺切除术进行了报道，和 Halsted 一样，结合采用了 Kocher 的甲状腺切除相关技术，包括对于严重的甲亢患者，在切除甲状腺腺体前，先结扎一侧或双侧甲状腺上下极血管蒂，并与梅奥诊所甲状腺团队的内分泌学同事 Henry Plummer 合作，对甲亢患者采用碘剂进行术前准备，使手术死亡率降至 1%，并将多次手术的发生率由 50% 降至 2%。

除了 Plummer 和 Mayo 在降低多次手术率方面取得的显著成绩，19 世纪末到 20 世纪初，甲状腺手术的切除范围也逐步演进。Billroth 的第一助手 Anton Wolfler 详细报道了手术造成的喉返神经损伤和术后的手足抽搐。1891 年 Eugene Gley 第一个报道了手足抽搐是由于无意中切除了甲状旁腺或损伤了其血供造成。波兰的外科医生 Jan Mikulicz 首次报道了"为了避免对喉返神经的损伤，部分切除甲状腺腺叶"的方法，并写道"对于另一侧腺叶，仅部分切除，保留甲状腺下邻近动脉的部分腺体，之所以进行这种尝试，是观察到这种术式不会导致不幸的发生"。Mikulicz 的这种尝试，说明甲状腺部分或次全切除术在技术上的可行性。以上这些甲状腺外科领域的先驱，为现代甲状腺外科手术治疗奠定了坚实的基础。

而近年来，甲状腺外科手术更趋向精细化，并开展了腔镜下甲状腺手术及机器人辅助甲状腺手术等手术方法，而术中喉返神经监测技术和甲状旁腺负显影技术等技术的应用，也进一步降低了甲状腺手术相关并发症的发生。甲状腺外科医生的起点，毋庸置疑是标准的甲状腺开放手术。熟悉掌握这一手术的外科解剖原理，是进行所有甲状腺手术必备的入门步骤。

第二节　甲状腺手术的切除范围

甲状腺疾病是否选择甲状腺手术及甲状腺手术的切除范围受多种因素的影响。这些临床指标包括患者年龄（小于 20 岁和大于 60 岁的患者具有更高的恶性风险）、患者性别（男性具有更高的恶性风险）、甲状腺恶性肿瘤综合征的家族史 [如家族性乳头状癌、错构瘤综合征（Cowden 综合征）和多发性内分泌腺瘤（MEN2A 或 MEN2B 型）]、放射线暴露史尤其是幼年暴露史，以及迅速增大的甲状腺肿块病史。在体检时应特别留意甲状腺结节的大小、质地及活动度。而声带麻痹和淋巴结肿大则提示恶性的可能性极高。促甲状腺激素（TSH）水平升高和一些特定的超声检查发现（包括质地坚硬，边界不规则，粗大钙化，微小钙化，结节中央血流信号，纵横径比 ≥ 1 及弹性成像显示硬度和密度增加）也提示恶性风险增加。当然，细胞病理学在决定是否进行甲状腺切除术及切除范围中占据至关重要的地位。这些细胞学检测结果虽然重要，但也应当与上述重要的临床指标结合起来综合运用，而不能单独孤立地依据细胞病理学进行评判。尽管仍未在临床常规使用，但细针抽吸（FNA）细胞学标本的分子生物学评估（包括检测 BRAF、RET/PTC、RAS、PAX8/PPAR γ 基因和半乳凝素 -3 的免疫组织化学染色）也将在评估恶性可能性中发挥重要作用。

一、基于 FNA 细胞学检查的甲状腺手术切除范围

美国国家癌症协会于 2007 年在 Bethesda 对甲状腺细胞病理学术语进行了整理并提出指南，即甲状腺细胞病理学 Bethesda 报告系统（TBSRTC）。该指南将甲状腺 FNA 细胞学评判结果分为六大类：无法诊断，良性，未定性的不典型病理改变 / 未定性的滤泡性病变，滤泡性 /Hurtle 细胞肿瘤，可疑恶性病变及恶性。最近，根据 2017 版 WHO 甲状腺肿瘤分类的变化，结合旧版 TBSRTC，提出了 2018 年新版 TBSRTC。这里将分别讨论对于这几类细胞病理学结果外科医生的应对措施。正如前文所述，临床工作者应该根据总体情况，将FNA 细胞学结果结合病史、体检等临床指标进行综合评判。有时，FNA 细胞学结果显示为良性但临床指标高度怀疑恶性者，也推荐进行手术切除，这种情况并不少见。

（一）良性结节

当穿刺活检获得足够多的细胞并诊断为良性时，一般建议定期超声检查评估而非手术。

除非由于结节巨大或患者为消除顾虑强烈要求手术，可以进行甲状腺切除术，并多采用单侧甲状腺叶切除术。

（二）无法诊断的结节

此时应在超声引导下进行重复穿刺。50% 的病例在进行重复穿刺后可获得诊断。反复多次 FNA 结果均无法明确诊断时，可行诊断性甲状腺叶切除术，也可考虑粗针穿刺活检。此类结节中约 10% 为恶性。

（三）滤泡性肿瘤或 Hurtle 细胞肿瘤

如果穿刺活检结果提示滤泡性肿瘤或 Hurtle 细胞肿瘤，一般可行甲状腺叶切除术，并通过组织学评估完整的包膜进行诊断，冰冻切片检查不适用于这类结节。新版指南提出，也可在 FNA 基础上进行分子标志物检测。但是需要告知患者，有约 20% 的可能性要进行再次手术。根据患者的性别（男性恶性风险高于女性）和病变大小（直径 > 4cm 的恶性风险更高），如果结节具有较高的恶性风险，建议进行双侧甲状腺全切术。根据患者年龄，如果患者为甲状腺癌，其年龄为不良预后因素时或对侧甲状腺叶存在未做活检的实性结节时，也可初次手术即行双侧甲状腺全切术。

（四）可疑甲状腺乳头状癌

FNA 检查结果怀疑为乳头状癌的病例中大约有 60% 最终诊断为恶性。一般推荐行甲状腺叶切除术加术中冰冻切片和细胞学印片检查。如果术中病理学诊断为乳头状癌，则行甲状腺全切术或单侧腺叶切除术。可疑淋巴结的穿刺活检有助于乳头状癌的诊断。

（五）髓样癌、未分化癌或淋巴瘤

初次穿刺活检提示为甲状腺髓样癌的病例需要排除嗜铬细胞瘤和甲状旁腺功能亢进，并需要进行放射影像学检查评估颈部淋巴结状况，可能需要进行双侧甲状腺全切术和中央区颈淋巴结清扫术，以及单侧或双侧的颈侧区淋巴结清扫术。血降钙素、癌胚抗原（CEA）水平及 RET 突变分析有助于确定病情严重程度及判断患者为遗传性还是散发性。如果病理诊断为未分化癌，一般建议手术，尤其是大体病变可以切除的情况下，但是这种情况相对少见。由于未分化癌的诊断关系重大，因此 FNA 诊断后可以考虑行开放式的切除活检。对于未分化癌，更常见的手术方法是甲状腺峡部切除术加组织病理学检查；如果气道受累，可能需要同时进行气管切开术。FNA 诊断为淋巴瘤的病例，需要进一步行粗针穿刺活检或开放式活检/峡部切除术，从而明确组织病理学亚型。

（六）甲状腺乳头状癌

关于分化良好的甲状腺癌，尤其是甲状腺乳头状癌（PTC）的手术切除范围，头颈部肿瘤外科已经争论了几十年。大部分 PTC 患者可以长期存活。也正因为如此，随机化前瞻性研究很难实施，这也是关于 PTC 手术切除范围的争论僵持不定的原因之一。此前，基于

Bilimoria 等的研究，美国甲状腺协会（ATA）和美国国家癌症综合网络（NCCN）指南推荐所有直径大于 1cm 的 PTC 行双侧甲状腺全切术或近全切除术，因为这便于术后放射性碘治疗和扫描的实施，以及定期的血清甲状腺球蛋白水平监测。近年来，ATA 等指南对于直径小于 4cm 未侵及甲状腺包膜的肿瘤，推荐可以仅实施单侧腺叶切除。对于颈部淋巴结的清扫范围，ATA 指南也趋于保守。甚至对于甲状腺微小乳头状癌提出观察的选择。由于 PTC 具有一些特性，对于 FNA 诊断为 PTC 病例的最佳手术方式需根据每位患者的具体情况综合决定。

1. PTC 特性

（1）小 PTC 病灶的发病率高，预后良好：乳头状癌的首要特性就是隐蔽性或微小癌的存在。一般将此类病灶定义为小于 1cm 且局限在甲状腺内的 PTC。其在人群中较为普遍，常因其他病灶进行甲状腺切除偶然发现，在甲状腺手术标本中的发现率平均为 8.5%。在尸检中 PTC 的发现率根据国家不同波动在 5% ~ 36% 的范围内。而根据 SEER 临床发病率估计，实际上已存在的 PTC 人群中仅约 2% 会被临床明确诊断。尽管小的隐蔽性 PTC 病灶会有 30% 的病例发生颈部淋巴结转移，但很少出现严重的临床转移病灶或导致死亡。小 PTC 病灶的良好预后已得到充分的证实。Woolner 在 1960 年描述了 6 名通过颈部淋巴结活检发现的隐蔽性 PTC 患者，在未经任何甲状腺手术的情况下进行多年的跟踪随访，6 名患者均未出现任何的疾病进展。日本 Ito 等进行的一系列低危 PTMC 患者的观察研究确实发现有部分患者在长期随访过程中疾病无明显进展。但由于年龄越小，肿瘤进展的可能性越大。因此，老年低危 PTMC 患者中采用观察替代即刻手术可能较年轻人稍可行。

（2）PTC 颈部淋巴结微转移：乳头状癌的第二个特性是颈部淋巴结转移，尤其是局部淋巴结床的镜下微转移发病率高。但是对大多数患者来说，几乎不影响预后。早期有报道淋巴结阳性患者预后更好，但后来的研究表明，这是由于淋巴结受累患者的年龄较小造成的。也有一些证据表明，尽管颈部淋巴结转移对于生存期影响较小，但会增加复发风险，并且对较大年龄的患者预后影响更大。根据 SEER 系统数据库中近 10 000 名患者的一项分析结果表明，肉眼可见的淋巴结转移对生存期有决定性的影响，尤其是对于年龄在 45 岁以上的患者。

乳头状癌通常同时转移到中央组和颈侧区淋巴结。尽管只有 30% 的患者在初诊时（通过体检和超声检查）伴有临床阳性转移淋巴结（如肉眼可见的阳性淋巴结），但组织病理学研究表明，50% ~ 80% 的患者伴有镜下阳性的区域淋巴结转移，而对侧腺叶受侵犯率高达 80%。但是未经治疗的乳头状癌较少出现临床进展，这与其镜下转移的高发生率相矛盾。因此，可以推测大部分病例的颈部转移病灶不具有活动性。由于镜下转移灶发病率高，但对临床影响较小的不一致性，目前已不推荐对 N0 期患者行选择性的颈侧区淋巴结清扫术。但是否进行同侧中央区颈淋巴结清扫尚存在争议。

（3）PTC 的预后风险分组系统：PTC 患者可以根据年龄、肿瘤情况等特征分为几个预后风险组。20 世纪 60 年代 Woolner 等开始将年龄和浸润范围作为 PTC 患者预后分组的指标。识别影响预后的变量有助于将乳头状癌患者分为不同的预后风险组。不同的风险分组系统中包含的预后相关因素较为相似，与患者本身（年龄和性别）和肿瘤因素（肿瘤的大小、甲状腺外侵犯及组织学分级）均有关。根据这些指标，不同的系统将分化良好的甲状腺癌（如滤泡性和乳头状癌）分成 2 ~ 3 个预后风险组，各组具有不同的复发率和生存期（表 12-1）。

表 12-1　不同预后分组系统的关键因素

Memorial Sloan Kettering 系统	Mayo Clinic 系统		Lahey 系统	Karolinska 系统
GAMES	AGES	MACIS	AMES	DAMES
分级	年龄	转移	年龄	DNA
年龄	分级	年龄	转移	年龄
转移	侵袭	全切	浸润	转移
浸润	病灶大小	侵袭	病灶大小	浸润
病灶大小	—	病灶大小	—	病灶大小

注：分级（grade, G）；年龄（age, A）；转移（metastases, M）；浸润（extension, E）；病灶大小（size, S）；全切（completeness of resection, C）；侵袭（invasion, I）。

　　适当的预后风险分组有助于对高危组患者进行更充分的治疗，并且避免对低危组患者进行过度治疗及相关并发症的发生。目前乳头状癌预后风险分层系统常用的关键因素包括以下几项：①年龄超过 45 岁；②浸润程度或甲状腺外侵犯（浸润性增加可增加局部、区域和远处复发风险，降低生存期）；③转移（远处转移降低生存期）；④性别（男性预后通常比女性差）；⑤病灶大小（直径＞4cm 的病灶预后较差，而直径＜2cm 的病灶预后较好）；⑥体检可以触及的淋巴结转移，特别是伴随淋巴结外侵犯；⑦组织学分化差。

　　Brierly 在 382 位患者中对 10 个常用的预后评分系统进行了评估，发现 AGES、TNM、EORTC、MACIS 和 AMES 系统的预后预测结果相似。两项最著名的预后分组系统是由 Hay 和 Cady 提出的。Hay 提出的乳头状癌预后分组系统包括年龄、分级、侵犯范围和病灶大小，简写为 AGES；Cady 提出的滤泡性和乳头状癌预后分组体系指标包括年龄、转移、侵犯范围和病灶大小，简写为 AMES。这些著名的风险评估体系可以清晰地将患者分成不同的风险组。在 Cady 的分组中，低危组包括 40 岁以下的男性或 50 岁以下的女性，并且无远处转移；年龄较大，但是仅有微小甲状腺包膜侵犯、无远处转移、病灶直径小于 5cm 的患者。高危组包括所有远处转移的患者，年龄较小而出现甲状腺包膜大部侵犯的滤泡性癌患者，年龄较大出现甲状腺外累及的乳头状癌患者及病灶直径大于 5cm 的乳头状癌患者。89% 的患者属于 Cady 体系中的低危组，低危组复发率为 7.7%、死亡率为 1.8%；11% 的患者归入了 Cady 体系中的高危组，高危组患者复发率为 59%、死亡率为 46%（表 12-2）。

表 12-2　不同的预后风险组对生存期的影响

系统	危险分层	例数	占比（%）	死亡率（%）
Memorial Sloan Kettering 系统	低危	264	40	1
	中危	357	38	15
	高危	210	22	54
Mayo Clinic 系统	低危	737	86	2
	高危	121	14	46
Lahey 系统	低危	277	89	1.8
	高危	33	11	46

　　除了以上指标，还有其他因素可以影响分化良好的甲状腺癌的预后。初次手术有肉眼可见病灶残留的患者预后较差。术后给予放射性碘 -131 治疗和甲状腺素（T$_4$）抑制治疗通常可以改善预后，但也有小部分甲状腺癌专家不认可这一结论。还有一些预后评估体系将组织学分级纳入了评价标准。

　　美国甲状腺协会（ATA）推荐将 AJCC/UICC TNM 分级体系用于所有分化型甲状腺癌。但需要注意的是，尽管 AJCC/UICC TNM 分级体系被广泛使用、简单易行且广为人知，但这一体系没有将几个重要的独立预后因素考虑进去，并且这一预后分级体系主要用于评估死亡风险，而无法评估复发风险。最新的第 8 版 TNM 分期体系将分化型甲状腺癌的年龄分界由 45 岁调整为 55 岁，并对甲状腺包膜外微小浸润的影响力降低，这些变化都有待更多的研究评估和对比新旧系统。目前的风险分层体系也没有考虑更具侵袭性的组织学亚型及其他的病理学特征，包括有丝分裂率、肿瘤坏死、甲状腺包膜外微小浸润或原发肿瘤的分子学特性。TNM 体系主要基于甲状腺切除术后的临床评估数据和病理学检查结果，在整个病程中较恒定，但实际上患者复发或死亡的风险可随着肿瘤对治疗反应性的变化而发生变化。为了提高复发风险的评估，ATA 建立了一个复发风险分层体系，将患者分成低、中、高危复发组。ATA 低危复发组包括无远处转移、肉眼所见肿瘤已完全切除、肿瘤未侵犯局部结构、组织学上无侵袭性或无血管侵犯，以及首次全身核素扫描（WBS）无甲状腺床以外的摄碘灶。ATA 中危复发组包括镜下局部浸润、颈部淋巴结受累或行碘 -131 消融术后首次全身核素扫描在甲状腺床以外有摄碘灶，以及组织学具有侵袭性或存在血管侵犯的病例。ATA 高危复发组包括肉眼可见的肿瘤浸润、肿瘤未能完全切除，以及伴有远处转移或甲状腺球蛋白水平与全身核素扫描的吸收灶不成比例。这三组的复发率分别为 14%、44% 和 86%。

　　2. 直径 > 1cm 的乳头状甲状腺癌的切除范围　　正如前文所述，关于乳头状癌，尤其是低危组 PTC 患者的手术切除范围的争论已经持续了几十年，其中重要的原因是大部分 PTC 患者可以长期存活，而更广泛的手术则可能导致更多并发症的出现。尽管高分化甲状腺癌也可能致命，但绝大多数患者可以长期存活。

　　前文已经提到，Bilimoria 等对全美国超过 52 000 位乳头状癌患者的数据进行了分析研究，采用 Cox 风险模型对年龄、人种、收入、淋巴结状态、远处转移、是否接受放射性碘治疗及诊断的年龄进行综合评估。这一研究发现，对于直径为 1cm 或以上的肿瘤病灶，相比于非甲状腺全切术，进行甲状腺全切术的患者 10 年生存率更高，而复发率更低。最新修订的 2015 年 ATA 指南对乳头状癌的手术范围较之前保守，对于直径 ≤ 4cm 的肿瘤，可考虑仅行腺叶切除术。目前 NCCN 指南也推荐 PTC 患者行甲状腺全切术，排除一些具有预后极好的患者，这些因素包括年龄小、没有放射线暴露史、无远处转移、无颈部淋巴结累及、组织学无侵袭性，以及肿瘤直径 < 4cm。大部分内分泌疾病指南也强烈推荐甲状腺全切术，其中包括美国和欧洲的临床内分泌医师协会指南。

　　尽管目前大部分内分泌组织推荐甲状腺全切术，但需要谨记的是，PTC 尤其是低危组 PTC 患者的甲状腺切除范围已经争论了几十年，有大量的文献研究不同切除范围的生存期和复发率，这些文献中既有支持，也有大量反对 PTC 患者行甲状腺全切术的。

　　PTC 患者甲状腺全切术的其他注意事项：除了上面提到的可以延长生存期、降低复发率，还有其他很多原因支持甲状腺全切术，如全切术后便于进行常规全身核素扫描及提高甲状腺球蛋白水平监测指标的敏感性。甲状腺全切术后放射性碘消融治疗消除残余甲状腺后，有助于全身核素扫描和甲状腺球蛋白水平作为敏感监测方法运用。当无正常的甲状腺组织残留时，血甲状腺球蛋白是最可靠的肿瘤标志物。但也有部分学者认为，当有甲状腺叶或部分腺叶存在时，仍可以使用甲状腺球蛋白作为监测指标。Schlumberger 发现即使患者行甲状腺次全切除术，术后不行放射性碘消融治疗，甲状腺球蛋白仍可作为有效的监测指标。Harvey 等检测了 84 名行甲状腺叶切除术和 58 名行甲状腺全切术的高分化甲状腺癌患者的血甲状腺球蛋白水平，结果显示两组中甲状腺球蛋白水平升高均很好地预测了肿瘤复发的风险。因此他们认为，虽然癌腺叶切除术后有甲状腺组织残余，但血甲状腺球蛋白水平仍然能够预测是否存在严重的转移病灶。

即便是经验丰富的专家，在行甲状腺全切术后仍会有相当数量的患者存在残余甲状腺组织，并需要行术后的消融治疗。Auguste 研究发现，在进行甲状腺全切术的 80 名患者中，有 13 人需要行术后放射性碘消融治疗。Marchetta 也提出，甲状腺全切术后平均有高达 15% 的患者出现颈部的放射性碘吸收灶。令人惊奇的是，Szilagy 等发现在他们行甲状腺全切术的病例中，有 20% 的患者术后不需要 T$_4$ 替代治疗。毫无疑问，与次全甲状腺切除术伴术后放射性碘消融术相比，全甲状腺切除术后甲状腺功能减退（简称甲减）出现得更早。

甲状腺全切术还可以避免对侧甲状腺叶因存在潜在的乳头状癌病灶而出现复发或非常少见的去分化改变。但是必须记住，世界上不同地区对于乳头状甲状腺癌的处理方式存在较大差异。在日本，常用的手术方法是行部分甲状腺切除术，保留对侧大部分甲状腺组织，同时行同侧或双侧的颈部淋巴结清扫。有趣的是，这种关注微小病灶，强调同侧颈部淋巴结清扫，而忽视对侧甲状腺叶的做法，却获得了很好的疗效。

最后需要说明的是，外科文献中"风险分组"的说法兴起于 20 世纪 90 年代，但是至今仍有明显的概念混淆：①隐匿性癌和微小癌；② AMES 体系的低风险组和 AGES 体系的低风险组。这两组中的说法并不完全等同。但是低危组显然不仅仅包括那些肿瘤直径为 1cm 或以下的乳头状癌患者。而大多数低危组患者可以获得良好的预后，可长期存活。

3. 直径小于 1cm 的乳头状甲状腺癌的切除范围　上文提到的 Bilimoria 近期的研究表明，对于病灶小于 1cm（如微小乳头癌、PTMC）的患者，甲状腺全切术和甲状腺叶切除术两种手术后的生存期和复发率没有明显差异。对于 PTMC，已经有大量研究认为甲状腺叶切除术与甲状腺全切术的疗效等同。如果在术前已经诊断为微小乳头状癌，应该由外科医生、内分泌专家和患者共同决定手术切除范围。如果超声显示对侧腺叶有异常发现，应当考虑淋巴结受累情况。随着目前医疗机构对甲状腺小结节的细致评估诊断，越来越多的微小乳头状癌在术前得以确诊。

4. 甲状腺叶切除标本发现的直径＜ 1cm 的 PTC 手术切除范围　完成性甲状腺全切术（completion thyroidectomy）甲状腺叶切除标本中发现 PTMC 病灶的概率为 1.3% ~ 21.6%，近期的研究显示其平均发生率为 8.5%。最新的 ATA 指南推荐对于初次手术前明确诊断的患者行甲状腺全切术，取代之前推荐的甲状腺次全切除术。这一手术适用于所有的甲状腺癌患者，除了以下情况：肿瘤直径＜ 1cm、单发肿瘤病灶、肿瘤局限在甲状腺内、无淋巴结受累或低危肿瘤。而 NCCN 指南对于完成性甲状腺全切术的指征较为自由，在一些预后较好的情况（包括无甲状腺外侵犯、边缘阴性、无多发病灶、无颈部淋巴结受累、无侵袭性病理学改变，以及无对侧颈部病灶）下，即便肿瘤直径到达 4cm 也可以用临床观察代替手术治疗。有趣的是，通过回顾 PTMC 相关文献发现，其发生多灶、双侧侵犯、甲状腺外侵犯、淋巴结转移、远处转移的概率及复发和 BRAF 阳性的概率几乎与普通的甲状腺癌（即非微小乳头状癌）相当。

而有些研究认为，直径小于 5mm 的 PTMC 预后良好，至少体现在甲状腺外播散、淋巴结转移或远处转移、生存年限及复发几方面。对侧受累可以根据病变侧 PTMC 的特征进行预测，这些特征包括多个原发灶、术前超声检查发现对侧腺叶结节、患侧组织学特征表现出侵袭性、放射线治疗史及家族性或乳头状癌。有报道称不同的 PTMC 病灶具有不同的分子学特性。而近年来的研究显示对于一位有经验的甲状腺外科医生来说，甲状腺全切术是一个较为安全的过程。

综上所述，在决定对 PTMC 进行甲状腺全切术之前要考虑多种因素。重要的影响因素：病灶大小（即原发灶直径 > 5mm），多个病灶存在的证据，术前超声检查发现对侧腺叶结节，侵袭性组织学特性，甲状腺外浸润及体检或超声检查发现淋巴结受累。实际可操作性也应考虑在内。患者术后是否接受激素替代治疗、内分泌专家是否需要术后做全身核素扫描及术后甲状腺球蛋白检测也是决定手术范围的重要因素。术后喉部检查和对于先切除的一侧甲状旁腺保存情况的术中及病理学评估是决定是否进行再次甲状腺全切术最重要的决定因素，其与再次手术的风险密切相关。因此，究竟做何种手术，应当由患者、内分泌医生和外科医生在经过充分商讨后共同决定。

5. 手术并发症　手术既要尽可能完全地清除肿瘤病灶，也要将并发症的发生风险降到最小。当然有经验的医生行甲状腺全切术后并发症发生率很低。但值得注意的是，有 86% 的常规甲状腺手术由非甲状腺专科的外科医生实施，在美国，50% 的甲状腺手术患者的主刀医生每年所做甲状腺切除术不足 5 例，这些医生施行甲状腺切除术时并发症的发生率更高。大量的文献表明，除独立的甲状腺专科中心外，其他医疗机构施行双侧甲状腺手术时并发症的发生率高于单侧甲状腺手术，这些并发症包括喉返神经麻痹和永久性甲状旁腺功能减退。

（1）喉返神经麻痹：熟练的甲状腺外科医生进行的手术中永久性喉返神经（recurrent laryngeal nerve，RLN）麻痹的发生率一般为 1% ~ 2%，但实际报道的发生率远高于此，一般在 6% ~ 8%，报道过的最高发生率高达 23%。在 Hockauf 对超过 1000 名患者和 Segal 对 61 名儿科患者进行的此类手术调查中，声带麻痹的发生率为 10%。而 Sinclair 的报道显示，RLN 麻痹的发生率在常规甲状腺切除术中仅为 1.1%，在对胸骨后甲状腺肿施行的手术中却高达 17.5%。Martensson 研究表明，RLN 麻痹在双侧甲状腺手术、再次甲状腺手术、恶性病变手术或因出血而再次手术的病例中发生率更高。实际报道的甲状腺手术中 RLN 损伤的发生率差异较大。最近进行的一项对 27 篇文献、超过 25 000 名甲状腺切除术患者的系统回顾研究，结果显示术后即刻发生声带麻痹（vocal cord paralysis，VCP）的平均概率为 9.8%，而永久性 VCP 的发生率则根据喉部检查方式的不同为 0 ~ 18.6%。随着全国手术疗效数据库的建立，获得了充足的任意时间点的围手术信息来研究上述问题。北欧质量注册局（SQR）

甲状腺和甲状旁腺手术部分，根据 2008 年 40 家来自瑞典和丹麦内分泌手术专科机构的数据显示，术后即刻 VCP 的发生率为 4.3%。而英国甲状腺和内分泌外科医师协会（BAETS）的数据显示，VCP 的发生率为 2.5%。但需要明确的是，北欧和英国的质量注册局是从外科医生那里获得的数据，而没有进行常规的术后喉部检查。根据 SQR 的数据，相对于仅对术后出现持续且严重声音改变的患者进行喉镜检查，所有患者术后行常规喉部检查将使 VCP 的发现率翻倍。因此这两大国家性数据库的管理人员认为暂时性和永久性 RLN 麻痹的发生率被远远低估了。由于术中左右两侧支配气道入口的脑神经容易同时受到损伤，双侧甲状腺切除术在头颈外科中受到重视。对于富有经验的医生，甲状腺全切术中发生暂时性双侧 VCP 需要行气管切开术的概率为 2% ~ 3%。双侧甲状腺手术中发生的双侧 VCP 成为气管切开术的新指征。

由于不是所有研究中的甲状腺切除术患者都进行术后的喉部检查，因此目前报道的 RLN 麻痹发生率被认为低于实际值。Lo 研究发现，如果对所有此类患者都行术后的喉部检查，VCP 的发生率则上升到 6.6%，而只有 1.1% 的患者术中被发现神经受到损伤。RLN 麻痹发生率表述为每条可能受损的神经出现麻痹的概率更为确切。De Roy Van Zuidewign 发现每条可能受损的神经出现麻痹的概率为 3.1%，因此双侧甲状腺手术发生神经受损的概率更高。Thomusch 的研究则发现，RLN 损伤概率与手术范围、是否为再次手术及术者在手术中是否看到 RLN 相关。多数有经验的外科医生认为手术时 RLN 需要被仔细地识别并分离，明确看到其入喉。识别神经既可以肉眼发现，也可以使用神经生理刺激装置。这种刺激比较安全，有助于外科医生及时发现神经麻痹性损伤，从而推迟进行对侧的甲状腺手术。

（2）甲状旁腺功能减退：是行双侧甲状腺切除术后患者常见的并发症。此时需要每日服用钙剂或合用维生素 D，并进行仔细的监测。低钙引起的症状非常棘手，有时甚至可能危及生命，而高钙则可能引起肾结石。一过性甲状旁腺功能减退（定义为甲状腺切除术后 6 个月内血甲状旁腺激素水平低于 8.0mg/dl）在甲状腺全切术患者中的发生率为 17% ~ 40%。而有经验的医生施行的甲状腺全切术后发生永久性甲状旁腺功能减退的概率为 1.2% ~ 6.5%。在一项由美国外科医师协会进行的研究中，研究人员回顾了 24 108 例甲状腺手术，其中永久性甲状旁腺功能减退的发生率为 8%。Mazzaferri 调查发现社区进行的甲状腺全切术后永久性甲状旁腺功能减退的发生率为 13%，而这一概率在被选入调查的三级医疗机构中则高达 29% ~ 48%。Thomusch 认为甲状旁腺损伤与手术切除范围大、复发后再次手术、年龄大、女性及因 Graves 病进行的手术相关。侵袭性肿瘤手术及术中清扫颈部淋巴结也将增加发生甲状旁腺功能减退的风险。当然术者的经验也与其密切相关。一位有经验的外科医生发现在其进行的甲状腺全切术中，甲状旁腺功能减退的总发生率为 3.2%，但在其最开始进行的 25 个病例中，这一概率为 25%。

6. PTC 手术范围总结　初次手术切除范围应包含甲状腺所有肉眼可见的肿瘤病灶和受累淋巴结。尽管关于分化良好的甲状腺癌（WDTC）的手术方式在不同的文献里各有差异，但还是可以确定一个合适的术式。鉴于这些文献中的数据都基于回顾性观察研究，切忌盲从于其中任何一种方法。

WDTC 患者的预后呈现两极分化的倾向。大部分患者预后极为良好，而剩下的一小部分患者则预后极为不良。目前对于预后最关键的影响因素是年龄和是否发生远处转移。大部分专家都同意 Schlumberger 的观点：应该根据风险程度个体化制订治疗和随访计划。当决定 WDTC 的甲状腺切除范围时，医生应该将这一观点牢记于心。大量的研究数据认为目前 WDTC 手术治疗的主流原则是：在初次手术中应切除甲状腺所有肉眼可见的肿瘤病灶及颈部受累淋巴结。目前为止对侧腺叶和颈部淋巴结的微小癌灶还不具有临床意义。Tsang 指出："目前我们手术的目标应该是肉眼可见肿瘤病灶的完全切除。在我们的病例中微小病灶残留并不影响生存期，而放射性碘治疗则被证实可以很好地控制局部病灶。"大部分病例中这些微小病灶无活动性，无任何临床表现。因此初次手术只需完全切除肉眼可见的肿瘤病灶及肿大的淋巴结。如果肿瘤明显侵犯气管，则应行节段性气管切除术。

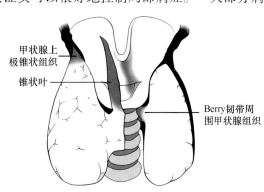

图 12-1　甲状腺及喉部正面观

甲状腺全切术后甲状腺床存在放射性碘吸收灶的3个区域：① Berry 韧带周围甲状腺组织；②残留的锥状叶甲状腺组织；③残留的甲状腺上极锥状组织

对于有经验的术者来说，甲状腺全切术是一种很好的手术方式，特别是手术不会引起明显的相关并发症时。但是，即便是有经验的外科医生也很难避免一部分患者发生甲状腺组织残余（主要发生在 Berry 韧带、锥状叶和上极）（图 12-1）。较为彻底的双侧甲状腺切除术并不能减少术后行放射性碘消融的需求。因此可以考虑在远离肿瘤病灶的对侧腺叶保留一小部分无结节的甲状腺组织，从而保留甲状旁腺功能，避免神经损伤。住院医师在施行甲状腺全切术之前需要进行技术培训，重点在于如何保留有充足血供的甲状旁腺和避免喉返神经损伤。

有一点需要强调的是，在对患者进行个体化手术方式制订时，除了根据患者的风险分组及手术所见，还要根据手术的进展情况，尤其是当对侧腺叶未受到累及时。如果在切除一侧腺叶的过程中明确保留了两个颜色正常、血供良好的甲状旁腺，并且该侧喉返神经被证实未受到损伤，在该侧切除完成之后给予电刺激反应良好，那么此时进行对侧腺叶切除则较为安全。如果在首先进行的一侧腺叶切除时就不顺利，那么在当天就不宜再进行对侧腺叶切除，应适当延后进行。根据甲状旁腺颜色改变判断其血供情况并非完全可靠。如果其颜色出现特征性的发黑，那很可能静脉血供被破坏，提示甲状旁腺受到了损伤，并可能存在功能障碍。但有时动脉供血不足并不出现明显的甲状旁腺颜色改变，而此时仍然会导致严重的甲状旁腺功能障碍。支持术中使用喉返神经监测的医生认为其有助于喉返神经的识别和分离，在手术结束时还可以帮助判断神经功能是否良好。但很多有经验的外科医生则习惯于肉眼识别并分离喉返神经。

7. 对孕妇施行的甲状腺切除术　在对保健应用计划全国住院患者样本进行的一项大型研究中，回顾了 201 名孕妇在妊娠期间进行的甲状腺或甲状旁腺切除术。研究发现，无论是因良性疾病还是恶性疾病进行手术，孕妇围手术期并发症的发生率均为非孕者的两倍，其中胎儿的并发症（如胎儿宫内窘迫、流产）发生率为 5.5%，母亲的并发症（如剖宫产手术、子宫切除）发生率为 4.5%。因此内分泌协会建议如果必须施行甲状腺手术，那么应在妊娠的 4 ~ 6 个月，即胎儿器官已经形成，但还不具有体外生活能力的时间段。当然，孕妇的甲状腺手术应当经过患者本人、妇产科专家、内分泌专家及手术医生反复彻底的商讨。特别是对于低危的 PTC 妊娠患者，如果条件允许应尽量推迟到分娩后进行手术，而避免妊娠期间手术。

二、甲状腺切除术相关的专业术语

手术方式的命名要能直观地反映切除范围。部分甲状腺叶切除术（目前已很少采用）即切除一侧腺叶的一部分。甲状腺腺叶切除术则指一侧腺叶连同其包膜被完整切除，而不包括甲状腺峡部。偏侧甲状腺切除术则表明一侧甲状腺叶连同其包膜被完整切除，且一并切除峡部及存在的锥状叶。甲状腺次全切除术是指病变侧腺叶和峡部被完整切除，而对侧腺叶行部分切除，通常切除内侧和腹侧而保留后部组织。双侧甲状腺次全切则指两侧腺叶均行大部切除术。甲状腺近全切术是指切除几乎所有的甲状腺组织而每侧只保留 1g 残余组织，一般是为了保护邻近的甲状旁腺或避免分离远端喉返神经。残余的甲状腺组织必须无结节且远离癌灶。而在双侧甲状腺全切术中，术者须切除所有肉眼可见的甲状腺组织。在甲状腺切除术中非常重要的一点是切勿在未认清喉返神经走行的情况下就盲目钳夹剩余软组织。甲状腺峡部切除术是指完全切除甲状腺的峡部，一般用于活检以诊断甲状腺淋巴瘤、未分化癌或 Riedel 甲状腺炎。有时峡部切除术需要同时行气管切开术。更少见的施行甲状腺峡部切除术的情况是当良性病变局限于峡部时，如峡部毒性结节、滤泡性肿瘤或 Hurtle 细胞肿瘤。本章将介绍偏侧甲状腺切除术（完整切除一侧腺叶、峡部及锥状叶），其是单侧 WDTC 施行的最小手术范围。但是要知道对于绝大多数恶性甲状腺疾病患者，最好的手术治疗是施行双侧甲状腺全切术。目前甲状腺癌已经不再使用部分腺叶切除术，因为它会增加再次手术的复杂程度，很容易损伤喉返神经和甲状旁腺。

第三节　甲状腺切除术的手术步骤

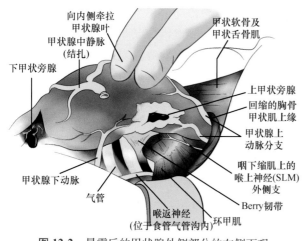

图 12-2　暴露后的甲状腺外侧部分的左侧面观

结扎甲状腺中静脉并向外侧牵拉开颈前带状肌群即可暴露出图示结构。随后即可向内侧牵拉该侧腺叶。这样其深部的组织，包括甲状腺下动脉、甲状旁腺和喉返神经，便很容易显露出来

甲状腺切除术由从腹侧（颈部腹侧皮肤开始）到背侧（向着脊柱方向）的一系列步骤序贯相连。在切开颈阔肌后，术者面对的是甲状腺峡部的腹侧和颈前带状肌群，在颈部中线处将肌肉分开。接下来，应对的最背侧的结构是甲状腺中静脉，紧邻甲状腺腺叶的外缘腹侧部分（图 12-2）。随后，向背侧分离则可以见到甲状腺切除术中的一个重要结构，即下甲状旁腺，它通常位于喉返神经之前（腹侧）。当从甲状腺下极分离出下甲状旁腺后，再往背侧见到的重要结构就是喉返神经。识别出喉返神经，

再往背侧也是位置最深的重要结构——上甲状旁腺，其通常在环状软骨水平紧邻喉返神经的入喉处。在行甲状腺切除术时记住这些从腹侧到背侧的一系列顺序结构是非常有用的。

　　无论是否切开峡部，甲状腺叶都可以被切除。有些医生喜欢首先游离甲状腺下部，找出下甲状旁腺和喉返神经，随后在 Berry 韧带附近找出上甲状旁腺，最后游离上极的血管。另一些医生则习惯于先游离锥状叶和气管周围峡部偏头侧组织（即 Delphian 淋巴结所在的位置），再游离腺叶上部。环状软骨以上平面的甲状腺分离应在咽下缩肌和环甲肌的外侧进行，以避免损伤喉上神经外侧支（也称高音神经或 Amelita Galli-Curci 神经）。通常将甲状腺上极向足侧、外侧牵拉，从而便于甲状腺上部的分离（图 12-3）。在环状软骨以上平面损伤喉返神经的概率较小，除非存在右侧喉不返神经。上极的血管也应该被逐一分离，并在靠近甲状腺的较低部位进行结扎，以避免损伤喉上神经外侧支（见图 12-2）。上极血管结扎之后，如果还没有找到上极甲状旁腺，可以在 Berry 韧带和 Zuckerkandl 结节附近仔细寻找。如果此处出现出血，则应轻轻压迫止血，在找到喉返神经之前不宜盲目进行血管钳夹。通常在甲状旁腺上夹一个小夹子，一方面可以在分离时减少腺体操作，另一方面可以帮助在术中或术后，尤其是在深部淋巴结肿大的病例中识别甲状旁腺。然后腺叶可以用锐性分离方式从气管游离开来。对于甲状腺全切术，对侧腺叶进行同样的操作。

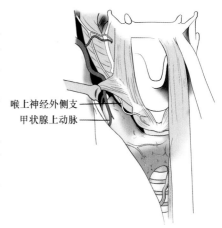

喉上神经外侧支
甲状腺上动脉

图 12-3　分离腺叶上极、游离及结扎上极血管时要注意保护喉上神经的外侧支　结扎上极血管时要紧靠腺叶上极包膜

一、术前相关注意事项

　　要想成功完成甲状腺手术，既需要有精湛的操作技术，也要注意细节。术前要进行充分的评估，包括患者的病情、术前喉部检查及对重要合并症如凝血功能异常的评估。甲亢患者术前要将甲状腺激素水平调至正常范围。而甲状腺髓样癌患者术前需要排除嗜铬细胞瘤。术前与麻醉师进行充分沟通非常重要，特别是当甲状腺肿或甲状腺恶性病变影响声门或气道时。如果计划术中使用喉返神经监测和刺激，则除了麻醉诱导期，其他不要使用麻痹性药物。对于有颈椎关节炎、颈椎退行性关节病、寰枢椎半脱位和不能充分伸展颈部的病史或术前 CT 发现以上病变者，则应对其进行充分讨论。术前应完成颈椎病变定位，以评估颈部可伸展的程度及可能由其导致的疼痛或其他症状。

　　大多数专家认为，充分暴露和识别喉返神经、甲状旁腺及其血供是减少手术并发症与完成甲状腺全切术的基本要求。也有一些术者提倡连同包膜完整切除，而不必刻意识别或分离解剖喉返神经和甲状旁腺。他们认为"分离组织的目的不应该在于识别或显露喉返神经"，而识别甲状旁腺的操作过程很可能会导致甲状旁腺功能减退。最近的文献中提到："甲状腺全切术中不应该追求找到甲状旁腺和喉返神经，我们只需要避开它们。"但是仍赞同 Lennquist 的观点："亲眼见到你正在做的东西更让人安心。"所有的甲状腺外科医生都需要保持手术野无血、整洁。

二、患者体位

手术时患者仰卧，颈部伸展，手臂垫起并收拢放在身体两侧。垫起手臂时注意不要压迫肘部，以避免损伤桡神经、尺神经，也不要压迫静脉输液管、血压计和脉搏血氧仪等设备。在患者肩部放可充气球囊或卷垫，可以使患者颈部充分伸展，伸展程度根据患者个体情况进行调整（图12-4）。支撑物放在肩下、两侧肩胛骨之间，从而保证颈部伸展、肩部下沉，这样就可以使甲状腺向前上部移动。颈部伸展的程度要特别注意，头部一定要有物体支撑，如圆环状软枕。术者和麻醉师要分别检查头部是否得到充分支撑。由于颈部过伸会导致术后出现严重的后颈部疼痛及头部得不到充分支撑，在摆放体位时应避免。而对于颈椎有问题的患者尤其要注意上述问题，可以轻度伸展或不伸展颈部。

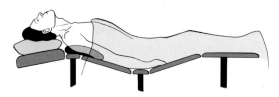

图 12-4 患者肩下放置卷垫以使颈部伸展，头部用环状海绵充分支持

保持 20° 反向 Trendelenburg 卧位，可以降低静脉压力，避免发生颈静脉怒张

一般不推荐术前预防性使用抗生素。眼部要使用眼药膏并严密遮盖以防止角膜擦伤。没有证据显示术后行放射性碘治疗的严格时机，从而不能使用含碘制剂，可以用酒精或碘伏消毒。铺巾范围上至颏部，两边至颈外侧部，下至胸骨上切迹。这几个标志性结构也有利于术者做出适于颈部轮廓和形态的对称切口。一般将耳垂、下颌缘和下唇暴露在外，以利于颈部分离组织时定位。

132

三、切口及皮瓣

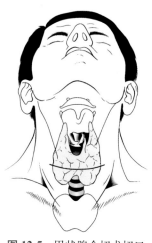

图 12-5 甲状腺全切术切口
的合适选择，约在环状软骨
前角下一横指处

切口最好选择在颈部皮纹处

当患者颈部充分伸展、手术野消毒铺巾后，采用无菌手术标记笔将重要的颈部解剖标志标记清楚，包括喉结、中线、环状软骨前角、胸骨切迹和双侧锁骨。通常切口选择在颈部皮肤皱褶上或与皱褶平行，便于隐藏手术瘢痕。通常切口位于环状软骨前角下一横指、甲状腺峡部所在部位。采用缝线在拟定切口处皮肤上做压迹，从而保证切口的平衡和对称（图12-5）。除非是做颈侧区手术，否则通常切口位于颈部正中。不要用手术刀在皮肤上留下阴影，但可以用外科标记笔在中线部位画阴影线。如手术切口过低，特别是对于乳房较大的女性患者，会导致切口牵拉降到胸骨处形成明显的瘢痕，而如果切口过高，平时穿衣时瘢痕会明显暴露在外。切口必须足够长，以便于手术操作及术野的充分暴露。目前倾向于选择长度 4～5cm 的小切口，但对于有些患者，如颈部较短较粗，或喉及甲状腺位置较低者，则可能需要较大的切口，以便于更好的暴露（图12-6）。

　　沿两侧的颈阔肌和中央的筋膜层游离皮瓣，用 Alice 钳或 Kelly 钳牵拉皮瓣，下部外科医生用手指保持牵拉的张力（图 12-7）。注意保留颈前静脉，游离皮瓣时注意避免穿破皮肤，特别是在甲状软骨突起处，由于该处皮肤较薄，且与皮下组织黏附较紧。下方皮瓣也同上进行游离。有些甲状腺外科医生认为不需要游离皮瓣。游离的皮瓣可以缝合或采用 Mahorner 钳、Gelpi 钳、Goldman 钳或 Joll 牵引器牵拉。

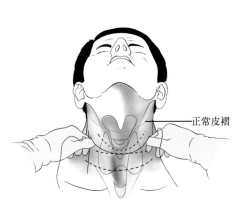

图 12-6　切口应选择在甲状腺峡部颈部正中皮纹或与 Langer 线平行处

可以用 2-0 丝线在颈部做压迹，标记切口位置。切口通常位于环状软骨下 1cm 处。可采用灭菌的记号笔标明中线、切口及切口的外侧缘。图中虚线显示的是不正确的切口

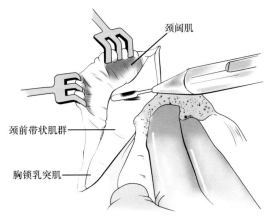

图 12-7　颈前静脉浅面和颈阔肌深面之间一层无血供的层面

该层面向上延伸至甲状软骨，向下延伸至胸骨上切迹和锁骨。通常在中线部位切开颈深筋膜浅层，并向两侧分离牵拉颈前带状肌群

133

四、颈前带状肌群和中线气道

　　仔细解剖分离位于中线处的、两侧颈前带状肌群之间的颈深筋膜浅层。颈前肌群的外层包括胸骨舌骨肌和肩胛舌骨肌。需要特别注意肩胛舌骨肌，因为颈部中央组的侧方转移淋巴结可以沿着该肌肉延伸。当该肌肉跨过颈内静脉向侧颈区走行时，可以发现肿大的淋巴结与该肌肉关系密切。深层的肌肉包括胸骨甲状肌和更上方的甲状舌骨肌。在游离甲状腺时首先涉及浅层的胸骨舌骨肌和深层的胸骨甲状肌，这两个肌肉共同覆盖甲状腺的腹侧面。胸骨舌骨肌较厚，牵拉能力较强，位于其深层稍外侧的胸骨甲状肌则较薄。因此，必须将胸骨舌骨肌的内侧边缘提起才能暴露其下方的胸骨甲状肌。胸骨甲状肌的喉侧沿斜线附着于甲状软骨侧板，并不同程度地覆盖甲状腺上极。离断胸骨甲状肌喉侧有时有助于暴露甲状腺上极（图 12-8）。

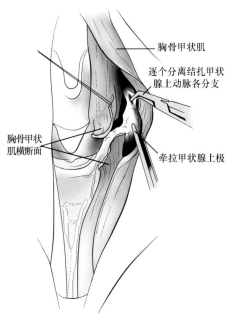

图 12-8　左侧甲状腺上极解剖分离正面图

横断胸骨甲状肌后向外下方牵拉甲状腺上极有助于暴露上极区域，便于在甲状腺上极包膜水平逐个分离结扎甲状腺上动脉各分支

胸骨舌骨肌之间的中缝被命名为白线。当沿白线分离两侧的颈前肌群并牵拉暴露出甲状腺腹侧时，偶尔会发现由于细针穿刺抽吸造成的纤维化反应。当无法轻易沿该层分离肌肉和甲状腺时，则需要考虑肿瘤侵犯颈前肌肉的可能。如果是这种情况，需要将胸骨甲状肌保留在甲状腺上。如果向两侧牵拉颈前肌群时无法充分暴露手术视野，则需要将肌肉横断。在甲状腺病灶较大及甲状腺和喉位置较低，特别是伴有慢性阻塞性肺疾病（COPD）桶状胸的男性患者，由于颈根部气管向背侧深入，切断肌肉有助于手术操作。横断颈前肌群不会造成功能丧失或影响美观。应该在较高的位置横断颈前肌群，防止明显的肌肉去神经化。如前所述，上端切断胸骨甲状肌有助于暴露甲状腺上极。如要横断颈前肌群，则需要分辨清楚肌肉的外侧缘，因为其与颈内静脉和颈总动脉鞘紧密相连（图 12-9）。在分离颈前肌群时，要注意保持术野无血。在沿颈阔肌深面游离好皮瓣准备进行颈前肌群解剖分离前，

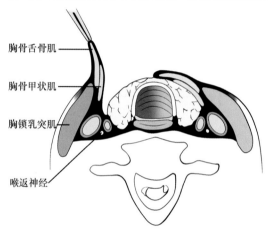

胸骨舌骨肌 ——
胸骨甲状肌 ——
胸锁乳突肌 ——

喉返神经 ——

图 12-9　分离胸骨舌骨肌和胸骨甲状肌，上至舌下神经水平，侧方至颈内静脉处，有利于甲状腺叶切除术的术野暴露

最好辨识中线位置，其在环状软骨下方甲状腺峡部浅面及峡部下方上颈部气管前。在解剖分离峡部下方时，外科医生必须留意左右甲状腺下静脉，该静脉可以在峡部下方形成甲状腺下静脉丛。还需要注意是否有高位无名动脉存在，该动脉不对称地从无名动脉、颈总动脉或主动脉弓发出，发生率为1.5% ~ 12%。在该步骤注意从甲状腺峡部上、下方辨识气管，从而始终保持手术过程中中线部位的定位，这有利于随后分离喉返神经。始终保持这种气管中线的定位，有助于在恶性或良性结节改变颈根部解剖时的手术操作（图 12-9）。

将颈前肌群向外侧牵拉或横断后，肌肉下层与甲状腺真性包膜之间充填的松散结缔组织是一层蛛网样的薄层筋膜，该层筋膜称为甲状腺外包膜或假性甲状腺包膜，由中部的气管前部分和颈深筋膜脏层组成。在真性甲状腺包膜与肌肉深面之间偶尔有血管穿行。这些血管最好进行分离烧灼。如果采用手指钝性分离该间隙可能导致出血。甲状腺真性包膜与甲状腺实质紧密连接，并以纤维隔膜形式深入甲状腺实质将其分离为腺叶。真性甲状腺包膜有大的包膜血管，如果太过暴力地牵拉甲状腺，可能导致明显出血。

锥状叶是甲状舌骨管在胚胎发育时残留的最下极部分，在人群中的发生率为30% ~ 40%。通常是从甲状腺峡部中间发出，也可能从侧部甚至右侧或左侧甲状腺上极发出。环状软骨相对较致密的筋膜可能掩盖锥状叶。因此，在峡部上方的间隔内任何横断组织都需要仔细辨别，可以轻易分辨锥状叶的横断面。锥状叶可向上延伸到甲状软骨中间凸起甚至舌骨（见图 12-1）。在解剖分离该部位时要注意是否有喉前结节或假性结节。

五、甲状腺侧方的暴露——甲状腺中静脉

将颈前肌群向外侧牵拉或横断后，应首先分离甲状腺的侧方，使侧方游离并解剖分离

出甲状腺中静脉。将甲状腺中静脉结扎分离后，甲状腺侧方便游离出。甲状腺中静脉无伴行动脉（图12-10）。在结扎离断甲状腺中静脉后，将颈前肌群甚至颈动脉鞘和胸锁乳突肌向外侧牵拉就可以充分暴露甲状腺外侧部分。最好采用 army-navy 样牵引器将颈前肌群向外上方牵拉，并暴露颈动脉鞘。向中部牵拉甲状腺及喉气管结构，从而暴露甲状旁腺和喉返神经。Kocher 将该方法称为"甲状腺肿中间侧移位法"（图12-11）。外科医生用纱布包裹甲状腺（可以防止手指在甲状腺表面打滑），向内侧牵拉甲状腺和喉部，并在气管前适当轻微旋转甲状腺。慢慢牵拉甲状腺腺叶，并逐渐向中部靠近喉气管结构。避免用 Lahey 钳或其他钳子穿破甲状腺，这样可能导致出血或恶性肿瘤细胞播散。纱布覆盖后用手指牵拉是最好的方式。

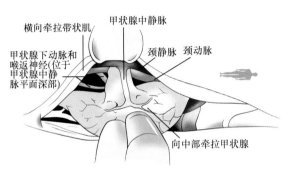

图 12-10 外科医生用手将甲状腺向前方中部牵拉，从而暴露甲状腺背侧面

可以用浸湿的纱布包裹甲状腺，以便于牵拉。随后将甲状腺中静脉分离、结扎、离断

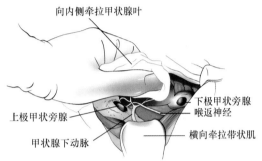

图 12-11 将甲状腺叶向前内侧适度牵拉可以使甲状腺下动脉保持一定张力，并便于喉返神经的暴露

下极甲状旁腺通常位于喉返神经前方，在甲状腺下动脉与喉返神经交叉点下方约1cm处。上极甲状旁腺通常位于甲状腺下动脉的上方、喉返神经的后方，该处神经在咽下缩肌深面走行

135

六、下极甲状旁腺

向外牵拉颈前肌群并离断甲状腺中静脉后，下一步是向背侧解剖分离甲状腺下极相关静脉丛。当分离这些静脉时，要注意辨别下极甲状旁腺，沿其头侧端内侧进行分离，从而保留该结构。最好在分辨出下极甲状旁腺时，用小外科夹进行标记，并向下外侧方翻转，便于暴露喉返神经。

七、喉返神经

有多种方法寻找和保留喉返神经。喉返神经可以在胸廓入口的喉返神经三角处寻找，该方法由 Lore 总结命名。在该区域分辨喉返神经的优点是它是该软组织内的唯一神经（在分支前）。在再次手术中，该处也通常位于上次手术瘢痕之下，解剖层次较清楚。大部分喉外分支是在该神经跨过甲状腺下极动脉后发出的。如果在该较低部位辨别出喉返神经，最好避免沿该神经向上进行全程分离。如果常规进行这种分离，会不可避免地破坏外侧向内侧走行的下极甲状旁腺血供。在该区域分辨出喉返神经后，最好向上跳跃式地分离该神经，使大部分沿甲状腺外侧走行的神经处于未分离状态。该区域喉返神经上方有一条小血管跨过，即甲状腺下动脉，这有助于分辨喉返神经。有专门研究探讨喉返神经与甲状腺下动脉的相对关系。通常，甲状腺下动脉或其分支与喉返神经相交叉，神经多位于动脉下（图12-12）。一旦发现甲状腺下动脉的搏动，喉返神经与甲状腺下动脉的相互关系则有助于分辨神经。即使同一患者的两侧，动脉和神经间的关系也不同。无须在所有病例中刻意分辨甲状腺下动脉，但分辨该动脉不仅有利于分辨喉返神经，沿该动脉的中间分支还可以寻找到下极甲状旁腺。

甲状腺下动脉是由锁骨下动脉的甲状腺颈动脉干向上发出的，从颈总动脉的后方进入甲状腺侧方区域，通常向下方弯曲，并在中点处发出分支进入甲状腺的侧方，供应下极，有时也供应上极甲状旁腺。上极甲状旁腺通常由甲状腺上、下动脉形成吻合环路提供血供（图12-12）。甲状腺下动脉还发出分支供应 Berry 韧带的下缘（图12-13）。

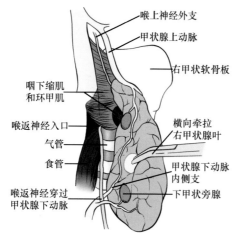

图 12-12　甲状腺外侧面的右侧观

喉返神经沿颈部向上走行时与甲状腺下动脉交叉

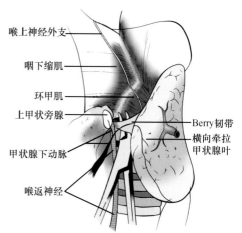

图 12-13　甲状腺切除及 Berry 韧带离断

喉返神经穿过 Berry 韧带，并在环状软骨平面咽下缩肌深面穿行。有小动脉穿过该悬韧带。如果该处出血，应轻轻压迫或用含有凝血酶的明胶海绵止血，以保持喉返神经始终可见

在甲状腺下动脉上方，即从上向下解剖分离喉返神经时，会遭遇 Berry 韧带。该韧带也称为甲状腺上极背侧或黏附区悬韧带，将甲状腺附着到环状软骨下缘和第一及第二软骨环的外侧面上。该附着作用导致甲状腺在吞咽时随着喉和气管向上运动。这一致密、血供丰富的结构与喉返神经关系紧密且多变。通常，喉返神经在该韧带深面或其较大前叶和较小后叶之间走行（图12-14）。甲状腺包膜在 Berry 韧带区域变得相对分散。Berry 韧带可以认为是甲状腺包膜在该区域的汇集。因此，导致甲状腺组织不同程度地伸入 Berry 韧带，使甲状腺组织与喉返神经紧邻。Zuckerkandl 结节，即出现在喉返神经下后方或 Berry 韧带前下方的甲状腺组织结节。该结节导致甲状腺组织与喉返神经相邻。Berry 韧带结构致密、血供丰富且与邻近甲状腺组织关系紧密。该区域内包含喉返神经、其外侧分支和上极甲状旁腺。因此，该区域是甲状腺外科手术解剖分离最困难的部位（见图12-13）。任意的钳夹、烧灼都可能导致神经损伤。纱布或止血棉垫暂时压迫是处理该区域小血管出血的安全方法，稀释肾上腺素浸湿的止血棉垫效果更好，也可用尖端双极电凝进行止血。需向上解剖分离喉返神经，直到它在环状软骨下缘处环甲肌外侧咽下缩肌最下方肌肉纤维下入喉消失于术

野。该部位是喉返神经离开甲状腺手术术野的精确部位，被称为入喉点。

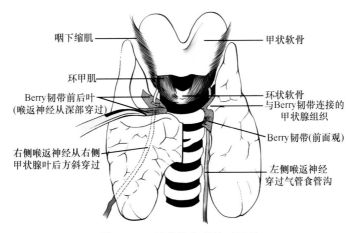

图 12-14　甲状腺和喉的正面观

喉返神经穿过 Berry 韧带，其可以从 Berry 韧带深面或其分支间穿过。甲状腺组织可能深入到 Berry 韧带中，使甲状腺组织在该区域与喉返神经邻近

当一只手解剖分离喉返神经时，另一只手可以向头侧轻微牵拉甲状腺及喉部。这会影响喉返神经的入喉点和神经走行的直线性，可以减少冗余并便于无损伤地解剖分离该神经。如果 Berry 韧带在喉返神经后方有分叶，即使正确地牵引甲状腺叶也可能导致神经向气管外侧面弯曲甚至扭曲。这种牵拉造成的神经位置改变偶尔可导致一过性的神经麻痹，这是造成术后喉返神经一过性麻痹的最可能原因。神经监测研究结果显示，喉返神经损伤通常发生在 Berry 韧带过度牵拉时，而仔细检查该部位虽然重要但不可过度。因此，当一位医生在牵拉甲状腺叶时，另一位医生必须确保喉返神经始终在视野内，并明确牵拉导致的神经位置改变特别是在 Berry 韧带区域的解剖分离时更为重要。

另一种喉返神经解剖分离的途径是上入路，可以避免解剖分离胸廓入口。上入路是从神经入喉点附近进行解剖分离。该方法需要首先解剖分离甲状腺上极，从而暴露神经入喉点。选择性横断胸骨甲状肌有助于暴露甲状腺上极，并在解剖分离时便于发现喉上神经的外侧支。

八、甲状旁腺

当解剖分离了喉返神经和下极甲状旁腺后，术者开始寻找上极甲状旁腺。甲状旁腺的位置与胚胎迁移路径相关。因此，了解甲状旁腺的胚胎发育过程对于成功分辨这种从下颌到中纵隔位置不定、细小的结构非常有帮助。

一个正常的甲状旁腺重量为 35 ~ 40mg，大小约为 5mm×3mm×1mm。解剖分离甲状旁腺需要非常小心，避免损伤从侧方向中部走行的血供。而且解剖分离要做到无血操作，因为出血不利于外科医生辨识甲状旁腺的位置，以及识别甲状旁腺特异性的颜色。强烈推荐使用放大装置。可以通过以下多个特性辨别甲状旁腺（表 12-3）。

甲状旁腺独一无二的颜色：通常为棕色到红褐色，并经常被形容为鲑鱼色。与之对应的，正常的脂肪通常为亮黄色，但棕色脂肪在颜色上与正常甲状旁腺十分相似。甲状腺组织质地较硬且有斑驳的红棕色，而淋巴结表面有显著的点蚀面，颜色从灰色到褐色到红色不等，且质地比甲状旁腺硬。重要的是，与甲状腺组织或淋巴结、脂肪不同，甲状旁腺有特异性的血管门（一个血管带）。甲状旁腺的表面光滑，因为它是颈部的一个包膜内器官。甲状腺颜色较斑驳，特别是淋巴结表面呈特异性的斑点状。甲状旁腺的形状也非常特异。Wang曾经描述：甲状旁腺通常状如四季豆，但也可以有其他形状。淋巴结通常脂肪含量少，多呈球形。除非位于甲状腺或甲状腺结节沟内，通常甲状旁腺可以从邻近的甲状腺表面游离，并且保持侧面的血管蒂。甲状腺表面结节可能会被误认为是正常或异常甲状旁腺，但通常部分位于甲状腺内，将其从甲状腺上分离时，比将包膜内的甲状旁腺分离更易出血。

表 12-3　甲状旁腺的特性

结构	颜色	质地坚硬	形状	移行现象	血管门
甲状腺	红色	是	蝴蝶形	否	否
脂肪组织	亮黄色	否	无固定形状	否	否
淋巴结	红中带灰白	是	球形或椭圆形	是 / 否	否
胸腺	黄白相间	否	无固定形状	否	否
甲状旁腺	褐色、棕色、肉色	软	球形、扁平形	是	是

　　甲状旁腺的一个重要特性是其独特的包膜内类器官，当与邻近附着的脂肪组织在一起时更容易分辨出来。甲状旁腺有独立的边界。当游离周围脂肪（下极甲状旁腺周围的胸腺脂肪和上极甲状旁腺周围位于甲状腺上极后侧方的脂肪颗粒）时，甲状旁腺也包绕在其中，就如同一叶扁舟漂荡在涟漪的水面，由于游离而导致其在脂肪组织内无规律地改变位置，可以称为移行现象。这是由于甲状旁腺包膜包绕而导致的特异性的移动特性，与其固定的颜色、形状、血供特点等帮助鉴别甲状旁腺。甲状旁腺瘤由于其细胞内和细胞间脂肪较少，因此比正常的甲状旁腺颜色更深且质地更硬。

　　行双侧甲状腺全切术时，双侧甲状旁腺构象和位置的对称性有助于辨别甲状旁腺。Akerstrom指出，双侧上极甲状旁腺的对称性达到80%，而下极为70%。Gilmore指出，约90%正常上极甲状旁腺位于环状软骨水平。分离出一侧的甲状旁腺便于术者在相对应的位置分辨出对侧的甲状旁腺。虽然双侧甲状旁腺具有对称性，但下极甲状旁腺与上极甲状旁腺的性状并不一定相同。如前所述，即使在同一患者，喉返神经与甲状腺下动脉的相对关系左右侧可能都有差异。

　　Pyrtec 提出，根据颈部喉返神经平面的状

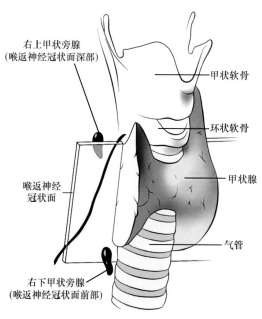

图 12-15　甲状腺和气道的右前斜面观

右上甲状旁腺（喉返神经冠状面深部）
甲状软骨
环状软骨
喉返神经冠状面
甲状腺
气管
右下甲状旁腺（喉返神经冠状面前部）

如以喉返神经在颈部走行形成的冠状面定位上下极甲状旁腺，上极甲状旁腺位于其背侧或深面，下极甲状旁腺位于其腹侧或浅面

138

况，甲状旁腺具有明确的定位（图 12-15）。如果沿喉返神经在颈部走行形成冠状面，则下极甲状旁腺位于该冠状面的腹侧或前面（即在颈部的更浅层），而上极甲状旁腺位于其背侧或后面（即在颈部的更深层）。这种甲状旁腺相对于喉返神经的位置有利于辨别上、下极甲状旁腺。

　　Wang、Gilmore 和 Akerstrom 都总结过上、下极甲状旁腺的正常位置。在成人中，下极甲状旁腺（来自于第三分支带的甲状旁腺Ⅲ）比上极甲状旁腺（来自于第四分支带的甲状旁腺Ⅳ）的位置变化更大，因为其胚胎发育迁移的路程更远（框 12-1）。下极甲状旁腺与胸腺一起迁移，因此多位于甲状腺下极下或后外侧 1 ~ 2cm 处。它也可位于甲状腺胸腺系带、胸腺或甲状腺下极邻近脂肪内。当这些脂肪增厚、独立且位于相对包膜内，则成为甲状腺胸腺角，是正在进行脂肪退行性变的胸腺残留。当下极甲状旁腺在迁移过程中脱离其颈根部的附着时，可导致其位置变高，如位于颈动脉分叉处，则通常与残余胸腺组织关系密切，是其胚胎发育残留的产物，为一个下极器官，这样的甲状旁腺被称为未下降的旁胸腺。解剖分离甲状腺下动脉并沿其中间分支解剖有助于找到下极甲状旁腺。但其末端动脉很细小，容易损伤。

框 12-1　下极甲状旁腺 / 甲状旁腺Ⅲ

路径：与胸腺伴行，比上极甲状旁腺位置变化更大
位置：甲状腺下极下方或侧方 1cm 范围内
与喉返神经的关系：浅层
血供：甲状腺下动脉
辨别方法：轻轻将甲状腺胸腺脂肪从颈前肌群下分离开，从前纵隔到甲状腺下极下侧面范围内

　　上极甲状旁腺从第四分支带发展而来，并随甲状腺侧方的原 C- 细胞复合体一起迁移。因此，上极甲状旁腺邻近甲状腺上极背外侧（框 12-2），通常位于环状 - 甲状软骨接合水平，即环状软骨上缘和甲状软骨下缘连接处的外侧，也描述为位于喉返神经和甲状腺下动脉交叉处上方约 1cm 处。但这两个线形结构在颈部交叉点的位置变异较大，因此以此定位上极甲状旁腺似乎不太可靠。上极甲状旁腺位于甲状腺上极后外侧的脂肪团内，其深面为喉返神经。逐层分离真性甲状腺包膜外的薄层筋膜并离断甲状腺上极就可以暴露上极甲状旁腺。虽然上、下极甲状旁腺都受甲状腺下动脉提供血供，但 Halstead 和 Evan 在 1907 年即提出，而随后 Nobori 等也指出，上极甲状旁腺也受甲状腺上动脉供应。因此在解剖分离该区域时，要注意甲状腺上动脉最后侧分支对上极甲状旁腺的供应，在离断甲状腺上极血管蒂时注意保留该血管分支（框 12-2，见图 12-3）。在分离该区域时，由于筋膜层的存在，使甲状腺内侧可能与邻近的覆盖下咽部和食管的肌肉混合。在这些筋膜层下方有上极甲状旁腺。异位的上极甲状旁腺通常位于喉后方或食管后方，超声检查难以发现。由于正常的上极甲状旁腺位置较深、较靠后，异位的上极甲状旁腺瘤容易沿气管食管沟从后方沿着椎前筋膜迁移到后纵隔，也可能是由于反复的吞咽和胸腔负压的力量造成的。

框 12-2　上极甲状旁腺 / 甲状旁腺Ⅳ

路径：与侧方原 C- 细胞复合体伴行，该复合体发展成甲状腺叶侧方的上半部分
位置：相对较固定，环甲关节周围 1cm 内
相对不固定，甲状腺下动脉与喉返神经交叉点头侧 1cm 处

> 血供：甲状腺下动脉或甲状腺下动脉与甲状腺上动脉最后侧分支形成的吻合支
>
> 辨认方法：分离甲状腺叶侧方后，将薄层筋膜从甲状腺真包膜上分离开，上极甲状旁腺位于甲状腺上极后侧方与其紧密相连的脂肪颗粒中

如前所述，将甲状腺上极紧邻其后方被膜离断后，将甲状腺从其后方的筋膜、脂肪，包括甲状旁腺和血管在内的软组织牵拉提起。这不仅保留了甲状旁腺，也保留了其血供。甲状腺下动脉通常沿外侧向中间方向走行。甲状腺上动脉营养上极甲状旁腺的分支通常直接向下方走行，当解剖离断甲状腺上极后就可以看到。

当分辨出甲状旁腺后，术者将其和周围脂肪组织与甲状腺牵拉分离开，这些组织与包含有血管的未分离的侧向软组织蒂相连（图 12-16）。如 Attie 所述，在分离过程中，需要辨别并保留甲状腺下动脉的远侧分支，其位于甲状腺包膜水平甲状旁腺的内侧（图 12-17）。Kocher 最先提出在甲状腺全切术时从侧方结扎甲状腺下动脉，从而减少失血。

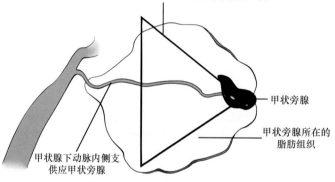

图 12-16　甲状旁腺血供的保留

甲状腺切除术后通过辨识甲状旁腺的颜色不足以判断其功能是否完好。如果甲状旁腺未从其邻近的脂肪分离开且包含有甲状旁腺血供的其侧方三角形区域未分离开，则甲状旁腺的血供基本能较好地保留

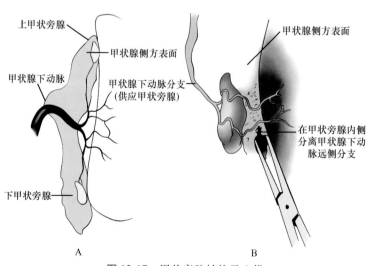

图 12-17　甲状旁腺结构及血供

A. 甲状旁腺位于甲状腺叶侧方表面的脂肪中；B. 在甲状旁腺内侧甲状腺包膜上分离，从而保留甲状旁腺侧方的血供

Halstead 随后提出，应该在甲状腺下动脉最远端中间分支紧邻腺体处结扎血管，从而保留甲状旁腺的血供。1938 年 Lahey 提出甲状腺次全切除合并侧方结扎甲状腺动脉，发现甲状旁腺功能减低发生率降低。人们通常认为甲状旁腺内侧和甲状腺外侧之间的血管连接不足以为甲状旁腺供血。1930 年 Curtis 提出，远端甲状旁腺动脉切断后可以由气管和食管的吻合血管供应，在甲状腺次全切除术中这种吻合血管得以保留。因此，如果甲状旁腺保留在残留甲状腺上，其可以从气管食管吻合血管中获取充足的血供。但由于该方法导致部分甲状腺残留，故不推荐。应采用包膜外完全的甲状腺切除术，从而完整切除所有甲状腺腺体，而甲状旁腺的血供需要仔细的解剖分离才得以保留。如果无法从甲状腺上剥离甲状旁腺，则需将其切除并种植于胸锁乳突肌内。

九、甲状腺上极和喉上神经

有人推荐将离断甲状腺上极作为甲状腺全切术的第一步，而有人将其作为最后步骤，也有人在中间处理。笔者更倾向于先离断甲状腺下极，将下极甲状旁腺在甲状腺侧方分离开，并找到喉返神经，然后再分离上极。将上极留到最后处理是为了给甲状腺腺叶提供更大的操作空间，便于向下牵拉上极并暴露甲状腺上极区域和喉上神经的外侧支，也有利于保留上极甲状旁腺的血管蒂。由于上极甲状旁腺位于背侧，最好将其分离留到最后进行。一旦甲状旁腺从后外侧分离保留，甲状腺上极就易于移动和向下牵拉，也便于分离上极血管并暴露喉上神经的外侧支。一旦上极血管离断，用 Mayo 钳或 DeBakey 钳可以轻易地将上极实质向下牵拉。而当上、下极都游离后，Berry 韧带和喉返神经的最后部分就很容易暴露。如果甲状腺上极很大或其他原因导致难以分离，可以采用两种方法暴露甲状腺上极区域：①首先切断胸骨甲状肌。胸骨甲状肌跨过甲状腺上极并向上沿斜线附着在甲状软骨上。向外牵拉胸骨舌骨肌，向内牵拉甲状腺 - 喉气管复合体便于暴露该肌肉束。胸骨甲状肌喉侧端进入甲状软骨斜线处是喉上神经外侧支的重要标记点，其在咽下缩肌的深面沿喉外侧缘向下往环甲肌方向走行。这种小肌肉离断不会增加患者的疼痛、水肿或引流量。②离断甲状腺峡部并分离 Berry 韧带，使甲状腺上极附着处完全悬吊。这可增加腺叶活动度，并有利于向下牵拉腺叶和分离上极。甲状腺上极血管需要仔细分离，便于止血并避免损伤喉上神经外侧分支。甲状腺上动脉的后侧支可以为上极甲状旁腺供血，如有可能应向后牵拉，尽量保留该血管。

喉上神经由上颈部迷走神经分出，并向喉部伸展，从颈总动脉内外侧支深面走行，肉眼可以在 80% 的病例中发现该神经，而在神经刺激下可以 100% 发现该神经。它沿着咽下缩肌外侧面往下内侧喉的方向走行，支配环甲肌的垂直面和斜面部分，而这是保持声带张力的主要肌肉。Lennquist 发现在 20% 的病例中该神经外侧支是在咽下缩肌内走行的。这种神经分支通过神经刺激可以发现，因为这种情况下刺激神经只引起环甲肌抽动。Cernea 发现，在 20% 的病例中喉上神经的外侧支在甲状腺上极水平或以下与甲状腺上动脉交叉，极易损伤该神经。Mooseman 和 Cernea 详细阐述了喉上神经的解剖及其与甲状腺上极的关系。

因此，喉上神经就有了一个 20%-20% 的规则：20% 的情况下它通过咽下缩肌筋膜深面从喉侧方走向环甲肌，20% 的情况下其末端在甲状腺上极水平以下与甲状腺上极血管交叉，

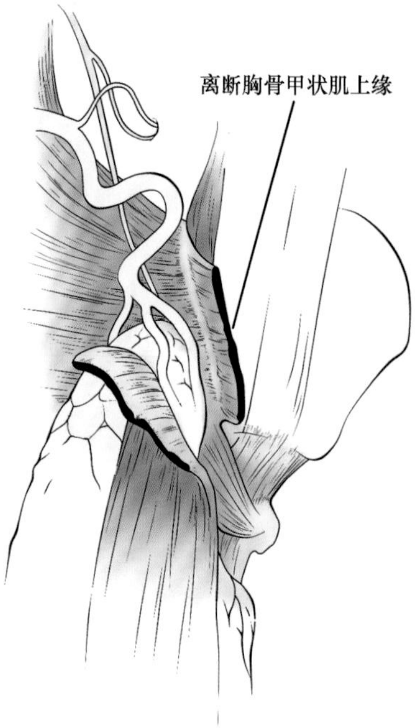

离断胸骨甲状肌上缘

图 12-18　烧灼离断胸骨甲状肌，以便于暴露甲状腺上极

因此在处理上极时可能损伤该神经。喉上神经在向下走行支配环甲肌时一般都沿咽下缩肌外侧面。通常它在胸骨甲状腺喉部附着部位的后方。胸骨甲状肌以外高内低附着于甲状软骨板上。虽然当该神经走行在肌肉筋膜深面时肉眼无法发现（约 20%），但可以以肌肉喉附着点为标志利用电刺激寻找到该神经（图 12-18）。

十、峡部

甲状腺峡部可以在甲状腺全切术的任何时间切开分离。因此，建议在最后完成该步骤。通常是在肿瘤所在腺叶对侧与峡部交汇处断开峡部。为了方便再次手术，最好不要在上颈部气管前遗留任何甲状腺组织。有些患者在一侧腺叶切除术后会发生代偿性的甲状腺肥大，因此，为了美观，建议将峡部完全切除。峡部的残端可以采用 2-0 可吸收线或丝线缝合，也可以采用其他外科设备进行处理。切除的标本在峡部端应以丝线缝合标记。这有助于病理学专家准确判断切除标本的方位。除非桥本甲状腺炎，否则一般一侧甲状腺可以在无外源性补充的情况下维持正常的甲状腺激素水平。但是，术后一般都会给予 6 周的甲状腺激素替代治疗。

十一、对侧的手术：安全备忘录

外科医生在切除对侧甲状腺之前必须确保有充足的理由切除对侧。是否因为恶性而继续对侧手术？是否对侧有结节而需要继续对侧手术？在继续对侧手术前，医生必须确保喉返神经是完好无损的。不仅需要肉眼检查，而且最好进行神经检测，如在甲状腺腺叶切除术中采用迷走神经刺激记录电生理数据。在继续对侧手术前，需要确认的第二点是甲状旁腺的状况。如果这一侧的甲状旁腺清晰地保留了，颜色很好，没有与周围脂肪分离，且有侧方血管蒂营养，则这样的甲状旁腺通常功能正常。但如果需要自体移植，或虽然保留在原位但颜色明显变深，或血管蒂供血欠佳，则尽可能保留对侧甲状腺。

十二、甲状腺全切术后甲状腺床的放射性碘吸收

甲状腺叶是由包膜包裹的独立结构，通常可以被完整切除，但其完整性在三处有所降低。基于甲状腺腺体在这三处的延伸情况和外科医生的认真态度，甲状腺组织可能在原位残留，并造成甲状腺全切术后甲状腺床的放射性碘吸收。在 Graves 病手术患者中，甲状腺组织的残留也可能导致甲亢复发。Emerick 发现，65 位接受甲状腺全切术的滤泡性癌患者中 82% 有残留的有功能的甲状腺组织，并需要放射性碘消融治疗。Attie 和 Auguste 发现，接受甲

状腺全切术的患者有 15% 术后甲状腺床摄碘率超过 1.5%，且需要消融治疗。Marchetta 发现，甲状腺全切术后的平均甲状腺床摄碘率为 15%（4% ~ 33%）。Clark 等发现，82 位甲状腺全切患者中有 47 位甲状腺床摄碘率超过 1%。由此可见，甲状腺全切术后的残留甲状腺组织还是非常显著的。

甲状腺组织残留的最常见区域是后上悬韧带或 Berry 韧带，可以看作是甲状腺真包膜的聚集，从甲状腺的底面向相对应的气管及环状软骨的前侧方伸展。如同 Berlin 和 Wafae 等描述的，甲状腺组织可以在该韧带中延续，使甲状腺组织与喉返神经紧密相邻。此外，Zuckerkandl 结节不同程度地位于 Berry 韧带的下方，并可在喉返神经后方走行，在甲状腺全切术中可能残留。这两种情况下，除非细致地解剖分离喉返神经最末端，否则甲状腺组织可能在靠近 Berry 韧带区域残留。这在切除甲状腺良性疾病时不是特别重要。如果甲状腺组织在 Berry 韧带处残留，则其可以在 Berry 韧带切缘处呈球形；术后核素扫描时会在甲状腺床上气管两侧留下对称的显影区域。有研究者认为，可以在 Berry 韧带处保留少量残留甲状腺组织以确保神经的完整性。甲状腺组织延伸入 Berry 韧带时，其切除程度需要考虑喉返神经的直径和喉返神经离开附着处的程度。如果神经很细且被提拉开原所在位置，则该区域的过度组织切除可能导致神经麻痹（特别是一过性的麻痹）。如果该处组织无结节且远离癌灶，则在 Berry 韧带处保留少量甲状腺组织可以降低喉返神经和甲状旁腺损伤的概率。如果神经较粗且牢牢固定在其解剖位置，则可以通过仔细地解剖分离将肉眼可见的甲状腺组织完全切除。

术后导致甲状腺床摄碘的第二个区域是锥状叶。锥状叶可以平整地隐藏在环状软骨筋膜的深面，还可以部分偏离中线位置，甚至可能从左侧或右侧甲状腺上极的内侧发出。因此，必须认真分离切除锥状叶，通常应到达甲状软骨结节水平。

第三个术后摄碘的区域是甲状腺上极。甲状腺上极通常比圆钝的下极尖。可以在甲状腺上极的筋膜带内向上延伸成一小缕腺体，甚至被当成甲状腺上极血供，这种情况并不少见。因此，钳夹结扎上极血供时位置应足够高，从而确保将这部分腺体切除。但分离结扎甲状腺上极的位置越高，喉上神经外侧支损伤的概率也越大（见图 12-2，图 12-3）。特别是用直角钳大块结扎甲状腺上极血管时更危险。推荐甲状腺上动脉的各分支分别进行解剖分离及结扎（见图 12-8）。

十三、切口关闭和最后步骤

如果可能，将腺叶切除标本送去做冰冻切片检查。通常应用于术前细针穿刺怀疑但未诊断为癌的结节。一旦明确诊断而无须继续手术时，需要仔细检查颈部淋巴结是否肿大。同侧的气管旁、气管前和喉前区域，以及颈侧区的 Ⅲ、Ⅳ 区淋巴结需要仔细检查，触诊。

任何一个甲状旁腺都应视作最后一个甲状旁腺对待，以后可能需要对侧手术。在偏侧甲状腺切除术标本送去做冰冻切片检查前，应仔细检查是否有甲状旁腺随腺叶一同被切除。Lee 对 414 例甲状腺切除标本进行检测，发现有 11% 的标本包含有甲状旁腺，其中 60% 为甲状腺外的，可以被原位保留或自体种植。甲状腺下极和甲状腺上极的后外侧面需要特别仔细地查看。任何疑似的甲状旁腺都应进行活检，证实后需要自体移植。在等待快检结果的过程中，活检剩余的部分甲状旁腺应放置在冷盐水中并保证无菌。术野中保留的明显的甲状旁腺在关闭切口前要仔细检查。颜色深的甲状旁腺可能缺血，也需要送活检并可能需要自体移植。即使甲状旁腺不呈黑色，也不代表其血供完好无损。变黑的甲状旁腺主要是由于静脉流出受阻造成的。如果动脉血供受阻，甲状旁腺的颜色也可能保持正常，从甲状腺切除标本上游离下来的甲状旁腺颜色变化也较小。因此，必须认真检查甲状旁腺的血供情况。如在甲状旁腺外侧方有较大片的未分离的组织存在，或者甲状旁腺未从其周围脂肪中分离开，且颜色较好，一般术后功能都较好。

准备自体移植的甲状旁腺必须保存在冷盐水中并保持无菌。如果冰冻切片检查确认为旁腺，应将其分离成 1mm 大小的组织块并放入事先准备好的胸锁乳突肌的几个肌肉"口袋"中，用不可吸收缝线或小夹子标记。要确保肌肉"口袋"内无出血。之所以标记甲状旁腺种植的部位，是因为有报道在甲状腺切除术后甲状旁腺自体移植后发生原发性的甲状旁腺功能亢进。术后需要迅速治疗有症状的低钙血症。治疗低钙血症不会降低甲状旁腺自体移植率。新鲜移植的甲状旁腺需要 6 ~ 10 周才开始发挥作用。甲状腺全切术后广泛采用甲状旁腺自体移植可能造成较高的一过性甲状旁腺功能减退，但永久性的发生率则降低。

术后需要在甲状腺床、颈前肌群及颈阔肌处仔细检查止血情况。可以请麻醉师给予几个呼吸周期的正压机械通气增加静脉压力，从而检查是否有隐匿性的静脉出血（如咽鼓管充气检查法）。Berry 韧带处的少量渗出最好通过细丝线缝扎止血、简单压迫止血或凝血酶浸透的凝胶海绵或氧化纤维素止血。尖头的双极电凝短暂烧灼也可以采用。在未明显分离喉返神经的情况下钳扎和烧灼可能造成喉返神经损伤。

甲状腺切除术后通常不需要引流，但必须根据患者个体情况而定。有较大死腔存在、广泛分离和颈前肌群横断时，最好放置引流。可以采用 15 号 French Jackson Pratt 引流管，将引流管从切口引出，并用活结宽松地固定在颈阔肌处。在皮肤切缘处可以留置 5-0 丝线，当第二天早晨拔出引流管后，可将丝线打结关闭切口。颈前肌群采用 3-0 可吸收丝线缝合。在缝合颈前肌群时要尽量将颈前肌束覆盖。未覆盖的肌束可能与颈阔肌/皮瓣的深面瘢痕粘连，并可能导致吞咽时上方皮瓣褶皱。用可吸收丝线缝合颈阔肌，可以将真皮的最深部分也缝合在该层内，从而使皮肤切缘整齐对合。推荐采用不可吸收缝线进行皮下缝合，并采用无菌粘胶粘合皮肤，2 周后拆除皮内缝合线。

十四、手术记录及概要报告

术中发现及处置对术后患者的处理至关重要，应该详细告知内分泌医生。这些信息对计算预后参数如 MACIS 得分有重要帮助，可用于解释术后放射性碘消融中的摄碘灶、超声检查和甲状腺球蛋白水平，并确定是否需要放射性碘消融及治疗。Chambers 等发现，手术结束后在常规的手术记录外，进行在线概要信息填写可增加信息量。Chambers 推荐术前喉部检查结果、关键解剖信息（如与甲状旁腺、喉返神经和喉上神经相关的信息），以及是否侵犯、肿瘤大小和是否完整切除等细节都应包括在系统的手术报告中。

（黄　韬）

参 考 文 献

Allo MD，Thompson NW. 1983. Rationale for the operative management of substernal goiters. Surgery，94：969.

Are C，Shaha AR. 2006. Anaplastic thyroid carcinoma：biology，pathogenesis prognostic factors，and treatment approaches. Ann Surg Oncol，13（4）：453-464.

Becker WF. 1977. Presidential address：pioneers in thyroid surgery. Ann Surg，185（5）：493-504.

Bhatia A，Rao A，Ang KK，et al. 2010. Anaplastic thyroid cancer：clinical outcomes with conformal radiotherapy. Head Neck，32（7）：829-836.

Deandrade MA. 1998. A review of 128 cases of posterior mediastinal goiter. World J Surg，1：789.

Goldman JM，Goren EN，Cohen MH，et al. 1980. Anaplastic thyroid carcinoma：long-term survival after radical surgery. J Surg Oncol，14（4）：389-394.

Goutsouliak V，Hay JH. 2005. Anaplastic thyroid cancer in British Columbia 1985-1999：a population based study. Clin Oncol，17（2）：75-78.

Grillo HC，Mathisen DJ. 1990. Cervical exenteration. Ann Thorac Surg，49：401.

Haigh PI. 2000. Anaplastic thyroid carcinoma. Curt Treat Options Onco，1（4）：353-357.

Judd ES，Beahrs OH，Bowes DE. 1960. A consideration of the proper surgical approach for substernal goiter. Surg Gynecol Obstet，90-98.

Junor EJ，Paul J，Reed NS. 1992. Anaplastic thyroid carcinoma：91 patients treated by surgery and adiotherapy. Eur Surg Oncol，18：83-88.

Katlic MR，Grillo HC，Wang CA. 1985. Substernal goiter. Analysis of 80 patients from Massachusetts Gneral Hospital. Am J Surg，149：283.

Katlic MR，Wang CA，Grillo HC. 1985. Substernal goiter. Ann Thorac Surg，39：391.

Kim JH，Leeper RD. 1983. Treatment of anaplastic giant and spindle cell carcinoma of the thyroid gland ith combination Adriamycin and radiation therapy：a new approach. Cancer，52（6）：954-957.

Landreneau RJ，Nawarawong W，Boley TM，et al. 1991. Intrathoracic goiter：approaching the posterior mediastinal mass. Ann Thorac Sun，52：134.

Mineo TC，Pompeo E，Lerut TE，et al. 2000. Thoracoscopic thymectomy in autoimmune myasthenia：results of left sided approach. Ann Thorac Surg，69（5）：1537-1541.

Mitchell G，Huddart R，Harmer C. 1999. Phase Ⅱ evaluation of high dose accelerated radiotherapy for anaplastic thyroid carcinoma. Radiother Oncol，50（1）：33-38.

Mosenthal AC，Lee KF. 2002. management of dyspnea at the end of life：relief for patients and surgeons. J Am Coll Surg，194（3）：377-386.

Nilsson O，Lindeberg J，Zedenius J，et al. 1998. Anaplastic giant cell carcinoma of the thyroid gland reatment and survival over a 25-year period. World J Surg，22（7）：725-730.

Pandya S，Sanders LE. 1998. Use of a Foley catheter in the removal of a substernal goiter. Am J Surg，175：155.

Pompeo E，Tacconi F，Massa R，et al. 2009. Long-term outcome of thoracoscopic extended thymectomy for nonthymomatous myasthenia gravis. Euro J Cardiothorac Surg，36（1）：164-169.

Ruckert JC，Walter M，Muller JM. 2000. Pulmonary function after thoracoscopic thymectomy versus median sternotomy for myasthenia gravis. Ann Thorac Surg，70：1656-1661.

Sakorafas GH. 2010. Historical evolution of thyroid surgery：from the ancient times to the dawn of the 21st century. World J Surg，34（8）：1793-804.

Wong CS，Van Dyk J，Simpson WJ. 1991. Myelopathy following hyperfractionated accelerated radiotherapy for anaplastic thyroid carcinoma. Radiother Oncol，20：3-9.

Yim AP，Kay RL，Ho JK. 1995. Video-assisted thoracoscopic thymectomy for myasthenia gravis. Chest，108：1440-1443.

第十三章　甲状腺腺叶切除术

一、适应证

1. 甲状腺结节可疑恶变。
2. 甲状腺巨大，影响生活、工作和美观；或压迫气管、食管、喉返神经而引起临床症状。
3. 单侧甲状腺微小乳头状癌。
4. 甲状腺高功能腺瘤。
5. 局限于一侧的多发性甲状腺腺瘤。
6. 单侧胸骨后甲状腺肿。

二、禁忌证

有严重心脑血管疾病且不能耐受手术者。

三、术前准备

同其他甲状腺手术。合并甲状腺功能亢进者，按甲状腺功能亢进准备。对于腺体较大、较软的患者，术前可给患者口服复方碘溶液，以减少甲状腺的血流量，使甲状腺体体积变小、质地变硬，有利于术中操作及减少出血量。用法：每次 10 滴，每日 3 次，持续 1 ~ 2 周。

四、手术要点、难点及对策

（一）体位和麻醉

取仰卧位，肩胛部垫软枕使患者颈部过伸。要注意头枕部要落在保护圈上，头不能悬空，颈后应垫软圆枕托起颈部，同时应固定头两侧，以避免颈部损伤。有时为了术中甲状腺能更好地显露甲状腺，也可以将手术台的头靠放下，将手术床向足侧倾斜 15° ~ 30°，使患者头颈部更加过伸，也有利于头部血液回流。常规采用气管内插管全身麻醉，也可以采取颈丛神经阻滞麻醉。若条件允许，应尽可能在全身麻醉下手术，以减轻患者痛苦，保证手术效果。

（二）切口选择

胸骨上切迹上 1～2 横指，按皮纹走行方向做横切口或弧形切口。根据结节大小、发生的部位及操作者的操作熟练程度来选择切口。如果结节大，技术不太熟练，切口可以做大些或偏上些，有利于处理甲状腺上极，以减少手术风险。切口可先用记号笔做标记，并画好切口延长线，为术中需要延长切口时做准备，应避免马蹄形切口，以免影响美观。

（三）操作步骤

1. 游离皮瓣 依上述切口逐层切开皮肤及皮下组织至颈阔肌筋膜浅面，沿此平面向上或向下用电刀游离，向上分离至甲状软骨下缘，向下剥离至胸锁关节水平，分离较低时，应注意避免损伤连接颈前静脉的颈前静脉弓及颈前静脉。术中一般不切断此血管，可以减少手术创伤及浅静脉回流，有效避免切口上缘术后早期的水肿，切口会更平整和美观。如果甲状腺或肿块较大，为了方便手术，可横行即与切口平行方向切开颈阔肌或筋膜，仔细分离颈前静脉或静脉弓，予以结扎。

2. 显露甲状腺 在颈中线处用电刀或超声刀切开颈白线显露甲状腺峡部。如果甲状腺腺叶或肿块特别大，通过颈白线切口向外牵拉胸骨舌骨肌及胸骨甲状肌（颈前肌群）仍无法充分显露甲状腺，尤其是甲状腺上极，可以通过超声刀或电刀横行部分切开或全切断颈阔肌或筋膜，仔细结扎颈前静脉。沿胸锁乳突肌前缘切开筋膜，提起胸骨舌骨肌，钝性分离胸骨舌骨肌及胸骨甲状肌间隙，横行切断胸骨舌骨肌。提起胸骨甲状肌，在甲状腺固有被膜前间隙钝性分离并切断此肌肉。切断颈前肌群时避免损伤支配肌肉的神经有利于肌肉的愈合，防止肌肉萎缩。切断颈前肌群时，要紧靠肌肉背面将其充分游离并提起，避免损伤甲状腺组织，导致出血，影响手术视野；在分离其外侧时，更要注意防止颈血管鞘损伤，尤其是颈内静脉损伤引起的大出血。切断和牵开颈前肌群后，甲状腺显露会更加充分。最好不要切断胸锁乳突肌，以减少颈部变形的可能。

3. 切除甲状腺 甲状腺切除可以采用囊内法和囊外法。囊内法是切开甲状腺外科被膜，紧贴甲状腺固有被膜分别结扎和切断甲状腺上、下动脉分支，然后切除甲状腺。该方法不解剖喉返神经，具有保证喉上神经和喉返神经不受损伤的优点；有利于保护甲状旁腺的血液供应，减少因供血不足而引起甲状腺旁腺功能低下的可能。囊外法是不切开甲状腺外科被膜，在颈前肌群的后面直接显露甲状腺侧叶上极及甲状腺外侧间隙，在甲状腺外侧结扎、切断甲状腺上、下动脉主干，再切除甲状腺。该方法是在甲状腺上方和外侧结扎和切断甲状腺动脉的主干，虽然结扎血管彻底及方便，但也可能存在因甲状旁腺供血不足而导致其功能低下的现象；在结扎上动脉主干时由于离甲状腺上极较远，有损伤喉上神经外支的可能。是采用囊内法还是囊外法切除甲状腺与外科医生经验有关，可联合使用囊内法及囊外法。在游离甲状腺上极，结扎、切断甲状腺上动脉及静脉时，逐一结扎其分支，采取囊内法，避免大块结扎引起喉上神经的损伤。但分离时要仔细，解剖层次要分明，否则易导致术中出血。在游离甲状腺下极，结扎、切断甲状腺动脉分支、显露喉返神经时采用囊外法。

4. 甲状腺切除手术的方式 可以采用自甲状腺上极游离法、自甲状腺外侧开始游离法及自甲状腺下极开始游离法。

（1）自甲状腺上极游离法

1）结扎、切断甲状腺上极血管：充分显露甲状腺后，如果甲状腺大、上极较高或甲状腺组织较脆，可以小圆针用4号缝线8字缝合甲状腺上极，也可以用血管钳夹住甲状腺上极，将甲状腺向下、向外侧轻轻地牵拉，在甲状软骨外侧和甲状腺之间分离、切断甲状腺悬韧带，可用超声刀切断或血管钳分离结扎到达甲状腺的分支血管，逐步分离到甲状腺上血管。向下、向内牵拉甲状腺上极，将颈前肌群向外上牵拉，靠近甲状腺固有被膜分离其外侧疏松组织，贴近甲状腺上极，用血管钳或胆囊钳钝性分离各动脉及静脉分支，将血管钳穿到血管后方，距上极约0.5cm带线结扎甲状腺上动脉及上静脉，在结扎线的下方用两把血管钳钳夹甲状腺上极血管，在两钳间予以切断，再次结扎甲状腺上动脉和静脉断端，也可以用超声刀在结扎线下方切断甲状腺上血管或紧靠甲状腺直接慢切甲状腺上极血管。甲状腺上动脉在甲状腺上极上方多分为前后两支，仔细分离，保持视野清晰，寻找组织间隙，分别予以结扎，有时可显示喉上神经外支，避免其损伤。如甲状腺上极动脉和静脉紧密伴行，则不必分开，可一并结扎。为避免术中血管撕脱出血或结扎血管滑脱，最好采用先吊线结扎后再切断，这样也能防止甲状腺上极血管滑脱后血管回缩到肌肉中，导致术中或术后难以控制的出血。牵引甲状腺时动作要轻柔，既要有张力，又要避免用力过猛，这样有利于分离，同时也避免了将甲状腺撕裂，导致出血，影响手术视野清晰。

2）分离结扎、切断甲状腺中静脉：用甲状腺拉钩牵开颈前肌群，在甲状腺固有被膜外钝性分离甲状腺外侧缘，用血管钳夹住或缝线牵引甲状腺外侧，将腺体轻轻向前内侧牵拉，分离甲状腺中静脉筋膜，靠近甲状腺分开结扎、切断其分支。甲状腺中静脉壁较薄，有时血管曲张，过度牵拉甲状腺时易导致其撕裂出血，手术时动作要轻，分离血管要仔细，如分离过程中出现出血，操作者不要紧张，避免盲目钳夹，可用吸引器吸引或压住出血点，找准出血部位，再给予钳夹，以减少不必要的副损伤如颈内静脉、食管或喉返神经等损伤。

3）结扎切断甲状腺下极血管：向上、向内牵拉甲状腺下极，用小弯血管钳在外科被膜及固有被膜间进行钝性分离，可显而不露甲状腺下动脉主干，仔细分离其分支，紧靠甲状腺固有被膜将其双重结扎和切断。逐一分离和结扎甲状腺下静脉。下甲状旁腺多位于甲状腺中部和下部外侧1/3交界处，紧靠甲状腺，偏向后外侧，呈黄色，表面有细小血管分布，手术时要仔细辨认，紧贴甲状腺分离，避免误切或损伤其血液供应，最好原位保留，将甲状旁腺永远认为"唯一"，予以精心保护，以免术后发生甲状旁腺功能不足。操作过程中时刻注意保护喉返神经，辨认清楚喉返神经行程及其与甲状腺下动脉主干和分支的位置关系，确认为血管后，方能靠近甲状腺固有被膜结扎，有时喉返神经旁有很多滋养血管，同时伴有血管曲张，很难辨别其是神经还是血管，对可疑神经的先予以保留，尤其再次手术时更应注意，待进一步分离时加以确认，防止喉返神经损伤。分离时应尽量避免分离到甲状腺固有被膜内，导致甲状腺腺体出血，视野不清，盲目钳夹，误伤喉返神经。

4）切断甲状腺峡部：将甲状腺下极向外上牵开，先摸清或看清气管位置走行，在甲状腺峡部下方气管前钝性分离筋膜，仔细分离甲状腺下静脉分支或最下静脉分支，予以结扎切断。在甲状腺峡部后面与气管固有被膜间常有疏松结缔组织间隙，其穿支血管少，用中弯或长弯血管钳找准组织间隙进行分离，直达甲状腺峡部上缘，有时其上缘有静脉血管分支，可在气管前将其分离，结扎、切断。用血管钳托起甲状腺峡部，若峡部较窄，可以用4号或 7 号缝线予以结扎峡部两侧，在结扎线之间用电刀或超声刀切断甲状腺峡部；如甲状腺峡部宽且厚，可用小弯血管钳分别钳夹甲状腺峡部两侧，在两钳之间边切断边结扎或缝扎。也可以使用超声刀直接切断峡部及血管分支，以减少出血或结扎血管时间，操作更简便，损伤更小，但要求具备超声刀设备，其价格较高，要熟练掌握超声刀运用技巧，避免术中误损伤或术后出血。在由中间向外游离要切除的峡部和腺叶时，一般游离至气管外侧平面即可，避免损伤其深面沿气管食管沟走行的喉返神经。

5）切除甲状腺腺叶：进一步游离甲状腺外侧，助手用手指将甲状腺向内上牵引，从甲状腺后面紧贴其固有被膜逐步向气管方向分离甲状腺。再将甲状腺上、下极和整个甲状腺腺体提到切口外，进一步分离甲状腺背面，完整切除甲状腺腺叶。在环状软骨外下甲状腺后方甲状腺"蒂部"有从食管穿支或下动脉来源的较多血管分支，要分开结扎或紧靠甲状腺钳夹，在血管钳上面剪开并予以结扎，这个部位如果操作不慎容易导致出血，且不易止血；在止血过程中，由于离食管及喉返神经入喉部位近，易导致误伤喉返神经和食管。如果过度提起甲状腺，可能导致食管及气管牵拉成角，气管或食管破裂而产生并发症。上甲状旁腺位置比较恒定，多位于甲状腺背面上中 1/3 交界处，相当于甲状软骨下部外侧，要紧靠甲状腺分离，最好保留甲状腺外科被膜，避免甲状旁腺误切或影响其血液供应。甲状旁腺外多有脂肪组织包裹，似煎的"荷包蛋"。喉返神经入喉部在甲状软骨与环状软骨连接部外侧约 2cm 范围，脂肪组织较少，位置恒定，可在切除甲状腺"蒂部"时先行显露喉返神经并予以保护，有利于彻底切除甲状腺。如术中冰冻切片或术前穿刺细胞学确诊为甲状腺癌，与颈前肌群粘连或浸润，应切除颈前肌群，根据术前 B 超和术中探查淋巴结情况，评估颈侧区有无可疑淋巴结，决定是否行颈侧区淋巴结清扫，常规做预防性中央区清扫。在清扫过程中，如发现旁腺血液供应差，或影响清扫彻底性，应及时取出甲状旁腺，剪碎后移植于胸锁乳突肌内。

6）关闭切口：关闭切口前要再次检查手术野，进一步确认甲状旁腺是否保留、有无血液供应不足；同时对切除的甲状腺标本再进行一次检查，如发现甲状旁腺附着，或可疑旁腺，可切取部分送冰冻切片检查确认是否为旁腺，对切下的旁腺行自体旁腺移植。撤除肩胛下的软枕或将头部垫高，减少颈部张力，用生理盐水冲洗创面，确切止血，检查术野无活动性出血，在气管旁颈前肌群后方放置细硅胶管引流，可以从胸锁乳突肌与颈前肌群间或颈白线处引出，也可从切口中点下方 1cm 处戳孔引出，接一次性负压吸引器，可保证切口愈合平整，减少术后皮肤与气管及颈前肌群之间的粘连。如术中切断颈前肌群，需将断端缝合修复。间断或可吸收线连续缝合颈白线，间断缝合颈阔肌筋膜及皮下组织，用可吸收线皮内连续缝合关闭切口，或用 6-0 不可吸收线皮内连续缝合关闭切口，两端缝出皮外，6～7 天再拆除缝线。

（2）自甲状腺外侧开始游离法：对甲状腺较大，上极位置较高，手术较为困难者，游离甲状腺可以从甲状腺外侧开始，当然也和术者经验有关。

1）分离结扎甲状腺中静脉：牵开颈前肌群，紧靠甲状腺固有被膜钝性分离甲状腺外科被膜和固有被膜间疏松组织，显露甲状腺中静脉，将甲状腺牵向内前方，保持中静脉有一定张力，用小弯血管钳分离中静脉，分离出中静脉后，可以带线双重结扎远离甲状腺断端，靠近甲状腺腺体的断端予以结扎。结扎中静脉时，手术操作要轻柔，避免血管撕裂出血。

149

2）分离结扎甲状腺上极血管：结扎甲状腺中静脉后，甲状腺相对比较游离，沿甲状腺外侧固有被膜浅面与外科被膜间疏松组织钝性分离至甲状腺上极，将甲状腺向下外牵开，在甲状软骨及环状软骨与甲状腺之间显露甲状腺悬韧带，用电刀或超声刀结合钝性分离切断甲状腺悬韧带，如果甲状腺上极高或甲状腺组织脆，钳夹甲状腺困难，可用 4 号缝线 8 字缝合甲状腺上极，结扎做牵引，将甲状腺向下牵拉，紧靠甲状腺逐一分离甲状腺上动脉及静脉分支，在上极血管后方，先吊线结扎甲状腺上动脉及静脉，在结扎线靠甲状腺侧再上两血管钳，在两钳间予以剪开，结扎两断端。结扎甲状腺上血管时，最好先吊线结扎再切断，避免因切断后再结扎可能引起血管滑脱，同时发生甲状腺上血管回缩，引起难以控制的出血。血管结扎时，避免大块结扎，减少血管结扎不牢引起术后出血及术中喉上神经损伤的机会。对直径在 5mm 以下的血管可以直接用超声刀切断，以减少术中结扎和止血的时间，减少术中出血量。使用超声刀将血管分开，再用超声刀切断，以避免部分血管未凝闭，增加术后出血风险。

3）结扎甲状腺下动脉及静脉：甲状腺下动脉与喉返神经解剖变异较多，但位置相对较恒定，可利用甲状腺下动脉来寻找喉返神经，帮助喉返神经显露。在分离和结扎甲状腺下动脉时用小弯血管钳尽量靠近甲状腺固有被膜分离结扎其分支，可避免因血管和神经间解剖变异带来的损伤；同时避免损伤甲状旁腺血液供应。甲状腺下静脉较薄，易撕裂，分离时动作要轻且仔细。

4）切断甲状腺峡部：在胸骨上窝上方甲状腺峡部下方，先用示指触摸气管，有时因甲状腺较大，气管受压或推移，导致气管移位，在峡部下缘、气管前方分离筋膜和软组织达气管前壁。气管前方及峡部之间往往有疏松组织间隙，之间血管穿支少，不易引起出血，用长弯血管钳沿此间隙分离，直至峡部上缘，此处常有甲状腺上静脉的分支，要仔细分离结扎，减少出血。如有锥状叶可一并将其切除。有时锥状叶向上延伸到舌骨部位，要切除完全，确切止血。可用超声刀切断峡部，也可在峡部两侧相应位置上小弯血管钳钳夹，再切断结扎，直至切断峡部。对于要保留的甲状腺侧峡部，应再给予缝合结扎，避免术后滑脱出血。

5）切除甲状腺腺叶：将甲状腺向内上方牵拉，继续紧靠甲状腺分离，将甲状腺上极和下极提到切口外，并向内上侧牵引，有利于暴露甲状腺后方，逐一分离和结扎甲状腺与气管、食管之间的穿支血管，完整切除甲状腺腺叶。甲状腺切除后要仔细检查手术标本有无旁腺，对可疑旁腺，可送冰冻切片检查，如确定为旁腺，应立即进行游离旁腺移植。手术时要尽量精细，时刻保持视野清晰，保护供应旁腺的血管。在喉返神经入喉部位，气管与甲状腺穿支较多，且神经离甲状腺很近，导致在此部位喉返神经易于损伤。而在此部位显露喉返神经，可有效地避免其损伤。

（3）自甲状腺下极开始游离法：手术方法和上极及中静脉游离类似，只是手术开始部位从甲状腺下极开始。甲状腺腔镜手术常从下极开始，便于手术操作及具有良好的手术视野。至于从何部位开始手术，与手术医生的经验、习惯，以及手术操作的便利有关，囊内和囊外技术可以结合使用，手术的关键是精细、安全、切除彻底，达到手术要求，减少手术并发症的发生。

五、术后监测与处理

术后应将患者送入麻醉复苏室，待患者完全清醒拔除气管插管后送入病房。注意观察患者呼吸、脉搏、血压、体温变化。对血氧饱和度低的患者，要分析原因，及时予以纠正，必要时面罩给氧。对有合并症如高血压和糖尿病患者要注意监测和控制其在正常范围或安全范围内。保持引流管通畅，确切固定引流管以避免滑脱，注意观察引流量、颜色。对合并有甲状腺功能亢进症服碘患者，术后 6 小时麻醉反应消失后可开始服碘，从 15 滴开始，逐日逐次减 1 滴，至 5 滴停止服用。注意观察切口情况，检查皮下有无瘀斑、血肿、渗血，对症状较轻者，应密切观察，如逐渐加重，要局部加压止血或再手术止血。

六、术后常见并发症的预防与处理

随着对甲状腺生理及解剖认识的提高，临床医生经验的逐步积累，以及专科化的发展，甲状腺手术并发症发生率越来越低。甲状腺腺叶切除，可导致甲状腺功能减退，患者可口服左甲状腺素钠（优甲乐）25 ~ 50μg。喉上神经损伤，引起饮水呛咳，声音低沉，主要原因为手术时误伤，患者症状 1 周左右可以缓解；预防喉上神经损伤主要是结扎甲状腺上动脉时要紧靠上极，各分支分开结扎。喉返神经损伤主要表现为声音嘶哑，可以是短暂性损伤和永久性损伤；短暂性损伤多由于钳夹、电刀或超声刀热损伤、解剖分离时牵拉损伤引起，多 6 个月内能恢复；永久性损伤多由喉返神经被结扎和切断引起，喉镜检查表现为声带固定，6 个月后多由于对侧声带代偿，声音嘶哑可以缓解；喉返神经最易损伤部位位于喉返神经入喉处及甲状腺下动脉分支处，多由于术中出血，盲目钳夹结扎导致；预防措施为术中精细操作，避免出血，结扎甲状腺下动脉时紧靠甲状腺，在喉返神经入喉部可以局部显露喉返神经，在结扎血管吻合支和分离悬韧带时尽量靠近甲状腺，在使用电刀及超声刀时尽量远离喉返神经或用生理盐水纱布隔开保护；甲状腺腺叶切除后，要检查喉返神经全程，观察神经前被膜是否完整，神经是否被结扎，若发现损伤，应及时行神经吻合，可取得较好效果；对术后发现神经损伤者，也应力争早期探查并予以修复，6 个月内修复效果更好；对短暂性损伤，可给予神经营养药物，促进其早日恢复。术后出血为最危险的并发症，如果出血量大而急，可以导致患者窒息；预防重点在于对甲状腺上极、下极大血管及中静脉等较粗的血管近端要双重结扎，先吊线结扎后予以切断，确保结扎血管牢靠不滑脱；甲状腺腺叶切除后，要仔细检查创面，对较粗血管再予以结扎，确认无活动性出血后再关闭切口。甲状腺腺叶切除旁腺损伤往往不会产生较严重后果，但也要引起手术医生的重视，要把甲状旁腺永远认为为"唯一"。预防重点要加强甲状旁腺的辨认，强调甲状旁腺的重要性，对可疑旁腺也要加以保护，切除腺叶时要紧靠甲状腺，尤其在甲状腺上 1/3 及下外侧部位；如果不是必要，尽量保护甲状腺下动脉主干，以免影响甲状旁腺血液供应；要仔细检查切除的腺叶，对可疑旁腺，可行冰冻切片检查，也可取部分可疑旁腺组织剪碎检查旁腺激素，如为旁腺应立即进行游离旁腺移植。

151

七、临床效果评价

甲状腺腺叶切除术由于已经切除了一侧腺叶，是对单侧的良性病变进行的手术，复发率极低，应避免因病变复发或恶变进行再次手术，但由于腺叶切除会对甲状腺功能产生一定影响，术后要补充甲状腺素，以避免对侧甲状腺代偿增大；对局限性单侧腺叶的早期恶性病变，手术范围已足够，可以保存对侧的甲状腺功能；甲状腺腺叶切除手术安全，并发症发生率低，一般不会产生严重后果，但医生术中要对手术可能导致的并发症足够重视，保护重要器官及其功能，尤其是喉返神经和甲状旁腺，彻底切除甲状腺腺叶，减少再次手术的风险。

（屈新才）

参 考 文 献

陈国锐，王深明 . 2005. 甲状腺外科 . 北京：人民卫生出版社，349-385.

陈孝平，汪建平 . 2013. 外科学 . 第 8 版 . 北京：人民卫生出版社，237-248.

裘法祖 . 1995. 外科学 . 第 4 版 . 北京：人民卫生出版社，300-310.

中国医师协会外科医师分会，甲状腺外科医师委员会 . 2015. 甲状腺手术中甲状旁腺保护专家共识 .

中华医学会内分泌学分会，中华医学会外科学分会，中国抗癌协会头颈肿瘤专业委员会，等 . 2012. 甲状腺结节和分化型甲状腺癌诊治指南 .

Adams M，Doherty G. 2004. Unilateral thyroid lobectomy. Operative Techniques in General Surgery，6（2）：115-123.

Daniel O，Robert U. 2012. Surgery of the Thyroid and Parathyroid Glands. NewYork：Springer，81-87.

NCCN. 2018. NCCN Guideline：Thyroid Carcinoma.

Townsend Jr CM，Beauchamp RD. 2012. Sabiston Textbook of Surgery：The Biological Basis of Modern Surgical Practice. 19th ed. NewYork：Saunders，915-921.

第十四章　甲状腺近全切术

一、适应证

1.乳头状腺癌　约占甲状腺癌的 70%，源于滤泡上皮，恶性程度较低，病灶可单发亦可见多发，易发生局部淋巴结转移，血行转移及远处转移较少见，原发灶较小时不易察觉，常体检发现。（2015 版 ATA 指南）年龄＜ 15 岁或＞ 45 岁者；有头颈部放射治疗史者；肿瘤直径＞ 2cm 者。

2.滤泡状腺癌　约占甲状腺癌的 20%，源于滤泡上皮，恶性程度较乳头状癌高，病灶常为单发，常易发生血行转移，淋巴结转移较少见。患者多为中年人。（2015 版 ATA 指南）肿瘤直径≥ 2cm 者；伴血行转移或淋巴结转移者。

3.结节弥漫性分布于双侧甲状腺，导致术中难以保留较多正常甲状腺组织。

4.髓样癌　约占甲状腺癌的 5%，发生于滤泡上皮以外的滤泡旁细胞，即 C 细胞，能分泌降钙素及 5- 羟色胺等激素样活性物质。组织学上虽呈未分化状态，但其生物学特性与未分化癌不同。恶性程度较分化型甲状腺癌高。较早出现局部淋巴结转移，晚期可有血行转移。肿块＜ 1cm 且局限于单侧腺体，无术前淋巴结转移证据。伴有嗜铬细胞瘤的甲状腺髓样癌，在甲状腺手术以前首先要处理嗜铬细胞瘤，否则易在术中激发高血压，影响手术顺利进行。

5.甲状腺功能亢进症　男女比例约为 1 ∶ 4，原发性甲亢多发生在 20 ~ 40 岁人群。继发性甲亢及高功能腺瘤则多见于 40 岁以上人群。甲亢患者基础代谢率显著增高，交感神经过度兴奋，心率较快，可伴有心律失常、原发性突眼。原发性甲亢非手术治疗无效者、继发性甲亢和高功能腺瘤者、怀疑有恶变可能者、伴气管压迫症状者、胸骨后甲状腺肿者则可行手术治疗。

二、禁忌证

1.晚期甲状腺癌侵犯整个甲状腺，并向外侵犯累及气管、食管、神经，病灶无法完整切除者。

2.全身情况极差或患有其他系统和器官严重疾病，不能耐受手术者。

3.未分化癌　约占甲状腺癌的 1%，按其细胞形态又可分为小细胞和巨细胞两种类型。

恶性程度高，很早转移至颈淋巴结，也经血行转移至骨和肺。患者常为老年人，预后较差。

4. 滤泡状癌、髓样癌并远处转移者。

5. 甲状腺双侧叶多灶性甲状腺癌。

6. 来源于血液系统的甲状腺恶性肿瘤。

7. 青少年甲亢患者或病情较轻者。

三、术前准备

术前一般准备：术前禁饮 6 小时，禁食 8 小时；术前进行良好的医患沟通，详细告知手术风险；完善相关检验、检查、术前诊断及风险评估。

1. 术前系统检查全身　检查有无淋巴结肿大、黄疸、贫血、心脏杂音、肝脾大等表现，有助于手术方式的设计。

2. 完善循环功能的检查　血压、心电图、胸片、心脏彩超。心动过速可伴有广泛性的心功能异常，左心功能不全者射血分数下降，可引起呼吸困难、缺血性心肌病、心源性休克等。右心功能不全者可合并有颈静脉怒张、肝颈静脉回流征阳性、肝大。心电图可检查有无心律失常或心肌梗死表现。心肌梗死后 3 个月内，全身手术可有再次发生梗死的风险。心律失常者可通过 Holter 心电图检查，明确心律失常类型、程度，有助于评估手术风险及帮助术后护理。

3. 胸片　可判断心影有无扩大，哪个心房、心室扩大，有无气胸、肺气肿，肺部有无明显肿块，有无支气管炎等。高血压患者可因手术应激而出现心脑血管破裂等问题，应于术前给予重视。

4. 呼吸功能检查　年老体弱者需行呼吸功能检查，肺活量、第一秒用力呼气量占用力肺活量的百分比、肺通气功能检查等。全身麻醉手术时肺呼吸功能要求较高，需明确是否适宜手术。

5. 肾功能检查　肾小球滤过率、肌酐、尿素氮、尿常规。了解患者是否合并肾功能问题、电解质有无异常、是否需要透析。

6. 血常规、凝血功能检查　有无血象异常，是否合并感染，血小板是否正常，凝血功能检查等；有无口服抗凝药，如阿司匹林、双嘧达莫、非甾体抗炎药的服用，因其可能引起血小板功能异常。血小板数目即使在 10 万以上仍有出血可能，需予以注意。

7. 喉镜　检查声带运动有无异常，气管软化实验评估有无气管软骨发育不良，有无术后气管塌陷的可能。还需测定基础代谢率，了解有无甲亢及其程度，以便采取相应治疗，择期手术，从而降低术后并发症甲亢危象的发生率。

8. 颈部超声检查　高分辨率超声检查是评估甲状腺结节的首选方法。对触诊怀疑，或是在 X 线、计算机断层扫描（CT）、磁共振成像（MRI）、正电子发射断层成像（PET）检查中提示的"甲状腺结节"均应行颈部超声检查。颈部超声可证实"甲状腺结节"是否真正存在，并确定结节的大小、数量、位置、质地（实性或囊性）、形状、边界、包膜、钙化、血供及与周围组织的关系，同时可评估颈部区域有无淋巴结和淋巴结的大小、形态、结构特点。借助超声定位还可进行细针抽吸细胞学检查。

9. 术前细针抽吸（FNA）细胞学检查 可减少不必要的甲状腺结节手术。直径＞1cm的结节可考虑 FNA 检查，但下述情况不作为常规：①经甲状腺核素显像证实为有自主摄取功能的"热结节"；②超声提示纯囊肿；③根据超声影像已高度怀疑为恶性的结节。直径＜1cm的甲状腺结节不推荐常规行 FNA，但存在以下情况可考虑：①超声提示结节有恶性的征象；②伴颈部淋巴结超声影像异常；③童年期有颈部放射线史；④有甲状腺癌或甲状腺癌综合征病史或家族史；⑤ PET 显像阳性；⑥伴血清降钙素水平异常升高。

10. 甲状旁腺功能及核素显像检查 排除甲状旁腺来源。甲状腺核素显像可以评价甲状腺形态及甲状腺结节的功能。甲状腺核素显像可判断某个结节是否是"热结节""冷结节""温结节"。大多数"热结节"为良性结节，一般不需要行 FNA 活检。颈部 CT 和 MRI 在评估甲状腺结节良恶性方面较超声稍差，但其可显示结节与周围组织的解剖结构，寻找可疑淋巴结。

11. 术前药物准备 是甲亢患者术前用于降低基础代谢率的重要环节。主要有两种方法：①先用硫脲类药物，通过降低甲状腺激素的合成，抑制体内淋巴细胞产生自身抗体，从而控制因甲状腺激素升高引起的甲亢症状。甲亢症状基本控制后，改服 2 周碘剂，再进行手术。由于硫脲类或咪唑类药物能使甲状腺肿大或动脉性充血，手术时容易发生出血，增加手术困难和危险。因此，服用硫脲类药物后，必须加用碘剂 2 周，待甲状腺缩小变硬后手术。②开始即用碘剂，2～3 周后甲亢症状如基本控制（情绪稳定，睡眠良好，体重增加，脉率＜90次/分，基础代谢率＜+20%），即可考虑手术。如口服碘剂 2 周后甲亢症状控制不佳，可继续服用碘剂的同时加用硫氧嘧啶类药物，直至症状基本控制，此时停用硫氧嘧啶类药物，再单独服用碘剂 1～2 周，后进行手术。碘剂的主要作用在于抑制蛋白水解酶，减少甲状腺球蛋白的分解，从而抑制甲状腺激素的释放。碘剂还能减少甲状腺的血流，使腺体充血减少，从而缩小变硬。常用的碘剂为复方碘溶液，每日 3 次，第一日 3 滴，以后每天增加 1 滴，直至增加至 16 滴/天，然后维持此量。由于碘剂只抑制甲状腺素释放，不抑制其合成，一旦停服，贮存于甲状腺滤泡内的甲状腺球蛋白将大量分解，甲亢症状可重新出现，甚至更为严重。因此，凡不准备施行手术或手术条件不成熟者，一定不要轻易服用碘剂。对于常规应用碘剂或合并应用硫氧嘧啶类药物不能耐受或无效者，有主张单用普萘洛尔与碘剂合用做术前准备。普萘洛尔是一种肾上腺素能 β 受体阻滞剂，能控制甲亢症状，缩短术前准备时间，且用药后不引起腺体充血，有利于手术操作，应用硫脲类药物效果不好或反应严重者可改用此药。普萘洛尔能选择性地阻断各种靶器官组织上的 β 受体对儿茶酚胺的作用，抑制肾上腺素的效应，从而改善甲亢症状。甲亢患者麻醉前禁用阿托品，以免导致或加重心动过速，增加手术和麻醉风险。

12. 对于合并症的处理

（1）高血压：入院当天患者可因紧张等因素，血压稍偏高，以入院第 2 天及第 3 天为基准，舒张压不高于 90mmHg 者符合手术要求。口服降压药者，手术当天降压药正常服用。血压控制不佳者需至专科就诊，调整降压，同时注意循环血容量及电解质变化并及时纠正。

（2）心脏病：合并有心律失常、传导阻滞、心肌功能障碍者，探讨病变的严重程度，进行术前风险评估。

（3）呼吸系统疾病：支气管哮喘、慢性支气管炎、肺气肿等。术前严格戒烟，有气道

155

感染者给予去痰及抗生素治疗，支气管哮喘者给予支气管扩张剂及抗过敏剂，训练呼吸，增加肺活量。

（4）消化系统疾病：肝硬化患者术后并发多种器官功能障碍的可能性较高，术前应根据患者情况，对全身麻醉手术进行风险评估。

（5）内分泌疾病：主要是糖尿病。糖尿病患者临手术前空腹血糖控制在 200mg/dl 以下。术前禁食患者，手术当天停用降糖药，禁食时间较长者补充葡萄糖＋胰岛素制剂。

13. 麻醉　麻醉前进行详细的检查，了解邻近器官受压的情况。可采取视诊、触诊，间接喉镜检查、颈胸部 X 线片。患者置手术体位时观察有无呼吸困难及憋气，呼吸音有无喉鸣，主要了解气管有无受压及气管狭窄程度。此外，要了解有无声带麻痹。麻醉方式可选择双侧颈丛麻醉或硬膜外高位麻醉；气管内插管全身麻醉可用于以下情况：①肿瘤巨大，病程较长，有气管受压、移位症状，呼吸困难者；②病期较长，巨大的弥漫性或结节性甲状腺肿，有气管压迫者；③小儿甲状腺肿或伴有甲状腺功能低下者；④肿瘤已侵及气管壁周围，气管受挤压而呈现环形狭窄者；⑤胸骨后甲状腺肿者；⑥疑有气管软化者；⑦由于肿瘤巨大，不可能施行气管切开者。保证术中呼吸道通畅。

14. 手术体位　患者取仰卧位，肩部垫高，头稍向后仰，头颈部用布枕固定，防止术中左右摆动。

15. 术中监测　术中除一般监测项目外，应加强对心血管功能的监测，特别注意心率、心律及血压的变化。为防治甲亢危象，术中体温监测应被列为常规监测项目。

四、手术要点、难点及对策

1. 在胸骨切迹上 1～2 横指，顺皮纹方向做颈前正中半弧形切口（图 14-1）。

2. 切开皮肤、皮下组织、颈阔肌、颈深筋膜浅层，分别牵起切口上、下缘，在颈阔肌和颈深筋膜的疏松组织平面间分离皮瓣，上至甲状软骨上缘，下至胸骨切迹，充分暴露颈深筋膜（图 14-2）。

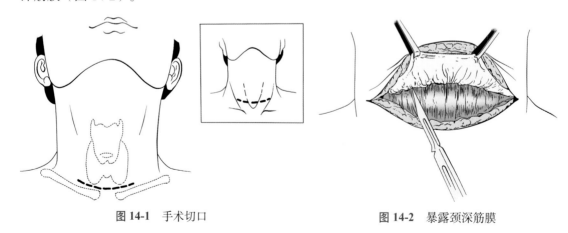

图 14-1　手术切口　　　　　　　　　　　图 14-2　暴露颈深筋膜

3. 对称提起颈白线两侧筋膜，切开颈白线，上至甲状软骨上缘，下至胸骨上切迹（图 14-3）。

4. 暴露甲状腺峡部，用超声刀纵行切除甲状腺峡部（缺如则不用），用止血钳将峡部断端向对侧牵拉，贴甲状腺钝性分离甲状腺假被膜与颈前肌群，甲钩提拉颈前肌群，充分暴露甲状腺。

5. 向同侧牵拉甲状腺峡部，用超声刀分离甲状腺与气管前至气管中线（如遇锥状叶则切除）。紧贴甲状腺被膜向上分离甲状腺上极，结扎甲状腺上极血管，注意保护上极甲状旁腺及喉上神经。将甲状旁腺自甲状腺剥离推向背侧，保留甲状旁腺血供，远离甲状旁腺处理末梢血管。剥离困难时可先处理周围血管。一旦甲状旁腺血运障碍，即行自体移植。同理分离甲状腺下极，结扎甲状腺下极血管，保护下极甲状旁腺。

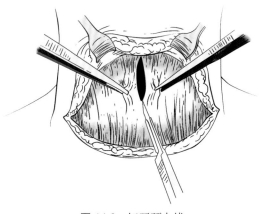

图 14-3　切开颈白线

6. 向对侧牵拉甲状腺峡部，钳夹甲状腺组织，暴露甲状腺背面，沿 Berry 韧带浅面逐步分离结扎小血管，从环甲膜喉返神经入喉处逐步向下解剖喉返神经，保护神经分支，待神经解剖后切除甲状腺，仅残余喉返神经入喉处少量甲状腺组织，残余甲状腺行荷包缝合。同理切除另一侧甲状腺。

7. 甲状腺切除后，以等渗盐水冲洗切口。检查有无活动性出血或明显渗血，气管有无受压。放置负压引流。将肩垫去除，使颈部肌肉皮肤减张，逐层缝合后包扎切口。

五、术后监测与处理

1. 术后监测血压、脉搏、呼吸等生命体征，气管插管全身麻醉后，患者多有头晕、呕吐、咽喉肿痛等症状，需给予吸氧及止吐剂。术后血压可能较术前稍升高，可暂时不予处理，如果持续性高血压需给予降压制剂。此外，术后低血压并持续下降应注意引流管是否引流出大量鲜血，有无呼吸困难。考虑术后出血可能者，应及时去除敷料并拆除部分皮肤缝线，排出积血并结扎明显的出血点。应及时补液，避免失血性休克，并给予抗炎及营养支持，必要时输血治疗。

2. 因气管软化塌陷或喉返神经损伤导致声带麻痹发生窒息者，应行紧急气管切开术。

3. 术后有低钙血症或手足搐搦症者，可口服或静脉给予葡萄糖酸钙，剂量以血清钙水平趋于正常为准。

4. 术后 24 ~ 48 小时引流量少时拔除引流管。术后 5 天拆除缝线。

六、术后常见并发症的预防与处理

（一）术后呼吸困难

1. 术后出血及渗液未及时引流出是导致呼吸困难的常见因素之一。血管结扎线滑脱或术中止血不充分，术后剧烈咳嗽、吞咽动作诱发腺体切断面渗血，或结扎线与血凝块脱落可致术后出血。术后放置负压引流管未起到负压引流作用也是影响因素。预防措施是术中逐支分离结扎血管，避免滑结，止血确切后缝合伤口，术后密切观察伤口，保证负压引流装置引流通畅。必要时需床边拆除缝线去除血肿，减轻压迫后行清创止血。

2. 喉头水肿也是引起术后呼吸困难的重要原因。手术操作的损伤及全身麻醉手术中气管插管辅助呼吸是导致喉头水肿的主要因素。气管置管是有创操作，可能导致喉头及气管黏膜水肿，以致呼吸困难及咳嗽，而剧烈咳嗽则增加创面出血概率。轻症喉头水肿患者可给予观察，症状加重或重症喉头水肿患者可给予糖皮质激素静脉滴入或吸入。

3. 术中操作双侧喉返神经永久性损伤或暂时性损伤可致双侧声带外收肌瘫痪，声门关闭导致呼吸困难甚至窒息。术中应谨慎操作，避免神经损伤。术后必要时行气管切开或气管置管术，以保证呼吸通畅。

4. 术后气道分泌物过多或呕吐物误吸也可导致呼吸困难。术前禁饮禁食时间不足，呼吸道炎症，全身麻醉术后未遵医嘱平卧、禁食导致呕吐物误吸亦可导致呼吸困难，危及生命。预防措施：应术前评估，呼吸道炎症或其他疾病不适合行手术者应行相应治疗后择期手术。

5. 少数甲状腺较大或气管软骨环发育不良患者，行甲状腺双侧近全切术后，气管失去附着物而塌陷，也可导致呼吸困难。因此术前应行气管软化试验，术中观察气管弹性，必要时术中行气管悬吊术。

（二）甲状旁腺功能减退

甲状旁腺紧临甲状腺后包膜。术中损伤甲状旁腺或使其血供减少均可引起甲状旁腺功能减退导致的低钙血症。症状轻者仅有口周或手足麻木，重者可致面肌及手足搐搦甚至喉肌或膈肌痉挛，引起窒息死亡。术后多数手足搐搦症状较轻且为暂时性的，可能由于甲状旁腺损伤较轻，易于恢复，抑或其余甲状旁腺代偿性增生。预防措施：需保护甲状旁腺及其血供，对于血供可能受到影响的甲状旁腺应行自体移植于胸锁乳突肌内，以尽量避免低血钙的发生。对症治疗方面应给予口服乳酸钙或葡萄糖酸钙，或者静脉滴注葡萄糖酸钙维持血钙，同时给予补充维生素 D 促进钙的吸收。待症状缓解后逐步减量至停用钙剂。

（三）发声障碍

发声障碍多由于手术操作时牵拉、挫伤、切断等损伤喉返神经所致。术中较易损伤喉返神经的区域位于甲状腺背侧下极至环甲膜喉返神经入喉处。喉返神经分为前支和后支。前支支配声带内收肌，后支支配声带外展肌。因此，若单侧喉返神经前支或全支受损均可导致声音嘶哑。若双侧喉返神经前支或全支损伤则可导致失声或呼吸困难甚至窒息。必要时需要紧急气管插管保证呼吸道通畅。大多数由于手术挫伤、水肿引起声音嘶哑的患者可于术后 3 ~ 6 个月症状减轻或消失。单侧喉返神经损伤患者，声音亦可由于对侧声带的代偿而恢复正常发声。极少数患者喉返神经切断或误将神经当作血管结扎将导致永久性损伤。

（四）甲状腺功能减退

双侧甲状腺行近全切术，残余腺体不足以代偿其原来功能，可致甲状腺功能低下，表现为程度不等的黏液性水肿、毛发疏落、易疲劳、性情淡漠、性欲减退、基础代谢率减低、低体温等症状。为预防术后甲减，需给予甲状腺素行补充替代治疗，根据临床医生经验及患者体重用药，定期复查甲状腺功能以调整甲状腺素用量在满足患者需要的范围内。

（五）饮水呛咳

饮水呛咳多见于喉上神经损伤或组织水肿局部压迫。绝大多数喉上神经行经甲状腺上极上方。因此甲状腺上极较高、术野暴露不充分或在离甲状腺上极较远处结扎上极血管出现喉上神经暂时或永久性损伤的可能性较大。因此切除甲状腺上极及逐支分离、结扎、切断血管应紧贴甲状腺上极被膜，避免在离上极较远处进行操作。

（六）甲状腺危象

甲状腺危象是甲亢术后可危及生命的并发症，病死率达 20% ~ 30%，常发生于甲亢术后 12 ~ 36 小时。主要表现：高热大汗、烦躁不安、谵妄或嗜睡、脉速而弱，常伴有呕吐、腹泻、全身红斑及高血压。可迅速发展为昏迷、休克甚至死亡。目前认为其与甲亢症状术前控制不佳、手术应激有关，一般认为甲状腺危象是由于甲状腺激素过量释放引起的暴发性肾上腺素能兴奋综合征。因此甲亢患者术前应口服复方碘溶液，每天剂量及用药天数应合理，另外患者依从性亦有较大影响。术前基础代谢率的测定对手术评估也有重要意义。甲状腺危象患者应给予：①镇静，常用苯巴比妥 100mg，或冬眠合剂 Ⅱ 号半量，肌内注射，6 ~ 8 小时 1 次。②吸氧、物理降温或药物降温。③肾上腺素阻滞剂，可选用利舍平 1 ~ 2mg 肌内注射或胍乙啶 10 ~ 20mg 口服。前者用药 4 ~ 8 小时后危象减轻，后者 12 小时后起效。还可用普萘洛尔 5mg 加入葡萄糖注射液静脉滴注控制血压及心率。④给予肾上腺皮质激素如氢化可的松每日 200 ~ 400mg，分次静脉滴注，以拮抗过多甲状腺激素的反应，增强机体应激能力。伴有心力衰竭者可给予洋地黄制剂。

（七）术后切口感染

切口感染与手术时间、手术操作、引流管的通畅程度有关。术中应严格无菌操作，对年老体弱、患者有糖尿病及重要脏器功能不全、手术时间较长者，术中可考虑预防性使用抗生素。术后应保持引流管通畅，伤口敷料清洁干燥，定期换药，加强营养，增强抵抗力。

七、临床效果评价

影响手术效果的因素有喉返神经解剖变异使神经损伤概率增大，术中严密止血可使术后出血的概率降低，甲状旁腺血供能否保证是决定其预后的关键，或者甲状旁腺种植也可减少术后并发症。残余甲状腺荷包缝合可使术中、术后出血量降低，术中采取中间入路甲状腺双侧腺叶切除术，减少手术操作时间，使术野能够在较小切口情况下暴露充分。采用喉返神经解剖方法能够降低其损伤的概率。

（程　波）

参 考 文 献

陈孝平.2010.外科学.第2版.北京：人民卫生出版社，384-385.

吴孟超，吴在德.2008.黄家驷外科学.第7版.北京：人民卫生出版社，1130-1135.

张木勋，吴亚群.2006.甲状腺疾病诊疗学.北京：中国医药科技出版社，338-346，360-366.

赵玉沛，姜洪池.2014.普通外科学.第2版.北京：人民卫生出版社，40-42.

郑树森.2012.外科学.北京：高等教育出版社，278-289.

第十五章 双侧甲状腺全切术

一、适应证

1. 重度甲状腺功能亢进（Graves 病），经严格内科治疗复发、无效或坚持长期用药有困难者。

2. 良性甲状腺结节，弥漫性分布于双侧甲状腺，术中难以保留较多正常甲状腺组织。

3. 慢性淋巴细胞性甲状腺炎伴腺体弥漫性肿大，合并有压迫症状或胸骨后甲状腺肿。

4. 分化型甲状腺癌（differentiated thyroid cancer，DTC），满足以下任一条件：①童年期有头颈部放射线照射史或放射性尘埃接触史；②原发灶最大直径＞4cm；③多癌灶，尤其是双侧癌灶；④不良的病理亚型，如乳头状甲状腺癌的高细胞型、柱状细胞型、弥漫硬化型、实体亚型，甲状腺滤泡状癌的广泛浸润型，低分化型甲状腺癌；⑤已有远处转移，需行术后 ^{131}I 治疗；⑥伴有双侧颈部淋巴结转移；⑦伴有腺外侵犯（如气管、食管、颈动脉或纵隔侵犯等）。

5. 甲状腺髓样癌。

6. 相对适应证 分化型甲状腺癌肿瘤直径为 1～4cm，伴有甲状腺癌高危因素或合并对侧甲状腺结节。

二、禁忌证

1. 全身情况差，有严重心、肺、肝或肾功能不全者。
2. 严重的凝血功能障碍。
3. 轻度或青少年甲亢。
4. 良性甲状腺结节，单发病灶或多发病灶局限于一侧腺叶者。

三、术前准备

1. 一般手术的常规准备，如胃肠道准备，术前导尿，术区备皮，控制血压、心率、血糖等；手术前 3 天停用血管扩张药及抗血小板聚集药，以减少术中出血及术后渗血。

2. 对精神过度紧张或失眠者可适当应用镇静和安眠药，如地西泮 5mg，手术前一天晚上口服。

3. 全面的体格检查，必要的实验室检查（如血常规、尿常规、生化全套、凝血功能、甲状腺功能和甲状旁腺激素测定），心电图（必要时行心脏彩超检查），胸片，气管软化检查，电子喉镜检查，甲亢患者应测定基础代谢率，了解甲亢程度，选择手术时机；年龄超过65岁者建议行心脏彩超＋肺功能检查。

4. 甲亢患者的用药准备　先用硫脲类药物，待甲亢症状得到基本控制后，改服2周碘剂，再进行手术；直接应用碘剂，2～3周后甲亢症状得到基本控制后可进行手术；对于常规应用碘剂或合并应用硫氧嘧啶类药物不能耐受或无效者，可单用普萘洛尔或与碘剂合用做术前准备，一般用药4～7天后脉率降至正常水平，可进行手术。

四、手术要点、难点及对策

1. 麻醉方式和体位　一般采用静脉复合全身麻醉，取仰卧位，肩下垫肩垫使头后仰，头枕头圈，以充分显露颈部。

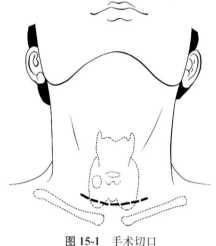

图 15-1　手术切口

2. 切口　一般取颈前弧形切口，距胸骨上切迹两横指（2～3cm），如果颈部皮纹明显且位置合适，最好取经皮纹颈前弧形切口，切口外侧可达胸锁乳突肌内侧缘，必要时可弯向上延长切口（图 15-1）。切开皮肤、皮下组织及颈阔肌，用组织钳牵起上、下皮瓣，用手术刀或电刀在颈阔肌后面的疏松组织间进行分离，上至甲状软骨下缘，下至胸骨上切迹，此间隙血管较少，过深或过浅分离常易出血。用无菌巾保护好切口，用牵开器拉开切口。

3. 寻找颈中线，分离颈前肌群，暴露甲状腺（以先切右侧为例，见图 15-2）。

颈中线位于左右胸骨舌骨肌之间，此间隙几乎无血供，切开不会引起手术视野模糊，上至甲状软骨，下至胸骨上切迹，绝大多数情况下颈前静脉位于中线两侧，也可作为寻找中线的标志；于颈中线处纵行切开深筋膜，再用血管钳分离带状肌，深达甲状腺被膜，用甲状腺拉钩将带状肌拉向外侧，然后用手指伸入胸骨甲状肌后方钝性分离甲状腺腺体和假被膜之间的间隙，边分离边增加拉钩的力度，直至完全暴露甲状腺右侧面。如果患者已行 FNA 活检或既往有甲状腺手术史，分离此间隙时需格外小心，因为近期出血或瘢痕形成可导致此间隙周围的解剖结构紊乱，颈前肌群可固定于气管或气管食管沟，损伤甲状旁腺及喉返神经的概率都将增加。

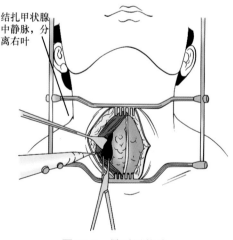

图 15-2　暴露甲状腺

　　4.处理甲状腺上极，保护喉上神经和上甲状旁腺　处理上极之前先寻找甲状腺中静脉，于腺体外缘的中部可找到甲状腺中静脉，分离后，结扎、剪断，便于更好地移动甲状腺（见图 15-2）。然后用手向内牵拉腺体，有助于寻找并进入环甲间隙（图 15-3）。在上极的内侧寻找并分离环甲间隙，切断结扎或电凝经过该间隙的小血管，再沿着甲状腺右侧叶的外缘用手指向上极剥离，以充分显露上极。用血管钳将甲状腺右侧叶向下牵拉，再用甲状腺拉钩将带状肌向外上牵拉，显露甲状腺上极。因喉上神经外侧支经过环甲间隙，在距上极 0.5 ~ 1cm 处离开甲状腺上动脉弯向内侧，支配环甲肌及咽下缩肌，所以应尽量靠近腺体切断结扎或电凝甲状腺上极血管，以免损伤喉上神经外侧支（图 15-4）。处理完上极血管后，用血管钳将腺体向内牵拉掀起，暴露甲状腺背面，上甲状旁腺多位于以喉返神经与甲状腺下动脉交叉上方 1cm 处为中心、直径 2cm 的一个圆形区域内（约占 80%），介于甲状腺两层被膜之间，血供多数情况下源自甲状腺下动脉（图 15-5）。识别出上甲状旁腺后，用蚊式血管

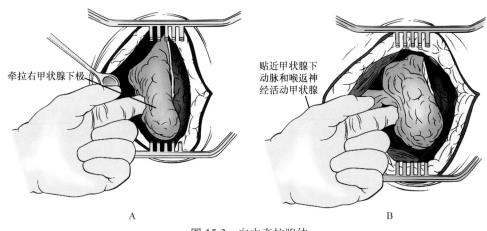

图 15-3　向内牵拉腺体

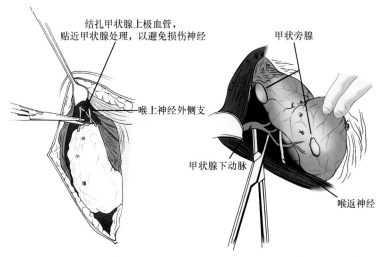

图 15-4　甲状腺上极的处理　　图 15-5　甲状旁腺、甲状腺下动脉和喉返神经

钳轻轻提起甲状旁腺，用电刀或超声刀将其从甲状腺背面游离下来，并注意保护其血供，甲状旁腺丧失血供后颜色由黄棕色转为黑色。如果甲状旁腺被误切下来，可浸泡于生理盐水中，待手术结束后将其剪碎成胶冻样，然后种植到胸锁乳突肌或带状肌内。近来也有学者提出用纳米碳甲状旁腺负显影辨认保护技术来识别保护甲状旁腺，已取得不错的效果。关于甲状旁腺保护的手术技巧及策略详见 2015 年版《甲状腺手术中甲状旁腺保护专家共识》。

甲状腺手术中甲状旁腺识别保护原则及方法：甲状腺手术中保护甲状旁腺应遵循"1+X"原则。"1"即对于发现的每一枚甲状旁腺都应该当做唯一（最后）1 枚甲状旁腺对待，认真解剖，仔细保护；另一意思是在每一例甲状腺手术中至少要确切辨认 1 枚甲状旁腺。"X"即手术中应努力保护更多的甲状旁腺。因为不知道患者有多少枚甲状旁腺，更不知道哪一枚甲状旁腺在发挥主要功能。同时，由于患者可能只有 2 枚甲状旁腺，且可能位于同侧。因此，即使只涉及一侧甲状腺手术，也应重视甲状旁腺的保护。

朱精强等根据甲状旁腺与甲状腺的位置关系及原位保留的难易程度将甲状旁腺分为 A、B 两型：A 型为紧密型，即甲状旁腺与甲状腺的关系紧密，相对较难原位保留；B 型为非紧密型，即甲状旁腺与甲状腺之间有自然间隙，比较容易原位保留。

甲状旁腺可通过肉眼、正显影及负显影等方法来帮助辨认，但最重要的是要学会肉眼辨认甲状旁腺。肉眼辨认甲状旁腺需根据甲状旁腺的解剖部位、外观（色泽、形状、大小、厚度等）及对缺血的耐受性等综合判断。甲状旁腺正显影是指使用显影剂使甲状旁腺染色，以便于术中准确辨认。报道最多的甲状旁腺正显影剂是亚甲蓝。研究表明，病理性甲状旁腺组织易被亚甲蓝染色，而正常甲状旁腺组织染色率很低，效果不佳；同时，亚甲蓝为非批准显影剂及淋巴示踪剂，且存在一些副作用，如心律失常、迟缓性运动障碍、神经毒性及精神异常等。因此，近年来已少有用亚甲蓝术中识别甲状旁腺尤其是正常功能的甲状旁腺的报道。纳米碳甲状旁腺负显影辨认保护技术有助于术中辨认及保护甲状旁腺，降低术后甲状旁腺功能低下发生率。

纳米碳可用于甲状腺手术且是安全的。目前，大多数学者推荐术中注射纳米碳。此方法可以完全避免皮肤被黑染的缺点，几乎不会延长手术时间。具体方法如下。

（1）切开颈白线及甲状腺假被膜，向两侧游离胸骨甲状腺肌，显露甲状腺两侧叶内 1/3 中份即可。注意切勿损伤甲状腺被膜的完整性，否则纳米碳会外溢使周围组织染黑，妨碍术野的观察。

（2）用 1ml 皮试注射器抽取纳米碳混悬注射液在肿瘤组织周围（上、下）缓慢推注 0.1～0.3ml/侧，注射前回抽，避免注入血管。对于微小癌、Ⅰ度以内的肿大甲状腺，推荐于甲状腺中份进针，单侧注射约 0.1ml；对于Ⅱ度及以上肿大甲状腺或有桥本甲状腺炎病例，推荐多点注射，每点约 0.1ml；对于肿瘤较大，已无明显正常甲状腺组织者不建议使用纳米碳。

（3）拔针后用纱布按压注射点 1 分钟左右，以免纳米碳外溢。

（4）等待 5 分钟后行甲状腺手术。如果先行颈侧区淋巴结清扫，建议在注射后 20 分钟进行。

5. 处理甲状腺下极，保护喉返神经和下甲状旁腺 将甲状腺向内上方牵拉，沿甲状腺外缘向下极分离，用甲状腺拉钩将带状肌向外下拉开，露出下极，甲状腺下静脉位置较浅，一般每侧有 3～4 支，用电刀或超声刀将其切断并结扎；少数情况下，此处有甲状腺最下动脉，应一并切断结扎。

注意识别保护下甲状旁腺，下甲状旁腺有 60% 位于甲状腺下、后、侧方，其余可位于甲状腺前面，或与胸膜紧密联系，或位于纵隔，识别保护方法同上甲状旁腺。

进一步游离甲状腺暴露气管食管沟和喉返神经，笔者认为最好解剖出喉返神经（至少能看到喉返神经）再行下一步处理（图 15-6）。对于既往有甲状腺手术史的患者，由于瘢痕粘连导致此区域手术风险极高，需小心谨慎。切除甲状腺右侧叶时，由于食管不易触及，在此区域分离切除时应格外仔细谨慎，以防损伤食管，发生食管瘘。警惕少数人的喉返神经存在解剖变异，如喉不返神经（图 15-7），喉不返神经多发生在右侧，直接发自迷走神经干颈段，横行向内至甲状软骨下角附近入喉，发生于左侧者极罕见，且多伴有内脏转位，其监测模式图见图 15-8。因此引入术中喉返神经监测技术可以提供术中导航，快速识别喉返神经走行，预测喉返神经变异，保护其功能完整并降低其损伤发生率。以下情况优先考虑应用该技术：①甲状腺肿物位于腺体背侧，可疑近期囊内出血或甲状腺癌者；②甲亢患者，术前超声提示腺体大且内部血供丰富；③甲状腺恶性肿瘤需行颈部淋巴结清扫，尤其有中

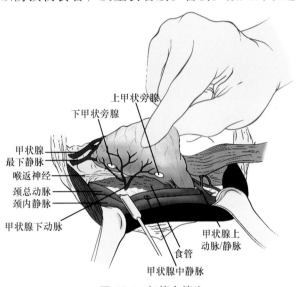

图 15-6　气管食管沟

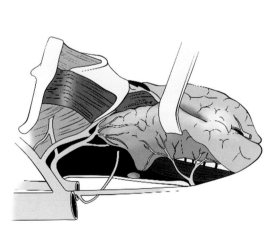

图 15-7　喉不返神经

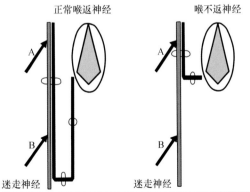

迷走神经检测结果	正常神经信号	喉不返神经信号
B点 （甲状腺下极水平）	有信号	无信号
A点 （甲状腺上极水平）	有信号	有信号

图 15-8　喉不返神经监测模式图

央组淋巴结肿大者；④甲状腺再次手术，解剖结构紊乱，组织粘连严重者；⑤胸骨后甲状腺肿，巨大甲状腺肿物，考虑喉返神经有移位者；⑥术前影像学提示有内脏转位或锁骨下动脉变异，可疑喉不返神经者；⑦已有单侧声带麻痹，对侧叶需行手术治疗者；⑧需行甲状腺全切除术，特别是腔镜下手术者；⑨喉返神经损伤后的修复手术；⑩甲状旁腺手术及对音质、音调有特殊要求者等。

喉返神经发自迷走神经，通常左喉返神经勾绕主动脉弓至其后方，右喉返神经勾绕右锁骨下动脉至其后方，然后沿气管食管沟上行，至咽下缩肌下缘、环甲关节后方进入喉内。0.5% ~ 1.5% 的人为喉不返神经，另外还有极少数人为喉不返神经合并喉返神经（图 15-9）。

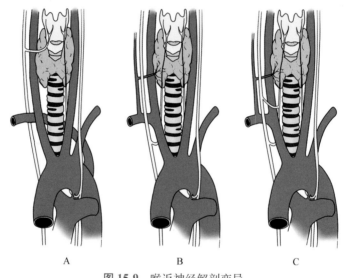

图 15-9 喉返神经解剖变异

A.喉不返神经；B.喉返神经；C.喉不返神经合并喉返神经

解剖出喉返神经后，手术进程可明显加快，靠近甲状腺腺体表面切断并结扎甲状腺下动脉分支，避免结扎甲状腺下动脉主干，以防影响甲状旁腺血供，然后靠近腺体表面小心切断并结扎 Berry 韧带（见图 15-5，图 15-10，图 15-11）。注意解剖喉返神经时避免钳夹，

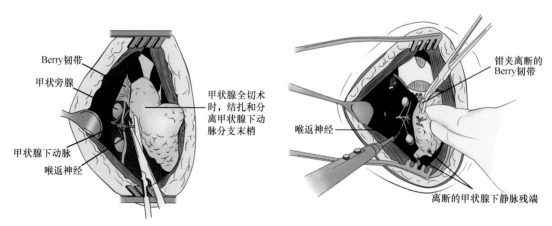

图 15-10 切断并结扎甲状腺下动脉分支   图 15-11 钳夹切断 Berry 韧带

避免将其牵拉成锐角，避免破坏其血供，避免用电凝止血；尤其是喉返神经入喉处经常伴行细小分支血管，若不小心损伤导致出血，禁止用电凝止血，可用蚊氏血管钳将血管断端轻轻提起并远离喉返神经结扎，如果是此区域的渗血，可用少许可吸收止血材料填塞。

切断 Berry 韧带后腺体便可以向内侧移动，然后将腺体向上牵拉，用电刀或超声刀在气管与甲状腺之间的疏松结缔组织处将甲状腺右侧叶及峡部从气管上剥离下来，若存在锥状叶也一并切除（图 15-12）。然后在甲状腺左侧叶与峡部交界处用超声刀将甲状腺右侧叶联合峡部一起切除（图 15-13）。

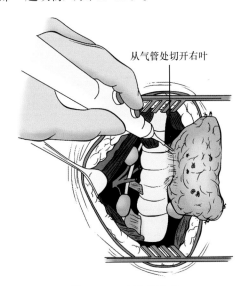

从气管处切开右叶

图 15-12　剥离甲状腺

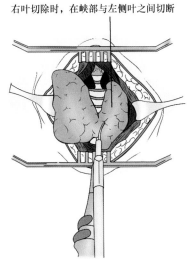

右叶切除时，在峡部与左侧叶之间切断

图 15-13　峡部与左侧叶之间切断

6. 同法切除甲状腺左侧叶　甲状腺左、右侧叶加峡部完整切除后，一定记得检查患者有无锥状叶，若有应一并切除。锥状叶长短不一，长者可达舌骨，为胚胎发育的遗迹，常随年龄增长而逐渐退化，故儿童较成年人多见。

7. 彻底止血，放置引流，缝合关闭切口　创面彻底止血，于切口正中下方 2cm 另造口放置一根引流管接负压引流瓶，保证术野引流充分，3-0 丝线缝合带状肌，4-0 丝线缝合颈阔肌，6-0 聚丙烯缝线（俗称滑线）皮内缝合。

五、术后监测与处理

术后禁食 6 小时，取半卧位，便于呼吸和有效引流，心电监护、监测血氧饱和度、持续导尿及吸氧 24 小时，密切观察引流管是否通畅、引流量及引流液的颜色变化，记录 24 小时尿量，注意术后有无声音嘶哑、音调变化、饮水呛咳、手足麻木抽搐，若出现手足麻木抽搐应及时静脉补钙，日补给量 3000mg，逐渐过渡至口服补钙。术后 24 小时可复查甲状旁腺激素和血电解质，以评估有无甲状旁腺损伤及损伤程度。

患者术后大多自述咽喉疼痛不适，痰液黏稠、量多，可给予雾化吸入，帮助其及时排出痰液，保持呼吸道通畅，但避免用力咳嗽。

嘱护士及患者家属密切观察患者有无呼吸困难及颈部肿胀增粗，若出现上述情况应及时通知医生予以处理。

术后需每天口服左甲状腺素片（优甲乐）75～100μg，术后1个月复查甲状腺功能，酌情调整优甲乐剂量。甲亢患者术后需继续服用碘剂，暂时无须口服优甲乐，严密观察呼吸、体温、脉率、血压，预防甲亢危象的发生。

六、术后常见并发症的预防与处理

双侧甲状腺全切术后常见的并发症包括术后呼吸困难和窒息、术后低钙血症诱发的手足抽搐、神经损伤（包括喉上神经和喉返神经）及甲状腺功能减退等。甲亢患者术后可出现甲状腺危象，但由于近些年甲亢的内科保守治疗效果较好，绝大部分甲亢患者无须手术治疗，需要手术的重度甲亢患者也大都接受了双侧甲状腺全切术，并且都确保做好了术前准备才行手术，术中对腺体的牵拉力量较小，因此甲状腺危象当下极为罕见。甲状腺手术后医生最关注的并发症是术后低钙血症和喉返神经损伤。术后低钙血症多由于甲状旁腺损伤、误切或血供受损所致，该并发症最常见，发生率高达5%，常表现为手足抽搐，且多为暂时性甲状旁腺功能减退，可于数周至数月恢复正常，极少数为永久性甲状旁腺功能受损，需终生补充钙剂，有经验的甲状腺外科医生行甲状腺手术时几乎不会发生永久性甲状旁腺功能受损；随着患者对甲状腺切除手术后生活质量的要求越来越高，手术中对甲状旁腺的重视程度近年已超越喉返神经，因此，在保证腺体切除干净的同时，应尽量多地保留甲状旁腺及其血供，尤其对于需要清扫中央区淋巴结的患者，更应该仔细辨认甲状旁腺，如果遇到不易辨认的情况，应保证至少保留2个甲状旁腺才能维持其正常的功能，有些医疗机构推出了新技术来避免甲状旁腺的损伤，如纳米碳甲状旁腺负显影辨认保护技术。喉返神经损伤多与术者经验不足、甲状腺癌侵犯神经等因素有关，术中暴露喉返神经是避免其损伤的最佳方法。

1. 术后呼吸困难和窒息　多发生在术后48小时内，是术后最危急的并发症，笔者所在医院发生过最晚1见于术后第5天的病例。常见原因：①切口内出血压迫气管；②气管塌陷；③喉头水肿；④双侧喉返神经损伤。临床表现为进行性呼吸困难、烦躁、发绀，甚至发生窒息。如还有颈部肿胀、切口渗出鲜血等表现，多为切口内出血引起；发现上述情况时，应立即行床旁抢救，迅速剪开缝线，敞开切口，及时除去血肿，如血肿清除后呼吸困难仍无改善，应立即行气管插管；情况好转后再送入手术室进一步处理。气管塌陷和双侧喉返神经损伤引起的呼吸困难均应及时行气管切开术。一旦出现喉头水肿，应采取头高卧位，充分给氧，给予地塞米松静脉滴注，如不好转，也应及时行气管切开术。

2. 手足抽搐　手术时误伤甲状旁腺或破坏其血供，都可引起甲状旁腺功能低下、血钙浓度下降，使神经肌肉的应激性显著增高，多在术后1～3天出现手足抽搐。多数患者症状较轻，只有面部、唇或手足部的针刺样麻木感或强直感，严重者可出现面肌和手足持续性痉挛，每天发作多次，每次持续10～20分钟或更长，更甚者发生呼吸肌痉挛而引起窒息。手术中注意保护甲状旁腺及其血供是预防此并发症的最佳方法，并且切下的标本应仔细检查有无误切甲状旁腺，若发现误切，应剪碎后种植于胸锁乳突肌或带状肌内。发生手足抽搐后，应限制肉类、乳品和蛋类等食品摄入，因其磷含量高，影响钙的吸收；症状轻者可口服钙剂，推荐复方制剂，因其含有维生素 D_3，可促进钙在肠道内的吸收；症状严重者应立即静脉注射 10% 葡萄糖酸钙。

3. 喉返神经损伤　发生率与手术医生的经验水平有关，具有丰富手术经验的甲状腺外科医生行该术式喉返神经损伤率约为 0.5%。损伤原因主要是处理甲状腺下极时不慎将喉返神经切断、缝扎或牵拉、钳夹、电灼热造成永久性或暂时性损伤。少数是由血肿或瘢痕组织压迫或牵拉导致的。切断、缝扎引起的损伤属于永久性损伤；钳夹、牵拉、血肿压迫、电灼热引起的损伤多为暂时性损伤，经理疗等及时处理后，一般术后 3 ~ 6 个月可逐渐恢复。单侧喉返神经损伤一般引起声音嘶哑，双侧喉返神经损伤术中即出现呼吸困难，需立即行气管切开术。预防措施见前述处理甲状腺下极部分。

4. 喉上神经损伤　发生率较低，外侧支损伤概率高于内侧支，多由于处理甲状腺上极时距离腺体太远，未仔细分离就贸然将神经和周围组织一同大束结扎所引起。若损伤喉上神经外侧支（运动支），将引起环甲肌瘫痪、声带松弛、音调降低；若损伤喉上神经内侧支（感觉支），则引起喉部黏膜感觉丧失，容易发生饮水呛咳。一般经理疗后可自行恢复。预防措施见前述处理甲状腺上极部分。

5. 甲状腺危象　是甲亢患者术后发生的严重并发症，多与术前准备不足、甲亢症状未能很好控制及手术应激有关，导致术后因甲状腺素过量释放引起暴发性肾上腺素能兴奋现象，死亡率为 20% ~ 30%，表现为高热（＞ 39℃）、脉快（＞ 120 次 / 分），同时合并烦躁、谵妄、大汗、呕吐及水样泻等，若不及时处理可迅速发展至昏迷、休克甚至死亡。但因目前已认识到其危险性之大，所以甲亢术前准备都足够充分，导致其发生率很低。治疗包括：①一般治疗。应用镇静剂，降温，充分供氧，补充能量，维持水、电解质及酸碱平衡等。镇静可肌内注射苯巴比妥 100mg 或冬眠合剂 Ⅱ 号半量，每 6 ~ 8 小时 1 次；降温可应用退热剂、冬眠药物、物理降温等综合方法使体温保持在 37℃左右；静脉输入大量葡萄糖溶液补充能量，吸氧，以减轻组织的缺氧。②碘剂。口服复方碘化钾溶液 3 ~ 5ml，紧急时用 10% 碘化钠 5 ~ 10ml，加入 10% 葡萄糖溶液 500ml 中静脉滴注。③肾上腺素能阻滞剂。利舍平 1 ~ 2mg 口服，或普萘洛尔 5mg，加入 5% 葡萄糖溶液 100ml 静脉滴注。④氢化可的松。每日 200 ~ 400mg，分次静脉滴注。

七、临床效果评价

影响双侧甲状腺全切术效果最大的因素就是术后并发症的有无，经验丰富的甲状腺外科医生可将并发症发生率降至最低。一旦出现术后并发症，将会影响患者的生活质量。如发生甲状旁腺损伤，尤其是双侧的 4 枚旁腺全部损伤，可导致患者终生依赖钙剂，手足麻木抽搐，生活质量极低；如发生喉返神经损伤，可导致患者声音嘶哑，尤其对于特殊职业人群（如歌手、教师），将会严重影响其生活质量。因此术中应格外小心谨慎，尽量避免并发症的发生。鉴于喉返神经和甲状旁腺的重要性，许多医疗机构推出多种新技术对其进行保护，力求将损伤率降至最低，如纳米碳甲状旁腺负显影辨认保护技术、术中神经监测仪的应用。

另外，双侧甲状腺全切术后需要终生口服优甲乐替代治疗，可降低患者治疗的依从性。

随着人们对美观的要求越来越高，越来越多的患者愿意选择腔镜甲状腺切除术，可以避免颈部的瘢痕。

（张　波）

参 考 文 献

陈孝平，汪建平 . 2013. 外科学 . 第 8 版 . 北京：人民卫生出版社，237-248.

中国医师协会外科医师分会甲状腺外科医师委员会 . 2013. 甲状腺及甲状旁腺手术中神经电生理监测临床指南（中国版）. 中国实用外科杂志，33（6）：470-474.

中华医学会内分泌学分会，中华医学会外科学分会内分泌组，中国抗癌协会头颈肿瘤专业委员会，等 . 2012. 甲状腺结节和分化型甲状腺癌诊治指南 . 中华内分泌代谢杂志，28（10）：779-797.

中国医师协会外科医师分会甲状腺外科医师委员会 . 2015. 甲状腺手术中甲状旁腺保护专家共识 . 中国实用外科杂志，35（7）：731-736.

郑泽霖，耿小平，张德恒 . 2006. 甲状腺甲状旁腺外科学 . 合肥：安徽科学技术出版社，297-299.

Daniel O，Robert U. 2012. Surgery of the Thyroid and Parathyroid Glands. New York：Springer，81-87.

Meredith A，Gerard D. 2004. Unilateral thyroid lobectomy. Operative Techniques in General Surgery，6（2）：115-123.

Townsend CM Jr，Beauchamp RD，Evers BM，et al. 2012. Sabiston Textbook of Surgery：The Biological Basis of Modern Surgical Practice. 19th ed. New York：Saunders，915-921.

Tuttle RM，Haddad RI，Ball DW，et al. 2014. Thyroid carcinoma, version 2. J Natl Compr Canc Netw，12（12）：1671-1680.

第十六章　胸骨后甲状腺肿手术

胸骨后甲状腺肿是指颈部肿大的甲状腺向下扩展且有 50% 以上位于胸骨切迹以下或源于纵隔迷走的甲状腺组织肿大。胸骨后甲状腺肿可部分或全部位于胸腔内，依其血供来源分为两类。

1. 胸骨后甲状腺肿　与颈部甲状腺有直接联系，又称继发性胸骨后甲状腺肿。其血供主要来源于颈部血管，同正常甲状腺的解剖一致。

2. 真性胸内甲状腺肿　多数位于纵隔内，位于大血管的内后方，与气管接近，此类胸内甲状腺肿与颈部甲状腺仅有血管和纤维索相连或无任何相连。其血供来源于胸内血管，较少见。

一、适应证

胸骨后间隙狭窄，巨大甲状腺肿压迫颈内静脉、无名静脉、锁骨下静脉，并可压迫气管，导致患者呼吸困难，是甲状腺手术的绝对适应证。

二、禁忌证

1. 心肌梗死后 6 个月以内者，手术死亡率明显增加，心绞痛的发生影响心脏收缩，同样也增加了手术的危险性。

2. 慢性肾衰竭、严重肺功能不全、肝功能不全、不能耐受手术者。

3. 严重的血小板减少及凝血功能障碍患者。

4. 严重的呼吸道疾病，炎症尚未控制者。

5. 合并高血压、糖尿病等基础疾病，尚未控制好的患者，如无明显的呼吸困难，应将基础疾病控制至可手术水平。

三、术前准备

除按甲状腺手术常规准备外，还应做颈部 MRI 明确甲状腺下极的位置及甲状腺与周围脏器（如气管、食管、心、肺）和大血管的关系。肿瘤巨大，怀疑恶性风险时，应做颈部血管造影。

四、手术要点、难点及对策

1.麻醉与体位 如果胸骨后腺体部分较大，或术前已有呼吸困难，应采取气管内麻醉。

患者取平卧位，肩下垫布枕，头部适度后仰以不引起呼吸不畅为宜。部分巨大胸骨后甲状腺肿患者可取头低足高位。

2.手术步骤

（1）经颈部切除胸骨后甲状腺肿应做颈部低位领状横切口，切口比常规的甲状腺切口略长。

（2）按甲状腺切除术的步骤，切开皮肤、皮下组织、颈阔肌层，于颈前肌群表面分离皮瓣，上至甲状软骨上缘，下至锁骨平面下方1～2cm，游离颈前肌群与胸锁乳突肌间的界面，切开颈中线向两侧分离舌骨下肌群（胸骨甲状腺肌和胸骨舌骨肌），巨大胸骨后甲状腺肿难以掏出时可横断同侧的舌骨下肌群，绝大多数胸骨后甲状腺肿无须切断胸锁乳突肌；从甲状腺真假被膜之间游离，显露患侧甲状腺及峡部和部分对侧甲状腺表面。

（3）显露甲状腺后，从气管前游离甲状腺，离断峡部腺体，使左、右侧的甲状腺完全分离开；沿甲状腺上缘内侧离断甲状腺悬韧带及部分甲状腺上极动静脉的内侧支，显露甲状腺的上极，分离并结扎甲状腺上极动静脉（注意紧贴血管分离结扎，以免损伤部分下行入喉的喉上神经），向上提起游离的上极，沿甲状腺被膜仔细分离后方的血管及周围组织，注意保护后方的上极旁腺及其分支血管（绝大多数上极旁腺位于甲状腺上极的背面或下方的脂肪组织中）。

（4）游离甲状腺的外侧，如有甲状腺中静脉，予以离断结扎，并向甲状腺的内后方分离，尽量到达气管侧方；沿气管表面分离离断的峡部甲状腺，注意在咽下缩肌下缘和环甲关节的后方——甲状软骨下角处寻找并保护喉返神经，游离甲状腺上部的内外侧，尽量使甲状腺上部可以完全游离（便于较大的胸骨后甲状腺向上牵拉）。

（5）用左手示指沿甲状腺真被膜外插入胸骨后，用手指钝性分离游离甲状腺下极，较小的胸骨后甲状腺肿可直接用示指托起，将胸骨后甲状腺部分抬起至颈部，再沿甲状腺的被膜分离结扎甲状腺下极血管；较大的胸骨后甲状腺肿很难一次托出，需将上部游离的腺体向上向外提起，同时配合左手示指继续向下游离仍在胸骨后的腺体，直至将胸骨后的部分完全托出至颈部，再同上处理，注意保护下极的旁腺，切除的甲状腺仔细寻找是否有位于腺体包膜外的甲状旁腺，游离的旁腺需剪碎后植入旁边的胸锁乳突肌内；上提甲状腺上部时最好用纱布缠绕，用7号丝线绑扎后再缓缓用力上提，配合左手示指分离上托，最好不用血管钳钳夹腺体上提或用细丝线缝扎腺体上提，这种操作容易造成腺体碎裂出血。

（6）大多数胸骨后甲状腺肿用上述方法即可完整切除，对于恶性胸骨后肿瘤或反复手术后胸骨后甲状腺病变，因瘢痕粘连手术困难，或甲状腺与周围组织产生新生血管，无法从颈部分离结扎血管者，则需要劈开胸骨手术。在领式切口中点将皮肤由中线切开，直达第2、3肋软骨水平。

（7）显露整个胸骨柄及其与胸骨体间的关节，以手指或钝性器械进入前纵隔分离胸骨柄后方。

（8）用骨凿及胸骨剪将胸骨柄沿中线垂直劈开，然后向两侧做短臂横向切口进入胸骨后间隙，将骨瓣掀开，骨断面出血可用骨蜡封闭。

（9）用自动牵开器将胸骨的两瓣撑开，将胸廓的上口扩开，显露前纵隔，分离胸廓内动静脉并钳夹后切断、结扎。

（10）直视下沿甲状腺包膜分离结扎出入的血管，左手示指插入甲状腺后方，轻轻地钝性分离，至胸骨后间隙，从甲状腺下极的基底部将其分离，托出至前纵隔前或颈部，遇致密的粘连或不能轻轻分开的组织，切忌粗暴地用示指用力分离，切开胸骨后多能直视下游离结扎，粗暴的操作容易损伤喉返神经或撕裂颈根部的静脉干，引起空气栓塞。

（11）腺体的张力有助于手指识别腺体组织，便于示指分离腺体和周围组织，一般不主张抽出腺体内的囊液，直视下较大的囊肿妨碍手术操作时，可穿刺抽出囊内液体，缩小其体积后再切除。

（12）不伴有颈部肿物的迷走性胸内甲状腺肿或诊断不明确者，建议直接由胸外科行开胸手术，不用颈部另切口。

（13）检查创口内无活动性出血后，无菌水冲洗，检查是否有胸膜破损，如有则行胸膜破损处结扎；仔细触摸气管侧壁和前壁，确认是否存在气管软化，胸骨后较深部的气管软化多不能用缝线悬吊，则需带管或行气管切开。

（14）缝合切断的颈部肌肉，然后在胸骨上钻孔，用金属线将胸骨对合。

（15）胸骨后及颈部残腔内放置血浆引流管，另戳创引出，外接负压吸引器，分层缝合，覆盖无菌纱布。

五、术后监测与处理

术后主要监测患者的生命体征和颈部伤口处的张力及引流物的性状和量，如果患者生命体征平稳，局部伤口的张力不大，即使引流量较多、颜色较深，多可以局部加压或密切观察；如果患者出现频繁咳嗽、有烦躁表现，即使引流量不大，也要检查伤口张力情况；如果颈前肿胀明显，也需立即剪开切口缝线减压。

六、术后常见并发症的预防与处理

1. 术后出血　多在术后 48 小时内发生，大多数在 12 小时内出现，如用超声刀手术，出血时间可延至数天后。多为血管结扎线不牢、脱落，超声刀、电刀止血的血痂脱落，活动后肌肉断面出血，偶有引流管摩擦周围组织，造成新的创面导致出血。预防主要依靠术中彻底止血，避免术后剧烈咳嗽及频繁呕吐，术后密切观察引流物的性状和量，引流量较大、颜色较深，甚至有血凝块时，应警惕有活动性出血。如果患者生命体征平稳，无明显不适症状，伤口没有明显肿胀，可行局部压迫止血并密切观察；如果出血量较前无减少或患者出现烦躁不安症状，甚至出现进行性呼吸困难，则需迅速拆除缝线，清除积血。如果患者呼吸改善，情况好转，无菌纱布压迫伤口，送手术室进一步止血处理；如果患者呼吸仍无改善，则立即在床旁行气管切开或气管插管，待患者呼吸改善后，再送手术室进一步处理。

2. 呼吸道梗阻　甲状腺术后呼吸道梗阻临床表现为进行性加重的呼吸困难，患者有烦躁不安、大汗、口唇发绀，严重者可出现三凹征，主要原因如下。

（1）术后伤口内出血：多为明显血管出血或肌肉出血，积血和血凝块压迫、刺激气管，引起喉头水肿和分泌物增多，加重呼吸困难。当出血造成呼吸困难时，保守治疗无效，应迅速拆除缝线，清除积血，如呼吸困难症状仍无改善，则立即行气管切开手术。

（2）喉头水肿及呼吸道分泌物阻塞：麻醉时反复气管插管、手术刺激等造成喉头损伤、水肿，气道分泌物增多；原有呼吸道疾病，炎症未能很好控制，术后气道分泌物进一步增多；术后患者因伤口疼痛或不敢用力咳嗽排痰，影响呼吸道分泌物排出，造成呼吸道梗阻。预防在于术前积极控制呼吸道感染；手术麻醉操作轻柔，避免反复插管，如果出现反复插管及术中操作困难，对气管、喉返神经有较大刺激，术中静脉注射地塞米松或氢化可的松；术后协助和鼓励患者咳嗽、排痰，雾化吸入促进痰液稀释，便于咳出，分泌物较多时，可床旁吸痰。对于反复插管、困难插管、气管狭窄严重的患者，可在ICU留观，待患者完全清醒后再考虑拔管。

（3）气管塌陷：较大或质硬甲状腺肿块长期压迫气管，可使气管软骨环变薄、萎缩，出现气管软化，术后失去甲状腺支撑的呈膜状的气管在吸气时内陷，导致气道狭窄，引起呼吸困难。对于有气管软化风险的患者，以及术前气管软化试验阳性的患者需引起重视，拔管时要备好气管切开包或喉镜等插管器械；术中发现气管软化，应行气管悬吊术，将软化的气管被膜悬吊于皮外固定，术后5～7天，松开外固定后24小时无明显呼吸困难，再拔出悬吊的缝线；若气管软化的范围过长（超过5～6cm）、过宽（超过气管环的2/3），气管悬吊可能不足以维持气道的通畅时，应行气管切开，术后1周，待气管与周围组织紧密粘连时再拔管；对于胸骨后的气管软化，气管切开可能难以保证下段软化气管的通畅，需戴气管插管1周左右。

（4）气管痉挛：手术动作粗暴，麻醉时反复插管，使气管受到强烈刺激，引起气管痉挛性收缩；喉头水肿和缺氧可诱发气管痉挛；有支气管哮喘病史的患者，术前甲亢采用普萘洛尔准备时，术后易出现气管痉挛；手术中切断一侧的喉返神经，极少数患者术后可发生气管痉挛。有哮喘病史的患者尽量不用普萘洛尔行甲亢的术前准备，麻醉、手术操作要轻柔仔细，减少对气管的刺激，拔管时要等待患者完全清醒、肌力恢复，血氧饱和度正常后再拔管，一旦发生气管痉挛，立即给予面罩给氧，静脉注射地塞米松和支气管解痉药，若血氧饱和度不能维持在95%以上，应立即行气管切开。

3. 神经损伤

（1）喉返神经损伤：一侧喉返神经损伤可致声音嘶哑，极少数患者可发生呼吸困难，双侧喉返神经损伤可致失声，多数患者可立即发生呼吸困难，导致窒息，需紧急行气管切开术。胸骨后甲状腺肿发生喉返神经损伤的概率增加，主要是由于胸骨后甲状腺肿易出血，盲目钳夹止血易损伤喉返神经；巨大的胸骨后甲状腺肿可牵拉喉返神经，使神经纤维变细，易被误认为是纤维结缔组织而离断；部分胸骨后甲状腺肿向气管和食管后方延伸，使喉返神经的解剖位置改变，神经更浅、更偏向外侧，易被误伤。预防喉返神经损伤更为重要，当有较多出血时，应压迫止血，用吸引器吸尽创面积血，棉垫蘸干净，充分暴露周围解剖结构后，再逐步松开出血部位，找到出血点再钳夹，切忌在血泊中盲目大块钳夹止血；离断甲状腺的血管应紧贴甲状腺的真被膜，特别是下极血管的离断、结扎，避免大块组织结扎，若非先行分离出喉返神经，结扎下极血管的主干时，尽量分离出单支血管干再结扎，多支血管干同时结扎时容易将伴行的喉返神经切断损伤；游离甲状腺外侧的纤维组织时，尽量用血管钳分离，将纤维组织向腺体的下后方推，对于甲状腺中下部腺体后外侧已经分离出的神经纤维，部分是进入上咽喉部或颈部肌肉的神经，若误认为是喉返神经，大块地离断、结扎易损伤较深部的喉返神经，确认神经纤维在咽下缩肌下缘、环甲关节后方进入喉内的才是喉返神经。分离神经时，操作应轻柔，与肿瘤或淋巴结粘连较紧密时，如无神经侵犯，可用手术刀或剪刀锐性分离，电烧或超声刀止血不要距离神经过近，术中发现喉返神经离断者，应行神经吻合术。

（2）喉上神经损伤：喉上神经的一侧内支损伤，可致饮水呛咳；双侧损伤时，患者完全不能进流质饮食，非常痛苦；喉上神经的外支损伤可致声带松弛，音调变低。处理甲状腺上极时，要警惕有损伤喉上神经的风险，特别是甲状腺上极位置较高和紧贴甲状软骨侧后方时，尽量靠近甲状腺上极，直视下结扎甲状腺的上极动静脉，少数的喉上神经外支沿咽下缩肌表面下行，进入环甲肌，因此离断悬韧带要紧贴甲状腺包膜。术后出现饮水呛咳，嘱患者少量多次进食流质，可用地塞米松、浓生理盐水雾化吸入，1周后可以开始进行理疗，多数患者症状可以改善和恢复正常。声音低沉的患者也可以理疗，但多数不能恢复。

4.声音嘶哑　部分患者术后当天发音正常，但术后2～3天开始出现声音嘶哑，这种情况多为术后组织水肿、瘢痕压迫、缝扎组织牵拉导致的神经传导障碍，术中神经挫伤也可以导致术后声嘶，多数患者伴有发音困难。术中使用地塞米松可减少部分神经水肿导致的术后声音嘶哑，术后给予神经营养药物、服用中药（开音丸等）、局部理疗等保守治疗，绝大多数患者可以恢复。术后当天即声音嘶哑，多为术中喉返神经损伤所致，若术中神经损伤，虽行神经吻合，部分患者的声音仍不能恢复至术前状态，但发音困难症状可缓解，术后电子喉镜检查仍显示患侧的声带固定。少数患者术后当天即声音嘶哑，但术中喉返神经完好，无明显挫伤、牵拉等情况，可行电子喉镜检查，明确是否为杓状软骨脱位，杓状软骨脱位多由麻醉时喉镜置入过深，上提用力过猛所致，采用全身麻醉下脱位整复术可恢复正常发声；若非杓状软骨脱位，极少数患者术后当天出现声嘶的原因不详，可能是由于神经对手术应激或麻醉药物过于敏感，这类情况多对各种治疗无效，1～3个月后可自行恢复。

5.甲状旁腺功能减退　单侧胸骨后甲状腺肿切除，很少导致甲状旁腺功能减退，双侧甲状腺切除则旁腺损伤的概率增大。旁腺功能减退分为暂时性和永久性，如术中旁腺完整保留，但血供受损，多为暂时性的受损，患者的麻木、抽搐症状可以口服钙剂和骨化三醇，症状严重的可静脉补钙，多数患者在术后3～4周旁腺功能可恢复正常。尽量保留所有的甲状旁腺，并保留其血供，可避免永久性的甲状旁腺功能减退，但胸骨后甲状腺肿因甲状腺明显增大，位于甲状腺背侧的旁腺血供很难保留，切除的腺体要仔细检查，是否有旁腺一并切除，对于游离或血供明显受损的旁腺，应立即剪成细碎的组织，植入颈前肌群或胸锁乳突肌内。永久性的甲状旁腺功能减退会造成患者精神症状，需长期补钙和维生素D，而异体移植的旁腺功能仅能维持数年，不能彻底解决问题，应尽可能避免。

6.食管损伤　胸骨后巨大甲状腺肿可使气管受压移位，部分胸骨后甲状腺肿向食管后方延伸，包绕食管，手术时易将食管误认为腺体而钳夹、离断，损伤食管。手术时仔细分辨，通过腺体与食管的质地差异，用示指钝性分离，有助于分辨腺体和食管的界线，明确两者的界线后，再锐性分离可以避免食管的损伤。如果损伤食管的肌层，仅需间断缝合受损的食管肌层；如果损伤食管的黏膜，需分层修补缝合，先将食管的黏膜对合好，全层间断缝合，再间断缝合食管的肌层，吻合口旁放置引流管。黏膜损伤术后早期需禁食，或用鼻胃管管饲营养，后逐渐改为流质、半流质、固体饮食。少数食管损伤可致严重的食管狭窄，需转入胸外专科治疗。

7.气胸　胸骨后甲状腺肿向下延伸后，常与胸膜紧紧地贴在一起，中间没有脂肪淋巴结等疏松的结缔组织，因此手术时易损伤胸膜或肺尖，形成气胸。手术中将胸骨后甲状腺肿向上提起，分离甲状腺下极时，尽量钝性分离甲状腺与下方粘连的胸膜。若仅损伤胸膜顶部，可结扎胸膜破损处，封闭胸膜腔；若损伤肺尖部，则需缝扎破损的肺组织，待肺膨胀后，再结扎胸膜破损处，必要时应行胸腔闭式引流。

8.纵隔气肿　胸骨后甲状腺肿切除后，气管周围和胸骨后部遗留有腔隙，吸气时由于胸腔的负压作用，可以发生纵隔气肿，若发生气胸的部位较低，气体从破损的肺部和胸膜进入纵隔，发生纵隔气肿的概率也会增加，手术应尽量避免损伤壁层胸膜和肺组织。如果发生损伤，术后应避免患者剧烈咳嗽和频繁呕吐，以免胸腔压力骤增，造成气体从破损的肺部及胸膜进入纵隔。轻微的纵隔气肿可以观察，较重的可在皮下气肿严重处切多个小切口排气。

9.乳糜漏　少数患者的胸导管分支位于颈内静脉的内侧，行胸骨后甲状腺肿切除时，因位置较深，可能损伤这些胸导管的分支，术后进食脂肪和蛋白质类食物后，可见引流管引流出白色的乳糜样液体，量多不超过200ml/d，引流量不大时（小于250ml/d），可将负压吸引换成无负压的引流袋，嘱患者禁食蛋白质和脂肪类食品，2～3天后引流量可明显减少，再进食蛋白质、脂肪类食物无影响，一般术后5～7天可拔管。若引流量较多（大于300ml/d），则需局部加压包扎，并禁食，静脉维持患者的营养，保持水、电解质平衡，待引流量明显减少（一般小于50ml/d），可考虑逐渐增加蛋白质、脂肪的进食量，未见乳糜样引流物后，可正常进食，引流量少于20ml/d时，可以拔管。绝大多数的乳糜漏可以保守治疗，无须再次手术。

七、临床效果评价

胸骨后甲状腺肿若为良性病变，手术切除效果良好，患侧腺体全部切除术后复发的机会小，一般不影响患者的生存。行甲状腺部分切除术后，容易复发，且复发的胸骨后甲状腺肿与周围组织粘连，失去正常的解剖层次，再次手术难度明显增加，且显著增加损伤甲状旁腺和喉返神经的概率，建议患侧行甲状腺全切。良性胸骨后甲状腺肿一般监测甲状腺功能，激素维持替代水平即可，恶性肿瘤的生化指标监测同其他甲状腺恶性肿瘤，但由于彩超对胸骨后淋巴结及复发肿瘤的检查受限，应定期行 CT 或 MRI 检查。

（石　岚）

参 考 文 献

黄孝迈，秦文瀚，孙玉鹗. 1997. 现代胸外科学. 第 2 版. 北京：人民军医出版社，587-588.

Bula G，Mucha R，Paliga M，et al. 2015. Postoperative acute respiratory failure in patients treated surgically for goiters. Pol Przegl Chir，87（7）：331-335.

Coskun A，Yildirim M，Erkan N. 2014. Substernal goiter：when is a sternotomy required? Int Surg，99（4）：419-425.

Di Crescenzo V，Vitale M，Valvano L，et al. 2016. Surgical management of cervico-mediastinal goiters：our experience and review of the literature. Int J Surg，28（Suppl）：S47-53.

Kacprzak G，Karas J，Rzechonek A，et al. 2012. Retrosternal goiter located in the mediastinum：surgical approach and operative difficulties. Interact Cardiovasc Thorac Surg，15（5）：935-937.

Kahara T，Ichikawa T，Taniguchi H，et al. 2013. Mediastinal thyroid goiter with no accumulation on scintigraphy. Intern Med，52（18）：2159.

Lin YS，Wu HY，Lee CW，et al. 2016. Surgical management of substernal goitres at a tertiary referral centre：a retrospective cohort study of 2104 patients. Int J Surg，2746-2752.

Malvemyr P，Liljeberg N，Hellström M. 2015. Computed tomography for preoperative evaluation of need for sternotomy in surgery for retrosternal goitre. Langenbecks Arch Surg，400（3）：293-299.

Muhoozi R，Yu F，Tang J，et al. 2014. Transient palsy of recurrent laryngeal nerve postresection of giant substernal goiter. Thorac Cardiovasc Surg Rep，3（1）：51-54.

Tabchouri N，Anil Z，Marques F，et al. 2018. Morbidity of total thyroidectomy for substernal goiter：a series of 70 patients. J Visc Surg，155（1）：11-15.

Târcoveanu E，Vasilescu A，Vlad N，et al. 2012. Retrosternal goiters. Rev Med Chir Soc Med Nat Iasi，116（2）：523-531.

第十七章　甲状腺癌中央组淋巴结清扫术

甲状腺的切除及必要区域的淋巴结清扫是目前针对乳头状甲状腺癌的主要治疗方法。虽然偶尔会发生甲状腺上极的癌肿"跳跃性"转移到颈侧方淋巴结，但是最常见的转移还是发生在中央组淋巴结，同时甲状腺手术中需要保护的重要结构喉返神经和甲状旁腺也处于该区域，这些因素使得中央组淋巴结清扫对甲状腺癌的外科治疗有着重要意义。

一般而言，颈部中央组淋巴结清扫术可以根据清扫目的分为治疗性和预防性。治疗性清扫包括切除术前或术中确定有转移的淋巴结（临床分期为 N1），预防性清扫则是指切除未有明显转移的淋巴结（临床分期为 N0）。有时候预防性清扫也被称为选择性清扫。目前对实施治疗性中央组淋巴结清扫没有异议，但是对预防性淋巴结清扫的必要性仍然存在较大的争议，其争议点主要在于预防性清扫并没有明显提高患者的生存期，但可以降低局部复发风险和再次手术发生喉返神经、甲状旁腺损伤的危险性（表 17-1）。此外，中央组淋巴结清扫的范围还需要明确是单侧或双侧（相对于气管旁部分），以及是哪一边的单侧清扫。单侧的中央组淋巴结清扫需要切除喉前、气管前及同侧气管旁的淋巴脂肪组织。双侧的中央组淋巴结清扫则需要切除喉前、气管前及两侧气管旁的淋巴脂肪组织。

表 17-1　中央组淋巴结清扫的优点和缺点

	优点	缺点
治疗性中央组淋巴结清扫	1. 减少疾病复发 2. 延长生存期 3. 减少再手术发生率	1. 术后低钙血症 2. 术后一过性或永久性喉返神经麻痹
预防性中央组淋巴结清扫	1. 可能延长生存期 2. 可能减少疾病复发 3. 准确分期能减少术后对放射性碘治疗的需求 4. 未被证实的生存、复发获益	1. 术后低钙血症 2. 术后一过性或永久性喉返神经麻痹

对中央组淋巴结清扫的共识中强调只包含一侧气管旁区域的淋巴结清扫仍然被认为属于中央组淋巴结清扫。因为颈中央区手术的重要并发症（如低钙血症和双侧喉返神经损伤导致的呼吸困难）主要源于双侧气管旁清扫，所以是否进行双侧清扫取决于患者的疾病进展程度和医生的手术经验，可以只在必要时进行。

需要进一步明确的是，不管是单侧还是双侧，完整的中央组淋巴结清扫不同于颈部淋巴结摘除术，多年的证据证实孤立地摘除宏转移的淋巴结是违背淋巴结外科手术原则的，这种做法既会引起复发率增高，又会最终增加再次手术时的风险，因此强烈不予推荐。

一、适应证

1. 术前检查，包括体检和超声等影像学检查已发现存在淋巴结转移可能的证据。
2. 术中探查发现中央组淋巴结存在转移可能。
3. 原发癌肿直径超过 1cm 或呈多灶性（此时中央组淋巴结存在转移的概率明显增加）。

二、禁忌证

1. 患者有严重器质性、基础性疾病，不能耐受手术。
2. 术中发现癌肿在局部已经广泛转移和侵犯周围组织，无法完整切除（只存在远处转移，如肺转移和骨转移，但局部癌肿可以切除干净时不属于禁忌证）。
3. 对接受再次手术的患者，如果术前检查发现已经存在明显的甲状旁腺功能低下，且经过一段时间（通常是 3 个月）仍不能恢复并伴有明显临床症状 [手足麻木和（或）抽搐] 时，不宜再行中央组淋巴结清扫术，以免进一步加重甲状旁腺功能损伤。对于术前已明确存在中央组淋巴结转移证据者，可考虑行中央组淋巴结摘除术。

三、术前准备

1. 常规术前检查　包括体检、心电图、胸部 X 线检查、血常规、血生化指标及凝血功能等。
2. 甲状腺相关检查　包括甲状腺区域的影像学检查、气管软化试验、电子喉镜、甲状腺及甲状旁腺功能检测。

其中颈部超声是术前首选的影像学检查，其优点在于准确、无创和易操作。尽管在甲状腺存在时超声对中央组淋巴结并不敏感（＜ 25%），但是有经验的超声科医生除了清晰显示甲状腺内结节以外，也能对中央组淋巴结进行探查。超声和 CT/MRI 联用于中央组淋巴结探查的效果优于单独使用超声检查，增强 CT 可提高中央组淋巴结转移的发现率。当术前检查、超声和 CT 检查中发现大于 8mm 的淋巴结即有高度可疑转移可能时，应当考虑中央组淋巴结清扫。反映淋巴结存在转移的超声特征主要包括低回声、微钙化、血流丰富和淋巴门结构消失等征象。外形大而圆、囊性变、微钙化和淋巴门结构消失、周边富血管化是超声怀疑淋巴结转移的主要标准。此外，如果是接受再次手术的患者，为了准确评估其颈部局部病灶（包括甲状腺）的残留和分布情况，CT 或 MRI 也是必要的。

也有一些医生可能喜欢在术前用超声引导下的细针穿刺来证实需要治疗性清扫的淋巴结，这一点对于怀疑局部复发准备接受再次手术的患者可能更为重要。然而对于初次诊断和需要手术的患者，在高分辨率超声和 CT 检测高度怀疑存在淋巴结转移时，没有细针穿刺证实仍应进行区域淋巴结清扫。这些检查结果和治疗性或预防性中央组淋巴结清扫计划的最终确定应该在患者手术前由医生进行详细的回顾和讨论。

需要提醒的是，对于再次手术的患者，术前电子喉镜及甲状旁腺功能检测对了解患者既往手术对喉返神经和甲状旁腺功能的影响，以及对本次手术方式的制订尤为重要。同样，对于术前已有声音嘶哑症状的患者，应特别注意电子喉镜的检查结果，因为声带固定提示喉返神经存在医源性损伤或肿瘤侵犯。而甲状腺球蛋白水平升高和独立的 PET 扫描结果虽然对转移可能有提示意义，但是并不能明确诊断和定位颈淋巴结病变。

四、手术要点、难点及对策

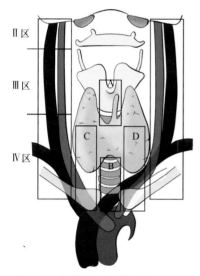

图 17-1 颈部中央组淋巴结的分区
A，喉前淋巴结；B，气管前淋巴结；C，右侧气管旁淋巴结；D，左侧气管旁淋巴结

1.中央组淋巴结的分布和清扫范围　中央组淋巴结通常指Ⅵ区的淋巴结，有时Ⅶ区的淋巴结（主要是部分上纵隔内淋巴结）也被包含在内。从解剖学上看，颈部中央区的边界上达舌骨，外至颈动脉鞘的内侧，前方是颈深筋膜浅层，后方是颈深筋膜深层，下至无名动脉。

中央组淋巴结可以进一步划分并主要涉及 4 个独立的区域：①喉前淋巴结；②气管前淋巴结；③左侧气管旁淋巴结；④右侧气管旁淋巴结（图 17-1）。这 4 个区域的淋巴结是甲状腺癌（不论左和右）最常见的转移淋巴结，但偶尔转移也可能涉及咽后、食管后或喉旁的淋巴结，术中如发现上述几处有明显肿大可疑的淋巴结，也应进行切除。此外，虽然颈动脉淋巴结位于中央组和侧方淋巴结的交界处，但因为它们邻近喉返神经和迷走神经，清扫时一般也纳入气管旁区域。

更为重要的双侧气管旁区域可以看作一个矩形空间，始于环状软骨下缘（通常应低于上极甲状旁腺），向下延伸止于前述的无名血管横过气管的近似水平。尽管淋巴结可能出现在颈部中央区的其他多个部位，如咽喉旁淋巴结、伸向侧方的肩胛舌骨肌深面的淋巴结、甲状腺上血管及肩胛舌骨肌横过颈动脉鞘周围的淋巴结，但是颈中央区大多数淋巴结都位于上述 4 个区域，所有这些区域在初次甲状腺切除时也都会被涉及。

沿着气管侧壁呈链状分布的气管旁淋巴结也被称为喉返神经淋巴结链，清扫这些淋巴结需要仔细地解剖喉返神经，注意不要有遗漏。

2.麻醉、体位及切口　目前常规对患者实施全身麻醉，麻醉后取半仰卧位，消毒范围包括颈部和上胸部。触诊下颌和胸骨上切迹，在两点之间辨别出环状软骨和环甲膜。在环状软骨或胸骨上切迹上方 1 ~ 2 横指的水平做横行切口。一般低领甲状腺切口足以完成中央组淋巴结清扫，不需要延长切口。

3. 手术步骤和要点　切开皮肤、皮下组织并横断颈阔肌以后开始游离皮瓣，皮瓣的游离范围应上至喉结、下至胸骨切迹，从喉结到胸骨切迹水平自正中线纵行打开并向外侧牵拉颈前肌群，充分暴露颈前中央区域。

首先进行甲状腺全切（单侧或双侧），然后开始分步分区域进行中央组淋巴结清扫。

（1）喉前淋巴结清扫：切除锥状叶时即可看到喉前淋巴结。可以在切除甲状腺锥状叶的同时或之后清除该处的淋巴结。喉前淋巴结的清扫范围上至环状软骨、下至甲状腺峡部上缘，后方为环甲膜和甲状软骨表面。喉前淋巴组织可能会连接到环甲膜上，所以此处的清扫应当足够深，只保留该区域的软骨膜和环甲肌筋膜。有助于外科医生进行喉前淋巴结清扫的解剖标志有准确的中线结构、环状软骨弓前缘、环甲肌。

清扫该区域淋巴结时须特别注意不要损伤环甲肌。尽量不使用电凝止血，因为环甲肌的肌肉纤细，电凝可能引起环甲肌功能失调，术后造成类似喉上神经麻痹的症状，应用超声刀止血是较好的选择。

（2）气管前淋巴结清扫：清扫范围包括甲状腺峡部下缘和气管前方的淋巴脂肪组织，其下界是无名血管。向下清扫时应注意识别，勿损伤无名动脉及非常罕见的无名静脉。气管前有时会有一些细小的滋养血管为该区域组织供血，故该区域的止血一定要彻底。

清扫气管前除了不要误切气管前壁外，还应特别注意不要向气管侧方过度地解剖，这可能会误伤喉返神经，特别是左侧喉返神经更贴近气管上行。气管前清扫时可能会遇到气管旁淋巴结，此时如果尝试清除该淋巴结容易过早遇到喉返神经，特别是左侧喉返神经。所以如果没有把握辨别喉返神经，更有把握和常规的做法是先清扫气管旁淋巴结，最后再清扫气管前区域。

（3）气管旁淋巴结清扫：清扫范围是一个矩形区域，上达环状软骨下缘，下至无名血管横过气管水平，外侧是颈总动脉，内侧是气管。从甲状软骨上缘直到锁骨上缘打开颈总动脉鞘是最常用的显露气管旁区域的方法。向外侧拉开颈前带状肌群是显露颈总动脉下段的最佳方式，这一步骤的重要性在于显露了中央组的外侧缘。如果有喉返神经监测仪可用，一旦打开完整的颈动脉鞘，医生就可以进行迷走神经刺激，并可以根据国际神经监测指南绘制气管侧方区域的喉返神经映射图。

清扫时必须注意右侧和左侧气管旁区域存在两个不同之处：①由于右侧锁骨下动脉和主动脉弓与气管相对关系存在差别，右侧喉返神经自外下斜向内上成角度走行，向下方走行时会偏向外侧。而左侧喉返神经一般在气管食管沟内垂直下行（图17-2A）。②因为无名动脉横过气管的影响，气管旁右下区域的血管解剖位置比左侧的主动脉弓更深，所以右侧喉返神经背后有更多的空间可以容纳淋巴结，这导致清扫气管旁右侧时更容易有淋巴结残留，需要外科医生沿着神经进行360°的仔细解剖（图17-2B）。

1）左侧气管旁淋巴结清扫：首先从环状软骨侧方下缘的喉返神经入喉处开始全程解剖显露喉返神经，识别并保留所有可能的甲状旁腺组织，不能原位保留时行自体种植。然后清除所有气管食管旁、椎前筋膜前方甲状腺下动脉下方的淋巴脂肪组织，需要强调的是左侧喉返神经不需要像右侧那样行360°解剖。

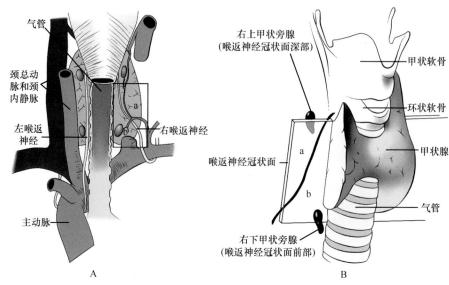

图 17-2　右气管旁区域

A.后位观；B.前斜位观。a，外上区域；b，内下区域（通常需要将气管向内牵拉才能充分显露）

除非术前、术中对淋巴结评估时发现更高位存在转移淋巴结，否则淋巴结清扫的上界只到喉返神经入喉水平，也就是环状软骨下缘水平已经足够。

2）右侧气管旁淋巴结清扫：同样需要从环状软骨侧方下缘的喉返神经入喉处开始全程解剖显露喉返神经，识别并保留所有可能的甲状旁腺组织。由于右侧喉返神经由上内斜行向外下，将右侧气管旁区域划分为外上和内下两个三角形区域（见图 17-2），这两个三角形区域可以被分开清扫和切除或通过 360° 解剖神经整块切除。不同之处在于喉返神经需要进行仔细的 360° 解剖，因为特别是喉返神经的后内方（内下区域）容易有淋巴结残留，适度的向外牵拉右侧喉返神经并向内牵拉气管有助于充分显露该区域淋巴结。

甲状腺下动脉下方的纤维脂肪组织应当从椎前筋膜上清除。在清扫过程中，始终要留意喉返神经并避免过度牵拉。清扫的下界是无名动脉。右侧气管旁靠下的部分会向深处延伸，因此要特别注意，该区域在接近右椎动脉和肺尖处可能有较大的淋巴结，在解剖时注意避免出血和良好显露。同时在接近胸廓入口靠近气管处也应注意识别胸腺。因为转移的淋巴结一般很少在胸腺内，而下极的甲状旁腺则有一定比例位于胸腺内，所以胸腺切除会增加术后低钙血症发生的风险，应尽可能识别并完整保留胸腺。但需要对胸腺后方淋巴结进行清扫，同时注意胸腺静脉的止血。

3）双侧气管旁淋巴结清扫：双侧气管旁淋巴结清扫时有发生双侧甲状旁腺和喉返神经损伤的风险，会导致颈中央区手术的重要并发症（低钙血症和呼吸困难），所以只有在双侧甲状腺癌或对侧淋巴结存在转移可能时才必须进行双侧气管旁淋巴结清扫。在进行双侧清扫时可以考虑先尽量保证一侧神经和甲状旁腺的功能完整，对侧再进行彻底的清扫。临床上，乳头状甲状腺癌的转移淋巴结常呈现深蓝色或黑色的外观，大于 1cm 的中央组淋巴结也提示转移的存在。

喉返神经是中央组淋巴结清扫时需要注意的重要结构。因此在进行气管旁淋巴结清扫过程中应当保证喉返神经始终处于良好显露状态，并避免对神经过度牵拉（特别是在清扫右喉返神经下端背侧区域淋巴结时，因为该区域淋巴结只有在喉返神经向外适度牵拉时方能暴露清楚）或在邻近神经处使用电凝和超声刀等工具，尤其在喉返神经接近入喉处往往存在一支或数支横过神经的细小血管，一旦出血，结扎止血会比较困难，此时可以用湿垫子保护神经后尝试超声刀止血，但切忌过近地使用电凝止血。

甲状旁腺也是中央组淋巴结清扫时需要注意的重要结构。相比于下极甲状旁腺，在气管旁淋巴结清扫时更容易保留上极甲状旁腺。上极甲状旁腺的位置一般比较固定，在平行于或稍高于环状软骨下缘的水平，因此更容易被识别和保留。下极甲状旁腺应该首先尝试寻找并保留其血管蒂，必要时可以在远离其血供处用血管夹或缝线标记以帮助在中央组淋巴结清扫时辨认甲状旁腺；如果不能原位保留，也应将其分离出行自体种植。此外也应该注意完整保留胸腺组织，大约有 14% 的下极甲状旁腺位于胸腺上极内。如果感觉甲状旁腺识别困难，也可考虑术前使用纳米碳等材料负染，帮助术中识别保护。尽量避免甲状旁腺的双侧切除和种植以减少低钙血症的发生。所有切除的标本在送病理检查前都应仔细寻找有无甲状旁腺被切除。对于可疑的甲状旁腺可以考虑送术中冰冻检查以确证和回种，以此来确保甲状旁腺组织，将其与恶性淋巴脂肪组织分开。

手术完成后，用生理盐水冲洗创腔并仔细止血，于气管旁放置引流，逐层缝合伤口。有无淋巴结清扫对伤口缝合和愈合都没有影响。

4. 手术难点及对策　中央组淋巴结清扫的难点主要是再次手术及转移淋巴结侵犯喉返神经等重要结构时。

颈前肌肉的粘连可能会阻碍甲状腺癌再次手术时手术野的显露，必要时可以切除部分颈前肌肉（特别是胸骨甲状肌）来增加显露。对于粘连严重的患者，颈前正中入路可能会有困难时也可以考虑从颈部侧方选择入路。

只要原切口不是很高，一般不需要另选切口，根据情况决定是否需要延长切口，但是皮瓣的游离范围要足够大，不需要再次清扫气管前淋巴结时，上缘到达环状软骨下缘就已足够，否则应到甲状软骨缺口处或舌骨水平，侧方一般到胸锁乳突肌腹侧才合适。显露手术野时应注意几个重要标志：①环状软骨，其下缘是喉返神经入喉水平的重要标志；②颈动脉鞘，是气管旁淋巴结外缘的重要标志。

然后把颈前肌群向中线或外侧（取决于入路的不同）方向牵拉以显露中央的气管、食管和侧方的颈动脉及整个气管旁区域。注意有时病变的淋巴结可能会附着在胸锁乳突肌内面。仔细解剖和显露全程的喉返神经，再次手术时医生可以先在比初次手术区域更低的位置解剖显露喉返神经。因为一般而言，瘢痕粘连紧密的区域位于喉返神经上端，最明显的粘连多位于喉返神经贴近气管侧壁距入喉处约 1cm 的范围，该处常会有残留的甲状腺，不利于解剖显露喉返神经。同时对喉返神经入喉的位置，如果粘连紧密（常见于初次手术已经全切甲状腺时），不需要强行显露，以免引起难以制止的出血。

喉返神经也可能被原发肿瘤、转移的淋巴结或残余肿瘤的复发灶侵犯。对于单侧喉返神经被肿瘤或病变淋巴结侵犯时，可以在确保对侧喉返神经功能正常的前提下对患者神经实施切断吻合术。比较麻烦的局面是喉返神经功能尚正常，但是术中发现其与肿瘤粘连紧密，此时应该在尽可能清除病变淋巴结的同时尝试保留喉返神经结构和电生理的完整性，特别

183

是在对复发或残存病灶的处理上。外科医生应当尽可能清除所有的病变组织，同时也需要权衡保留神经完整性和中央区疾病残留风险之间的利弊。当仅存唯一一个有功能的喉返神经时，可以考虑放射性碘治疗或外放疗。

总之，再次清扫时医生在术前需要仔细评估患者的喉返神经及甲状旁腺功能，特别是后者，并以此结合术前、术中对淋巴结转移情况的评估来决定再次清扫的范围。总的原则是在确保喉返神经及甲状旁腺功能的前提下实施一个合理的完全性区域淋巴结清扫。

五、术后监测与处理

常规放置引流以观察颈部伤口的引流情况，实施中央组淋巴结清扫并不会增加术后的引流量和延迟引流管的拔出。同时注意患者的呼吸状况及有无甲状旁腺功能低下的表现，应当在术后常规监测患者血清钙水平和甲状旁腺素水平，发现降低或出现手足麻木／抽搐症状时，及时补充钙剂，对于出院时仍然存在甲状旁腺素水平及手足麻木／抽搐症状的患者，应常规口服钙剂补充（可以配合活性维生素D促进钙剂吸收），直至患者血清甲状旁腺素水平恢复正常，并且手足麻木／抽搐症状消失。一般一过性的甲状旁腺功能不足会在1～4周恢复。对于出现术后发音改变的患者，如果术中明确没有造成喉返神经的结扎和离断损伤，可给予神经营养药物支持和发音练习，一般一过性喉返神经损伤会在3个月内恢复发音。对于再次手术的患者，还有可能会出现较明显的伤口水肿，可以适当给予地塞米松缓解。

六、术后常见并发症的预防与处理

1. 出血　常发生在术后24小时内，再次手术的患者出血风险可能增加。除术中注意完善止血（特别是气管前和喉返神经入喉附近）外，术后需注意伤口有无明显肿胀及引流情况。尽量避免患者术后剧烈咳嗽和呕吐，如果无法避免应告知患者和（或）家属在咳嗽、呕吐发生时适当按压气管两侧，以减少对伤口的影响。一旦发生，可先尝试压迫止血，出血量多或压迫无效时应积极再次手术止血，以免引起窒息。

保持引流通畅及伤口无肿胀是避免短期内发生窒息的重点，如果出现引流阻断和伤口快速明显肿胀，应及时打开伤口，不得延误，已有窒息时需要床边行气管切开。

2. 喉返神经损伤　可引起患者发音改变和呼吸困难（双侧喉返神经损伤时）。如果术中没有切断喉返神经，则发音改变多为一过性，一般可以在1～3个月恢复。术后发现患者发音改变时，可适当给予地塞米松和神经营养药物，并鼓励患者适当练习发音以促进喉返神经功能恢复。考虑神经被切断时，如果术中能发现应及时修复，术后发现应在患者身体允许的条件下尽早修复。

3. 甲状旁腺功能低下　发生率一般为1%～3%，多为一过性，常可以在1个月内恢复正常，表现为手足麻木和抽搐。双侧甲状腺切除和双侧中央组淋巴结清扫时更多见，多因为甲状旁腺血供受损导致一过性功能减退。对于该类患者可以适当给予口服和（或）静脉补钙，等待其甲状旁腺功能恢复，同时监测血清钙及甲状旁腺激素水平。症状明显的患者可以同时加用活性维生素 D 来促进钙的补充。

4.淋巴漏　较为少见，如果是来自左侧胸导管的细小分支，也可以表现为乳糜样淋巴漏。一般不需要再次手术，适当限制饮食（控油），多数可以自行恢复。

七、临床效果评价

术前或术中已经发现有明显淋巴结转移证据存在时，目前的共识明确支持需要进行治疗性中央组淋巴结清扫。但是对于术前缺乏淋巴结转移证据的病例，是否需要进行中央组淋巴结的预防性清扫仍然存在较大的争议。其优点在于：①对低风险原发肿瘤术后放射性碘治疗选择提供准确的病理分期；②对高风险原发肿瘤进行预防性清扫可以减少局部复发和再次手术的相关风险。而主要的争议点在于预防性清扫中央组淋巴结并不会提高生存期，同时如果由非专科医生操作，可增加喉返神经及甲状旁腺损伤的风险。所以在实施预防性中央组淋巴结清扫前应仔细衡量利弊，尽管中央组淋巴结清扫可能会导致术后并发症的发生增加，但也要注意甲状腺再次手术的难度更大、更复杂。

（李　治）

参 考 文 献

中国抗癌协会甲状腺癌专业委员会（CATO）.2016.甲状腺微小乳头状癌诊断与治疗中国专家共识（2016版）.中国肿瘤临床，43（10）：405-411.

中国医师协会外科医师分会甲状腺外科医师委员会.2015.甲状腺及甲状旁腺手术中神经电生理监测临床指南.

中国医师协会外科医师分会甲状腺外科医师委员会.2017.甲状腺及甲状旁腺术中喉上神经外支保护与监测专家共识.中国实用外科杂志，37（11）：1243-1249.

Bilimoria KY，Zanocco K，Sturgeon C. 2008. Impact of surgical treatment on outcomes for papillary thyroid cancer. Adv Surg，42：1-12.

Brauckhoff M，Machens A，Sekulla C，et al. 2011. Latencies shorter than 3. 5 ms after vagus nerve stimulation signify a nonrecurrent inferior laryngeal nerve before dissection. Ann Surg，253（6）：1172-1177.

Chiang FY，Lu IC，Kuo SR，et al. 2008. The mechanism of recurrent laryngeal nerve injury during thyroid surgery—the application of intraoperative neuromonitoring. Surgery，143（6）：743-749.

Chiang FY，Lu IC，Tsai CJ，et al. 2011. Does extensive dissection of recurrent laryngeal nerve during thyroid operation increase the risk of nerve injury? Evidence from the application of intraoperative neuromonitoring. Am J Otolaryngol，32（6）：499-503.

Chuang FJ，Chen JY，Shyu JF，et al. 2010. Surgical anatomy of the external branch of the superior laryngeal nerve in Chinese adults and its clinical applications. Head Neck，32：53-57.

Cooper DS，Doherty GM，Haugen BR，et al. 2009. Revised American Thyroid Association management guidelines for patients with thyroid nodules and differentiated thyroid cancer. Thyroid，19：1167-1214.

Dackiw AP，Zeiger M. 2004. Extent of surgery for differentiated thyroid cancer. Surg Clin North Am，84：817-832.

Grigsby PW，Reddy RM，Moley JF，et al. 2006. Contralateral papillary thyroid cancer at completion thyroidectomy has no impact on recurrence or survival after radioiodine treatment. Surgery, 140: 1043-1047.

Kaplan EL, Salti GI, Roncella M, et al. 2009. History of the recurrent laryngeal nerve: from Galen to Lahey. World J Surg, 33 (3): 386-393.

Kim ES, Kim TY, Koh JM, et al. 2004. Completion thyroidectomy in patients with thyroid cancer who initially underwent unilateral operation. Clin Endocrinol (Oxf), 61: 145-148.

Lefevre JH, Tresallet C, Leenhardt L, et al. 2007. Reoperative surgery for thyroid disease. Langenbecks Arch Surg, 392 (6): 685-691.

Li N, Du XL, Reitzel LR, et al. 2013. Impact of enhanced detection on the increase in thyroid cancer incidence in the United States: review of incidence trends by socioeconomic status within the surbeillance, epidemiology, and end results registry, 1980-2008. Thyroid, 23: 103-110.

Mazzaferri EL. 2012. Managing thyroid microcarcinomas. Yonsei Med J, 53: 1-14.

Mete O, Rotstein L, Asa SL. 2010. Controversies in thyroid pathology: throid capsule invasion and extrathyroidal extension. Ann Surg Oncol, 17: 386-391.

Mu L, Sanders I. 2009. The human cricothyroid muscle: three muscle bellies and their innervation patterns. J Voice, 23 (1): 21-28.

Pacini F, Elisei R, Capezzone M, et al. 2001. Contralateral papillary thyroid cancer is frequent at completion thyroidectomy with no difference in low- and high-risk patients. Thyroid, 11: 877-881.

Podnos YD, Smith D, Wagman LD, et al. 2005. The implication of lymph node metastasis on survival in patients with well-differentiated thyroid cancer. Am Surg, 71: 731-734.

Qubain SW, Nakano S, Baba M, et al. 2002. Distribution of lymph node micrometastasis in pN0 welldifferentiated thyroid carcinoma. Surgery, 131 (3): 249-256.

Randolph GW, Duh QY, Heller KS, et al. 2012. The prognostic significance of nodal metastases from papillary thyroid carcinoma can be stratified based on the size and number of metastatic lymph nodes, as well as the presence of extranodal extension. Thyroid, 22: 1144-1152.

Scheumann GF, Gimm O, Wegener G, et al. 1994. Prognostic significance and surgical management of locoregional lymph node metastases in papillary thyroid cancer. World J Surg, 18 (4): 559-567.

Schuff KG, Weber SM, Givi B, et al. 2008. Efficacy of nodal dissection for treatment of persistent/recurrent papillary thyroid cancer. Laryngoscope, 118: 768-775.

Sturgeon C, Sturgeon T, Angelos P. 2009. Neuromonitoring in thyroid surgery: attitudes, usage patterns, and predictors of use among endocrine surgeons. World J Surg, 33 (3): 417-425.

Zaydfudim V, Feurer ID, Griffin MR, et al. 2008. The impact of lymph node involvement on survival in patients with papillary and follicular thyroid carcinoma. Surgery, 144: 1070-1077.

Zetoune T, Keutgen X, Buitrago D, et al. 2010. Prophylactic central neck dissection and local recurrence in papillary thyroid cancer: a meta-analysis. Ann Surg Oncol, 17 (12): 3287-3293.

第十八章 甲状腺癌颈侧区淋巴结清扫术

分化型甲状腺癌颈侧区淋巴结转移主要在颈内静脉中区、下区和颈后三角区域（Ⅱ~Ⅳ区），根据清扫范围分为全颈清扫术（Ⅰ~Ⅴ区）和局限性颈清扫术。局限性颈清扫分为肩胛舌骨肌上清扫（Ⅰ~Ⅲ区）、侧颈清扫（Ⅱ~Ⅳ区）、前颈清扫（Ⅳ区）和后颈清扫（Ⅱ~Ⅴ区）。传统的全颈清扫术目前已经很少采用，多采取保留胸锁乳突肌、颈内静脉和副神经的功能性颈清扫术。

甲状腺癌颈侧区淋巴结解剖部位如下。

第一区（level Ⅰ）：包括颏下区及颌下淋巴结。

第二区（level Ⅱ）：为颈内静脉淋巴结上组，即二腹肌以下，相当于颅底至舌骨水平，前界为胸骨舌骨肌，后界为胸锁乳突肌后缘。

第三区（level Ⅲ）：为颈内静脉淋巴结中组，从舌骨水平至肩胛舌骨肌与颈内静脉交叉处，前后界与第二区相同。

第四区（level Ⅳ）：为颈内静脉淋巴结下组，从肩胛舌骨肌到锁骨上，前后界同第二区。

第五区（level Ⅴ）：为枕后三角区（或称副神经淋巴链），包括锁骨上淋巴结，后界为斜方肌，前界为胸锁乳突肌后缘。

一、适应证

1. 分化型甲状腺癌预防性颈清扫。对分化型甲状腺癌是否做预防性颈清扫目前还存在一定的争议，选择不做预防性清扫的学者认为甲状腺癌进展缓慢，转移灶多局限在包膜内，等长大后再手术并不会影响长期生存，中央区淋巴结阴性者以后出现侧方淋巴结转移的概率小于10%；而主张预防性清扫的学者认为甲状腺癌发生淋巴结转移的概率很高，接近30%~50%，同时选择性清扫比治疗性清扫疗效好，转移灶如不清除，有发生远处转移和向低分化进展的风险；甲状腺外科中心目前对侧方淋巴结多只行治疗性清扫，很少行预防性清扫。

2. 分化型甲状腺癌有淋巴结肿大或影像学检查可疑存在淋巴结转移，需进行治疗性颈清扫。

3. 甲状腺髓样癌侧方淋巴结转移率较高，有中央组淋巴结转移可能、有可触及肿大淋巴结或肿瘤大于2cm，即需要做颈侧方淋巴结清扫术。

4.少数可接受手术的甲状腺未分化癌。

二、禁忌证

1.早期妊娠（妊娠前 3 个月）。

2.患有其他严重的基础疾病（心脑血管疾病，肺功能不全，糖尿病，肝、肾功能衰竭等）而不能耐受手术或麻醉。

3.广泛颈部转移，累及重要器官无法手术。

三、术前准备

除常规的颈部手术前准备以外，对有明确淋巴结转移者尤其是淋巴结转移较多或已做过一次清扫手术者需要有颈部影像学检查，最好是 MRI 或 CT 检查明确转移灶的分布和周围重要组织的累及情况，以确定手术清扫范围和术中特殊情况的处理。对发现有可疑颈总动脉侵犯者需要评估颈总动脉对脑部的供血分布情况，以确定术中如何处理被累及的颈总动脉。对双侧颈内静脉侵犯者需要准备人工血管和血管吻合。

四、手术要点、难点及对策

1.麻醉　选择全身麻醉。

2.体位　仰卧位，肩部垫高使头后仰以充分暴露颈部为准，如单侧手术可适度将头偏向健侧。

3.切口选择　可选择颈部弧形切口，如果暴露不好可以在后颈部"L"形向头部方向延伸。

4.手术要点、难点及对策

（1）充分暴露：游离皮下组织，可沿胸锁乳突肌表面游离至乳突，中线向上游离到舌骨水平，可充分暴露侧方清扫区域。

（2）显露颈内静脉颈段全长：沿锁乳突肌前缘显露颈内静脉颈段自颅底至静脉角全长，清扫上段颈内静脉前内侧淋巴结（ⅡA区）；根据暴露要求可离断或不离断肩胛舌骨肌，游离颈内静脉，可从颈内静脉外侧入路，也可从颈动静脉之间入路，清扫鞘内淋巴结和颈血管外侧区域淋巴结，外侧游离到斜方肌前缘，清扫ⅡB、Ⅲ、Ⅳ区淋巴结。

（3）沿胸锁乳突肌后缘向后游离至斜方肌前缘，清扫Ⅴ区淋巴结。

（4）靠近颅底清扫颈内静脉周围淋巴结时注意保护好颈交感神经，如损伤，术后可出现霍纳综合征。

（5）平第 6、7 颈椎（$C_{6、7}$）平面静脉角处有较多淋巴管结构，尤其是左侧有胸导管汇入静脉角，因此，在清扫周围淋巴结时尽量避免损伤胸导管，周围淋巴组织尽量结扎，以防术后出现乳糜漏。

（6）对颈丛、膈神经和颈交感神经等神经的保护（图 18-1）：颈丛（cervical

plexus）由第 1 ~ 4 颈神经的前支构成，位于胸锁乳突肌上部的深方，中斜角肌和肩胛提肌起端的前方。颈丛皮支由胸锁乳突肌后缘中点附近穿出，位置表浅，散开行向各方，其穿出部位是颈部皮肤浸润麻醉的一个阻滞点。主要的浅支：①枕小神经（lesser occipital nerve）（C_2），沿胸锁乳突肌后缘上升，分布于枕部及耳郭背面上部的皮肤；②耳大神经（great auricular nerve）（$C_{2、3}$），沿胸锁乳突肌表面行向前上，至耳郭及其附近的皮肤；③颈横神经（transverse nerve of neck）（$C_{2、3}$），横过胸锁乳突肌浅面向前，分布于颈部皮肤；④锁骨上神经（supraclavicular nerve）（$C_{3、4}$），有 2 ~ 4 支行

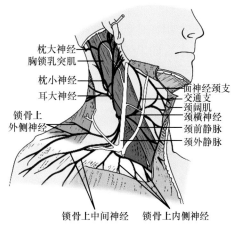

图 18-1 颈侧区重要神经、血管结构

向外下方，分布于颈侧部、胸壁上部和肩部的皮肤。颈丛深支主要支配颈部深肌、肩胛提肌、舌骨下肌群和膈。膈神经由 $C_{3~5}$ 前支组成，在颈部位于前斜角肌外侧、前面和内侧，在锁骨下动静脉之间经胸廓上口进入胸腔。颈交感神经位于脊柱两旁，在清扫第二区淋巴结时应注意保护颈高位颈交感神经。交感神经损伤可出现同侧瞳孔缩小、眼睑下垂、额部少汗等霍纳综合征表现。电刀的传导和超声刀的高温均有可能导致神经损伤。

（7）可行根治性手术时发现颈内静脉侵犯的处理：分化型甲状腺癌存在单侧颈内静脉受累，如果切除颈内静脉可完全切除肿瘤和转移淋巴组织，可直接切除颈段受累的颈内静脉。术前怀疑或术中发现静脉角周围受肿瘤侵犯时应十分谨慎，此处一旦静脉破裂，处理困难，发生大出血和空气栓塞的风险很高，如不能保证手术安全性，建议姑息性手术，尽量切除肿瘤负荷即可，手术后做内照射治疗。

（8）可行根治性手术时发现颈总动脉受累的处理：术前需确认阻断颈总动脉后脑部血流动力学改变，确保阻断后不会引起急性脑缺血，否则即便是单侧受累也不能轻易结扎，术前根据阻断实验后评估供血情况可考虑做搭桥手术或人工血管。

五、术后监测与并发症处理

1. 处理静脉角时，尤其是左侧，尽量避免损伤大的淋巴管和胸导管，损伤后会发生乳糜瘘。术中结扎困难，术后引流时间长，而且术后引流管引流出较多的乳白色液体时应考虑胸导管破裂形成乳糜瘘。对于轻微的乳糜瘘，一般术后低脂饮食及局部压迫，1 ~ 2 周后自行愈合即可；对于较严重的乳糜瘘，如每天引流出乳糜样液体超过 1000ml，使用压迫方法无效，出现明显的营养不良时可考虑手术结扎。

2. 术后颈部肿胀、呼吸困难。多数为术后积血积液引起，尤其是双侧颈清扫术后，局部积血水肿可引发呼吸困难。如果发生呼吸困难，观察引流管可疑有活动性出血的情况，需要清除积血，止血处理。

3. 颈内静脉或锁骨下静脉损伤，多在处理锁骨上窝时发生，尤其是病灶累及颈内静脉

下段汇入锁骨下静脉处，若处理不好，术中、术后容易发生大静脉损伤，可能会发生空气栓塞和大出血，前者危害更大，容易影响心脏射血，短时间内威胁生命。术中局部处理很重要，术后如果怀疑有大静脉损伤，应及时到手术室重新处理。

（宋海平）

参 考 文 献

Hall CM，Snyder SK，Lairmore TC. 2018. Central lymph node dissection improves lymph node clearance in papillary thyroid cancer patients with lateral neck metastases，even after prior total thyroidectomy. Am Surg，84：531-536.

Haugen BR. 2017. 2015 American Thyroid Association management guidelines for adult patients with thyroid nodules and differentiated thyroid cancer：what is new and what has changed? Cancer，123：372-381.

Soler ZM，Hamilton BE，Schuff KG，et al. 2008. Utility of computed tomography in the detection of subclinical nodal disease in papillary thyroid carcinoma. Arch Otolaryngol Head Neck Surg，134：973-978.

第十九章　原发性甲状旁腺肿瘤手术

一、适应证

1. 出现了典型的甲状旁腺功能亢进症状（骨骼病变、肾脏病变、消化系统症状等），并且甲状旁腺激素（PTH）水平高于正常值上限。

2. 血清钙显著增高，超过正常值上限 1.0 ~ 1.6mg/ml。

3. 肾功能与正常相比减退 30% 以上（多以肌酐清除率为评价指标）。

4. 尿钙排出显著增加，超过 400mg/d。

5. 骨盐量显著减少，骨密度测定明显低于正常人群水平。

6. 有相关神经、肌肉或精神症状，而无其他病因。

7. 无法对患者进行随访观察，而又具有适合手术的条件时。

8. 疑为甲状旁腺癌者。

二、禁忌证

1. 妊娠早期（妊娠前 3 个月）和妊娠末期（妊娠后 2 个月）是手术的相对禁忌证。

2. 患有其他严重的基础疾病（心脑血管疾病，肺功能不全，糖尿病，肝、肾功能衰竭等）而不能耐受手术或麻醉。

三、术前准备

除常规的颈部手术前准备以外，监测 PTH 和血钙水平对于有明显甲状旁腺功能亢进的患者尤为重要。除个别需急诊手术的患者外，应首先通过内科治疗降低血钙至较安全的水平。常用的方法如下。

1. 多饮水，限制食物中钙的摄入。

2. 降钙素治疗　鲑鱼降钙素（密盖息）50 ~ 100U/d，肌内注射。

3. 双膦酸盐治疗　唑来膦酸 4mg 加 100ml 生理盐水静脉滴注，有抑制破骨细胞的作用，能促进骨盐沉积，从而改善骨质疏松的程度。

4.其他药物治疗　H₂受体拮抗剂（如西咪替丁）、β肾上腺素能受体阻滞剂（如普萘洛尔）等。

四、手术要点、难点及对策

1.麻醉方法　选择全身麻醉。

2.手术体位及切口选择　取平卧位，肩下垫肩枕抬高约15cm，使头部后仰，以充分暴露颈部。选择下颈部（锁骨上大约2cm处）正中沿皮纹横行切口。

3.切开皮肤和颈阔肌后在颈前肌群的表面向上游离皮瓣至甲状软骨上缘水平，向下游离皮瓣至锁骨上水平。从中线处纵向切开分离左右两侧的颈前肌群，充分显露患侧的甲状腺组织，根据术前影像学检查的结果在相应位置寻找病变的甲状旁腺组织。如果不能充分显露甲状腺的背侧，以至于寻找甲状旁腺困难时，可以考虑离断部分或全部甲状腺的上、中、下极血管，以便观察、寻找、鉴定病变的甲状旁腺组织。手术的同时要注意保护相应的喉上神经和喉返神经。

4.一般原发性的甲状旁腺肿瘤在形态上比较容易分辨，多表现为1枚肿大的囊性或囊实性的黄色或棕色肿块，表面多光滑，边界清晰，与周围组织有明显分界。但是如果同时伴有甲状腺肿块的情况，应同甲状腺上的肿块相鉴别，主要通过观察其颜色，以及与甲状腺被膜的关系来区分，术前影像学检查也能提供一定的定位依据。如果有条件的话，术中应对切除的甲状旁腺肿瘤进行快速冰冻切片病理学检查，以及时验证切除的组织是否为病变组织。同时还可以术中抽血检测体内的PTH水平，如果PTH水平显著且迅速地下降，也可以及时验证手术切除的效果。

5.对于甲状旁腺的良性肿瘤如腺瘤，单纯切除肿瘤即可。如果术中快速冰冻切片病理学检查提示为甲状旁腺癌，则应在切除癌灶的基础上再切除同侧甲状腺，并清扫患侧相应部位的颈部淋巴结。

6.术毕可以酌情摆放引流管，或辅以负压吸引以充分引流。逐层缝合颈前肌群、颈阔肌、皮下组织和皮肤即可。

五、术后监测与处理

术后给予常规吸氧和心电监护。监测血清PTH和血钙的水平能够很好地反映手术成功与否，一般情况下术后24小时内PTH和血钙都会迅速下降。由于血清钙的检测结果是体内游离钙和结合钙的总和，而体内只有游离钙才发挥相应的功能，所以可能有部分患者会出现不同程度的低钙血症症状，如手足麻木甚至抽搐。这时可以给予10%葡萄糖酸钙20～30ml加100ml生理盐水静脉滴注，同时每日予以口服钙剂加以补充。

1.术后出血　单纯的甲状旁腺腺瘤切除术多不会出现严重的术后出血，甲状旁腺癌根治术后则有可能出现出血的并发症。应密切观察伤口是否肿胀，皮下有无淤血青紫，严格记录每小时的引流量，鉴别引流物是否为新鲜血液，以综合判断整体的出血量和出血速度。

对于相对轻微的术后出血，可以给予局部加压，利用压迫止血多可于数小时内缓解。对于比较严重的术后出血，尤其是患者出现疑似气管痉挛乃至呼吸困难甚至窒息时，应积极敞开伤口清理血肿，或再次手术以寻找出血点给予清创止血。

2. 术后甲状旁腺功能减退　多表现为相对短暂的甲状旁腺功能低下，由于术前患者在高 PTH 水平下长期处于高钙状态，在切除功能亢进的甲状旁腺肿瘤后，血清钙水平会迅速下降，患者可能出现相应的不适症状，如手足麻木或抽搐，可以补充适量的钙剂，多能很快缓解。一般术后 3 ~ 5 天血清 PTH 会恢复正常，血钙水平也随之恢复正常。

3. 术后甲状腺功能减退　对于因为甲状旁腺癌而切除了一侧甲状腺的患者，术后可能出现甲状腺功能减退，应予以左甲状腺素片（优甲乐）进行替代治疗，根据患者的体重（kg）每日口服 25 ~ 50μg 优甲乐，并在 1 个月后复查甲状腺功能，再根据复查的结果调整优甲乐的剂量。一部分患者对侧的甲状腺能完全代偿正常的甲状腺功能，可能最终不需要服用优甲乐替代治疗；而另外一部分患者不能完全代偿正常的甲状腺功能，需要终生口服优甲乐替代治疗。

六、临床效果评价

外科手术是目前治疗原发性甲状旁腺肿瘤及相应甲状旁腺功能亢进唯一有效的手段。有学者认为即使是无症状的原发性甲状旁腺肿瘤及功能亢进也应接受手术治疗，除非患者诊断尚未明确或是存在手术禁忌证，因为大部分无症状的患者在 5 年内会出现临床症状。

甲状旁腺肿瘤切除手术的成功率在 90% 以上，术后血清钙的测定是判断手术是否成功的很好指标。术中快速冰冻切片病理学检查和术中监测血 PTH 水平能在很大程度上提高首次手术的成功率，从而避免二次手术。如果手术效果不佳，PTH 依旧异常和血钙仍然较高，则应该考虑继发性甲状旁腺功能亢进及多个甲状旁腺增生的可能。

（何文山）

参 考 文 献

David JT，William SD，Janice LP. 2014. Parathyroid Surgery：Fundamental and Advanced Concepts. San Diego：Plural Publishing，Inc.

Devaiah AK. 2010. Thyroid and parathyroid diseases：medical and surgical management. Head & Neck，32（5）：688.

Sally EC. 2016. Atlas of Endocrine Surgical Techniques. London：Jaypee Brothers Medical Publishers.

第二十章　继发性甲状旁腺功能亢进手术

继发性甲状旁腺功能亢进症（secondary hyperparathyroidism，SHPT）是除了原发性甲状旁腺疾病外其他因素导致的甲状旁腺功能亢进。SHPT 的发病机制相当复杂，目前尚不完全清楚，最常见于慢性肾病患者。

对于慢性肾衰竭合并 SHPT 者，早期应用钙剂、磷结合剂、活性维生素 D 和钙受体激动剂等药物治疗可以维持适当的血钙、磷浓度，抑制 PTH 分泌，改善临床症状。但尽管积极治疗，仍有 50% 的严重 SHPT 患者对药物治疗不敏感，需要手术治疗。手术治疗能阻止骨骼畸形、心血管钙化进一步进展，但对于已发生的改变则难以逆转。手术目的在于预防患者心血管并发症的发生和改善预后。

一、适应证

目前 SHPT 的手术指征尚无统一标准，但总体原则为内科药物无法控制的难治性 SHPT，并且有影像学证据证明甲状旁腺明显增大。具体适应证如下。

1. SHPT 合并严重的临床症状，如骨关节痛、肌无力和皮肤瘙痒等。

2. 药物治疗无效的高钙血症和（或）高磷血症。

3. iPTH ＞ 800pg/ml，并且对活性维生素 D 药物治疗抵抗。

4. 颈部彩色超声显示，至少 1 个甲状旁腺增大，直径＞ 1 cm 且有丰富的血流信号。

二、禁忌证

患有其他严重的基础疾病（心脑血管疾病，肺功能不全，糖尿病，肝、肾功能衰竭等）而不能耐受手术或麻醉者。

三、术前准备

1. 术前监测血 PTH 及钙、磷的水平，如果血钙过高，需要通过内科治疗降低血钙至较安全的水平。

2. 术前影像学检查，包括超声、CT、MRI 及 ^{mTc}99-MIBI 显像等技术，定位增生的甲状旁腺位置；与原发性甲状旁腺功能亢进不同，继发性甲状旁腺功能亢进患者通常所有甲状旁腺均异常增生增大，因此，术前对所有甲状旁腺进行影像学评估显得尤为重要。

3. 肾功能不全患者术前需要进行血液透析，并监测凝血状况。

四、手术要点、难点及对策

目前 SHPT 主要有 3 种手术方式：甲状旁腺次全切除术、甲状旁腺全切除术加自体移植术及甲状旁腺全切除术。目前在临床中应用较普遍的是甲状旁腺全切除术加自体移植术。

手术步骤和要点与原发性甲状旁腺功能亢进手术类似，不同处如下。

1. 根据术前影像学评估及定位，仔细解剖并游离所有的甲状旁腺，完整切除；每个切除的甲状旁腺部分送术中冰冻切片检查，大部分组织进行即刻液氮深低温保存，以防止术后严重的甲状旁腺功能减退需要再次自体种植甲状旁腺。

2. 术中选取最小、外观相对正常的甲状旁腺腺体或快速冰冻病理证实为弥漫性增生的组织，根据术前 PTH 水平及所有增生甲状旁腺的体积，估计需要种植的甲状旁腺体积，将待移植部分腺体制成组织悬液，种植在患者非透析瘘管侧的前臂肌或胸锁乳突肌内。

3. 完整切除所有甲状旁腺至少 5 分钟后，检查血 PTH 值，预估手术疗效。

五、术后监测与处理

监测血 PTH 和血钙的水平能够很好地反映手术成功与否，一般情况下术后 24 小时内 PTH 和血钙都会迅速卜降。如患者出现不同程度的低钙血症症状，如手足麻木甚至抽搐，积极补充钙剂和活性维生素 D。

六、术后常见并发症的预防与处理

1. 低钙血症 是甲状旁腺切除术后最常见的并发症，SHPT 患者在成功实施甲状旁腺切除术后，随着 PTH 的下降，骨吸收增加，大量的钙流入骨组织，加上肠道钙吸收减少，最终导致低钙血症的发生。一般在甲状旁腺切除术后 1 周内血钙水平最低，通过补充钙剂及甲状旁腺移植物或残留组织功能的建立，1 周以后血钙水平可以恢复正常。当出现钙剂不能纠正的低钙血症时需要使用骨化三醇，并且术后可持续应用。严重或持续的低钙血症则需要静脉补钙或长期补充钙剂和活性维生素 D。

2. 由经验丰富的术者主刀的甲状旁腺切除术，伤口并发症和喉返神经损伤非常少见。

3. 其他并发症如伤口感染、血肿、伤口裂开、心律失常和死亡很少见。

4. 大约有 7% 的患者因持续的甲状旁腺功能低下而需要进行冰冻组织再移植。

5. 术后 PTH 仍异常增高，如通过药物治疗无法控制则可能需要局部麻醉手术切除种植于肌肉内的甲状旁腺组织，但切除的范围无法评估，仅可凭借术者的经验。

七、临床效果评价

对于药物治疗无效的 SHPT 患者，外科手术治疗是一种安全有效的手段。术后 PTH 及血清钙的测定是判断手术是否成功的疗效评估指标。术中快速冰冻切片病理学检查和术中监测血 PTH 水平能在很大程度上提高首次手术的成功率，从而避免二次手术。

（明　洁）

参 考 文 献

Apetrii M，Goldsmith D. 2017. Impact of surgical parathyroidectomy on chronic kidney disease-mineral and bone disorder（CKD-MBD）- A systematic review and meta-analysis. PLoS One，12（11）：e0187025.

Dulfer RR，Franssen GJH， Hesselink DA. 2017. Systematic review of surgical and medical treatment for tertiary hyperparathyroidism. Br J Surg，104（7）：804-813.

Eidman KE，Wetmore JB. 2017. The role of parathyroidectomy in the management of secondary hyperparathyroidism. Curr Opin Nephrol Hypertens，26（6）：516-522.

Jamal SA，Miller PD. 2013. Secondary and tertiary hyperparathyroidism. J Clin Densitom，16（1）：64-68.

Lau WL，Obi Y，Kalantar-Zadeh K. 2018. Parathyroidectomy in the management of secondary hyperparathyroidism. Clin J Am Soc Nephrol，13（6）：952-961.

Rodríguez M，Rodríguez-Ortiz ME. 2015. Advances in pharmacotherapy for secondary hyperparathyroidism. Expert Opin Pharmacother，16（11）：1703-1716.

第二十一章　自体甲状旁腺移植术

1850 年，Richard Owen 从印度犀牛中首次发现甲状旁腺，他将甲状旁腺描述为一个小而致密的黄色腺体。1892 年，Antonvon Eiselsberg 在猫体内完成了世界上最早的自体甲状旁腺移植（parathyroid autotransplantation）实验。而 Halsted 则于 1907 年率先报道，甲状旁腺移植是甲状旁腺功能低下患者得以维持生理性血钙水平的理想途径。1926 年，为预防甲状腺部分切除患者术后出现甲状旁腺功能减退，Lahey 首次在人体内进行了自体甲状旁腺移植，并极力主张应在切除的甲状腺组织中仔细寻找有无甲状旁腺并进行自体移植。近 30 年来，随着甲状腺及甲状旁腺外科技术的发展，甲状旁腺功能保护问题受到临床医生的普遍重视，自体甲状旁腺移植在临床上也得到越来越多的应用。

一、甲状旁腺的解剖

甲状旁腺的位置变异与其胚胎发育过程有关。甲状旁腺源自第 3 鳃裂与第 4 鳃裂的背侧内皮。上甲状旁腺自第 4 鳃裂出发并下降，贴近甲状腺上 1/3 后面。在解剖发育过程中，上甲状旁腺迁移距离较短，因而位置相对固定。约 80% 的上甲状旁腺位于以甲状腺下动脉与喉返神经的交叉点头侧 1cm 处为中心、半径为 2cm 的区域内。肉眼观在甲状软骨与环状软骨连接处附近，甲状腺叶侧后方的被膜下可见由脂肪组织环绕的上甲状旁腺"潴留"于囊肿样的结构中。约 15% 的上甲状旁腺可位于甲状腺上极背侧面，隐藏于甲状腺周围的筋膜中，活动度通常欠佳，不易分离，此外上甲状旁腺还可位于甲状腺下动脉的下方、Zuckerkandl 结节附近，罕见的还可位于甲状腺上极头侧、食管后方及甲状腺内等。下甲状旁腺与胸腺共同源自第 3 鳃裂，一起通过甲状腺的侧方后，两者分离，甲状旁腺转向甲状腺下极，胸腺则降入纵隔。由于行程长，下甲状旁腺更容易发生位置变异。约 95% 的下甲状旁腺位于以甲状腺下极为中心、半径为 2cm 的范围内。近 60% 的下甲状旁腺位于甲状腺下极的下方、侧方及后方，约 17% 的下甲状旁腺则位于甲状腺下极较为表面的位置或下极前方，此外，约 25% 的下甲状旁腺位于甲状胸腺韧带或颈部胸腺内。下甲状旁腺滞留于咽与甲状腺中部之间，未随胸腺组织下降，称为"甲状旁腺未降"。此时，下甲状旁腺可出现在甲状腺叶后方较高水平，紧贴于甲状腺被膜表面，易与上甲状旁腺相混淆。一部分下甲状旁腺还可能隐藏于甲状腺被膜的皱襞中，肉眼观似腺内甲状旁腺。甲状旁腺可完全不下降，而位于颌下颈总动脉、颈内静脉外侧的"侧方三角"内，甚至是颈总动脉鞘内。如下甲状旁腺与胸腺分离延迟，则甲状旁腺将降入纵隔，在罕见的病例中下甲状旁腺可位于心脏基底部高度、心包膜前面或主动脉弓与肺动脉之间。

腺体肿大随重力下降亦可引起甲状旁腺位置的变异。上甲状旁腺沿食管向后纵隔下坠，可位于食管、气管间隙或食管后方，一般位于喉返神经后方。下甲状旁腺虽然向前纵隔下降，但大多位于颈部切口可切除的范围内，原则上位于喉返神经的前方。上极甲状旁腺、下极甲状旁腺与"喉返神经平面"的关系可参见图 17-2B。

通常甲状旁腺为上、下、左、右 2 对共计 4 枚。左右甲状旁腺的位置大致对称，上极腺体双侧对称的为 80% ~ 90%，下极腺体为 64% ~ 70%。对没有甲状旁腺功能亢进的人群进行尸检时发现，3% ~ 6% 的人群甲状旁腺少于 4 枚。然而，实际上很难证明到底是检查不充分还是甲状旁腺本身数目真的不足 4 枚。此外，尸检发现 5% ~ 13% 的人群甲状旁腺数目超过 4 枚，最多可见 11 枚腺体。

二、适应证

在甲状腺手术中，如出现甲状旁腺受累致全切或甲状旁腺被误切时，需进行自体甲状旁腺移植术。在甲状旁腺相关疾病，如原发性甲状旁腺功能亢进症（primary hyperparathyroidism）、肾功能不全并发的继发性甲状旁腺功能亢进症（secondary hyperparathyroidism）、三发性甲状旁腺功能亢进症（tertiary hyperparathyroidism）、锂制剂诱导的甲状旁腺功能亢进症（lithium-induced hyperparathyroidism）、家族性 / 综合征性甲状旁腺功能亢进及甲状旁腺癌等手术治疗过程中，如需进行甲状旁腺全切除（total parathyroidectomy）或次全切除（subtotal parathyroidectomy），为预防术后出现永久性甲状旁腺功能减退（permanent hypoparathyroidism），需进行自体甲状旁腺移植术。另外，对于再次颈部手术的患者，由于之前的手术过程中对甲状旁腺腺体数目及血供保留的情况不明确，故进行再次手术时可能需行自体甲状旁腺移植术。行甲状腺全切除术时是否需要同时进行预防性自体甲状旁腺移植尚有争议。

三、移植方法

根据手术时机可分为即时自体甲状旁腺移植（immediate parathyroid autotransplantation）和延时自体甲状旁腺移植（delayed parathyroid autotransplantation）。

1. 即时自体甲状旁腺移植　指手术中存在甲状旁腺功能缺失风险时将新鲜的自体甲状旁腺组织种植于某些特定的部位。

在甲状旁腺相关疾病的手术治疗中，如果一枚形态、质地、大小均正常的甲状旁腺血供欠佳，或已然被分离而失去正常血供，不能保留于原位时，应进行即时自体甲状旁腺移植术。此时可将该枚旁腺即刻处理成小的碎片种植于胸锁乳突肌内。

在甲状旁腺相关疾病的手术治疗中，特别是在那些 4 枚旁腺均显著增大同时合并病变或是再次手术的病例中，行甲状旁腺全切 + 即时自体甲状旁腺移植术更具优势。此时，如果用于作为移植物的甲状旁腺本身呈弥漫性或结节状增生，那么移植部位应选择前臂的肱桡肌。因为此时患者的甲状旁腺组织已然具有显著的生长潜能，若出现术后复发，前臂移植物有可能在局部麻醉下进行移除或再次手术，相比颈部移植物的处理而言，这显然更加容易一些。医生应该对可用于自体移植的备选甲状旁腺从质地和大小上进行比较，从中选出最小、外观最正常的用于移植，弥漫性增生的甲状旁腺相较于结节状增生的甲状旁腺而言更适合用于自体移植。

Wells 等规范了自体甲状旁腺移植术，并推荐以前臂肱桡肌作为移植部位（图 21-1）。用于自体移植的甲状旁腺离体后即刻置于无菌冰生理盐水中，经术中冰冻切片证实为甲状旁腺后，用手术刀切分成大小约 1.0mm×1.0mm×3.0mm 的组织碎片，并移植于前臂肱桡肌内约 30 个独立的囊袋内，每个囊袋移植一片组织，移植物总重约为 90mg，囊袋表面以 5-0 不可吸收缝线缝合，移植部位以金属夹进行标记。需要注意的是，在透析患者中，应避免选择行动静脉瘘的前臂作为移植部位。

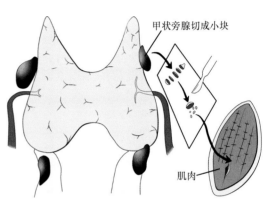

甲状旁腺切成小块

肌肉

图 21-1 自体甲状旁腺移植术 - 前臂肱桡肌

2. 延时自体甲状旁腺移植术 指针对存在术后甲状旁腺功能减退高风险的患者，在首次颈部手术时将切除的甲状旁腺进行冷冻保存，如患者术后出现永久性甲状旁腺功能减退，则可以采取相应的措施。与即时自体甲状旁腺移植以预防为主不同，延时自体甲状旁腺移植为患者提供了一种可选择的治疗手段。

一般来说，进行了甲状旁腺次全切除或甲状旁腺全切除＋即时自体移植的患者存在发生永久性甲状旁腺功能减退的风险，且甲状旁腺全切除＋即时自体移植的患者术后出现永久性甲状旁腺功能减退的风险要高于甲状旁腺次全切除的患者。此外，对于再次行颈部手术的患者，因为之前的手术中甲状旁腺情况不明确，再次手术后出现永久性甲状旁腺功能减退的风险也大大增加。为了预防这一并发症的出现，推荐常规进行甲状旁腺的冷冻保存，以便用于延时自体甲状旁腺移植。

用于冷冻保存以便进行延时自体甲状旁腺移植的甲状旁腺应从最小、外观最正常的那枚腺体进行取材。收集的甲状旁腺组织应即刻置于无菌冰生理盐水或组织培养液中，并经术中冰冻切片证实为甲状旁腺组织。用手术刀将其切成大小约 1mm 的碎片，在冰上操作并保持无菌，以最大限度地保存甲状旁腺的活力和功能。冻存液由含 20% 自体血清的 RPMI-1640 培养基和含 20% 二甲亚砜（DMSO）的 RPMI-1640 培养基 1∶1 混合而成。1.0～1.5ml 冻存液加入 10～20 片剪碎组织，分装至 2ml 的冻存管中，以每分钟降低 1℃ 的速度降温至 -70℃ 或 -80℃ 冰箱放置约 3 小时或过夜，然后转移至液氮中保存。如有必要进行延时自体甲状旁腺移植，取出冻存管于 37℃ 水浴轻摇至融化，用含 20% 自体血清的 RPMI-1640 培养基进行仔细充分的冲洗后，用 RPMI-1640 培养基重悬组织等待移植。延时自体甲状旁腺移植物功能的好坏与用于作为移植物甲状旁腺的选择、保存方法、保存至移植时间等条件相关。采用冰冻组织进行延期自体甲状旁腺移植，术后约有 2/3 的患者移植物可存活并发挥功能；采用新鲜组织进行即时移植，移植物可在超过 90% 的患者中存活并发挥作用。因此，大多数人仍然推荐采用即刻自体甲状旁腺移植术。

四、移植部位

最广为接受的移植部位是 Wells 所描述的前臂肱桡肌。另有外科医生主张移植部位可选择胸锁乳突肌、前臂皮下组织、胸骨柄皮下组织或腹部皮下脂肪组织。目前尚无前瞻性随机临床研究提供证据证实何处是最佳移植部位。大多数临床医生仍然习惯采用前臂肱桡肌作为甲状旁腺的首选移植部位，因为选择此处术后更易于采血，用于进行移植物功能的评估和判断。

五、移植物功能的评估

自体移植术后，主要可通过生化检验和临床检查两方面对移植物的功能进行评估和判断。比较移植物处静脉回流血中 PTH 浓度是否高于体循环 PTH 浓度是判定移植甲状旁腺是否成活最直接的方法。可通过经双侧肘前静脉采血检测 PTH 对移植于前臂的甲状旁腺进行功能评估。临床上，可将移植物功能分为完全有功能、部分有功能和无功能 3 种。完全有功能者，患者能够彻底停用钙剂和维生素 D 制剂，且停药后血钙正常，无低钙症状；血 PTH 值正常，或者移植侧与非移植侧静脉血的 PTH 浓度比值大于 1.5，停药后仍然维持上述比值。部分有功能者，患者仍需服用钙剂，服用或不服用维生素 D 制剂，血钙降低；血 PTH 正常，或者移植侧与非移植侧静脉血 PTH 比值大于 1.5。无功能者，患者需服用钙剂，服用或不服用维生素 D 制剂，血钙降低；血 PTH 降低，或者移植侧与非移植侧静脉血 PTH 比值小于 1.5。

六、术后问题

完成自体甲状旁腺移植的患者，根据原发疾病及具体手术方式的不同，术后可能会出现不同程度的低钙血症。如果患者术前已有较为显著的骨钙流失，那么术后低钙血症的严重程度将更加明显，需行静脉补钙治疗。常规情况下，患者术后需口服补钙，并同时服用骨化三醇（0.5 ~ 4.0μg/d）。补钙治疗可能需维持至术后 2 ~ 3 个月，待移植物存活并开始发挥功能后方可逐渐停止。

（张　宁）

参 考 文 献

Akerström G，Malmaeus J，Bergström R. 1995. Surgical anatomy of human parathyroid glands. Surgery，95：

14-21.

Al-Sobhi S，Clark OH. 2016. Parathyroid hyperplasia：parathyroidectomy//Clark OH，Duh QY. Textbook of Endocrine Surgery. 3rd ed. London：Jaypee Brothers Medical Pub.

Aly A，Douglas M. 2003. Embryonic parathyroid rests occur commonly and have implications in the management of secondary hyperparathyroidism. ANZ J Surg，73：284-288.

Boyd JD. 1950. Development of thyroid and parathyroid glands and the thymus. Ann R Coll Surg Engl，7：455-471.

Chou FF，Chan HM，Huang TJ，et al. 1998. Autotransplantation of parathyroid glands into subcutaneous forearm tissue for renal hyperparathyroidism. Surgery，124：1-5.

Elizondo ME，Amondarain JA，Vidaur F，et al. 2007. Parathyroid subcutaneous pre-sternal transplantation after parathyroidectomy for renal hyperparathyroidism：long-term graft function. World J Surg，31：1403-1409.

Gilmour JR. 1938. The gross anatomy of the parathyroid glands. J Pathol Bact，46：133-149.

Guerrero MA. 2010. Cryopreservation of parathyroid glands. Int J Endocrinol，829-830.

Henry JF. 1997. Surgical anatomy and embryology of the thyroid and parathyroid glands and recurrent and external laryngeal nerves//Clark OH，Duh QY. Textbook of Endocrine Surgery. Philadelphia：WB Saunders，8-14.

Henry JF. 2003. Applied embryology of the thyroid and parathyroid glands//Randolph GW. Surgery of the Thyroid and Parathyroid Glands. Philadelphia：Saunders，12-20.

Hessman O，Stålberg P，Sundin A，et al. 2008. High success rate of parathyroid reoperation may be achieved with improved localization diagnosis. World J Surg，32：774-781，discussion 782-783.

Kinnaert P，Salmon I，Decoster-Gervy C，et al. 2000. Long-term results of subcutaneous parathyroid grafts in uremic patients. Arch Surg，135：186-190.

Lieu D，Hirschowitz SL，Skinner KA，et al. 1998. Recurrent secondary hyperparathyroidism after autotransplantation into the sternocleidomastoid muscle. Acta Cytol，42：1195-1198.

Malmaeus J，Akerström G，Johansson H，et al. 1983. Parathyroid autotransplantation：an investigation of parathyroid autograft function. Acta Chir Scand，149：545.

Malmaeus J，Akerström G，JohanssonH，et al. 1982. Parathyroid surgery in chronic renal insufficiency. Acta Chir Scand，148：229.

Niederle B，Roka R，Brennan MF. 1982. The transplantation of parathyroid tissue in man：development，indication，technique and results. Endocr Rev，3：245.

Numano M，Tominaga Y，llchida K，et al. 1998. Surgical significance of supernumerary parathyroid glands in renal hyperparathyroidism. World J Surg，22：1098.

Numano M，Tominaga Y，Uchid K，et al. 1998. Surgical significance of supernumerary parathyroid glands in renal hyperparathyroidism. World J Surg，22：1098-1103.

Randolph GW，Urken ML. 2003. Surgical management of primary hyperparathyroidism//Randolph GW. Surgery of the Thyroid and Parathyroid Glands. Philadelphia：Saunders，507-528.

Ros PS，Sitges-Serra A，Pereira JA，et al. 2008. Adenomas paratiroideos de localización intratiroidea：derechos y bajos. Cir Esp，84：196-200.

Rothmund M，Wagner PK，Seedko H，et al. 1990. Lehren aus re-operationen bei 55 patienten mit primaren hyperparathyreoidismus. Dtsch Med Wochenschr，115：1579.

Rothmund M，Wagner PK. 1983. Total parathyroidectomy and autotransplantation of parathyroid tissue for renal hyperparathyroidism. Ann Surg，197：7.

Saxe A，Gibson G. 2016. Cryopreservation of parathyroid tissue//Clark OH，Duh QY. Textbook of Endocrine Surgery. London：Jaypee Brothers Medical Pub.

Testini M, Gurrado A, Lissidini G, et al. 2007. Hypoparathyroidism after total thyroidectomy. Minerva Chir, 62（5）：409- 415.

Schlosser K, Veit JA, Witte S, et al. 2007. Comparison of total parathyroidectomy without autotransplantation and without thymectomy versus total parathyroidectomy with autotransplantation and with thymectomy for secondary hyperparathyroidism: toparpilot-trial. Trials, 8（1）：22-23

Thompson NW, Gauger PG. 2001. Ectopic locations of parathyroid glands//Bilezikian JP, Marcus R, Levine MA. The Parathyroids. 2nd ed. New York: Academic Press.

Tominaga Y, Matsuoka S, Sato T. 2005. Surgical indications and procedures of parathyroidectomy in patients with chronic kidney disease. Ther Apher Dial, 9：44-47.

Tominaga Y, Numano M, Tanaka Y, et al. 1997. Surgical treatment of renal hyperparathyroidism. Semin Surg Oncol, 13：87-96.

Tominaga Y. 2006. Surgical treatment of secondary hyperparathyroidism due to chronic kidney disease. Ups J Med Sci, 111（3）：277-292.

Vail AD, Coller FC. 1967. The parathyroid glands: clinicopathologic correlation of parathyroid disease as found in 200 unselected autopsies. Mo Med, 63：234-238.

Wang C. 1976. The anatomic basis of parathyroid surgery. Ann Surg, 183：271-275.

Wells SA, Gunnells JC, Shelbourne JD, et al. 1975. Transplantation of parathyroid glands in men: clinical indications and results. Surgery, 78：34-44.

Wells SA Jr, Ellis GJ, Gunnells JC, et al. 1976. Parathyroid autotransplantation in primary parathyroid hyperplasia. N Engl J Med, 295：57.

Wheeler MH. 2010. Clinical anatomy, developmental aberrations and endocrinology//Arora A, Tolley NS , Tuttle RM. A Practical Manual of Thyroid and Parathyroid Disease. Chichester: Wiley-Blackwell, John Wiley & Sons Ltd, 181-188.

第二十二章　腔镜下甲状腺全切及中央区淋巴结清扫术

完全腔镜甲状腺手术（totally endoscopic thyroidectomy，TET），又称为颈部无瘢痕腔镜甲状腺手术（scarless endoscopic thyroidectomy，SET），是将传统颈部手术切口转移至隐蔽部位，美容效果好，手术视野清晰，操作空间相对较大。经过近 20 年的发展，SET 能兼顾美容与治疗效果的入路，内镜首选全乳晕入路（breast areola approach，BAA），机器人辅助腔镜首选双侧腋乳入路（bilateral axillo-breast approach，BABA）。腔镜下甲状腺全切及中央区淋巴结清扫术特别受年轻女性的青睐。

一、适应证

1. 有颈部美容需求的患者。
2. 良性肿瘤的最大直径 ≤ 6cm。
3. Ⅱ度肿大的原发性甲亢。
4. 分化型甲状腺癌，肿瘤直径应 ≤ 2cm。
5. 术前影像学检查（B 超、CT 或 MRI）提示，Ⅰ、Ⅱb、Ⅴ区及对侧应无淋巴结转移；Ⅲ、Ⅳ、Ⅵ区可有可疑转移淋巴结，没有融合、固定，转移的淋巴结直径 ≤ 2cm。
6. 肿瘤没有侵犯邻近器官，无胸骨后病灶。

二、禁忌证

1. 无颈部美容要求的患者。
2. 男性或肥胖女性。
3. 分化型癌，肿瘤 > 2cm。
4. Ⅲ度肿大的原发性甲亢。
5. 颈部及胸部有手术史。
6. 甲状腺未分化癌或髓样癌。
7. 颈部Ⅰ、Ⅱb、Ⅴ区有淋巴结转移或在胸锁关节水平以下有淋巴转移；或者锁骨下淋巴结转移或上纵隔有淋巴结转移；或者转移淋巴结融合固定、淋巴结直径 > 2cm，或淋巴结中间囊性，有坏死者。

8.肿瘤浸润食管、气管或喉返神经，或者全身其他部位有远处转移者。

9.合并桥本甲状腺炎，或者其他自身免疫性甲状腺炎。

10.曾有颈部放射治疗史，或者颈部有增生性瘢痕，合并有全身其他疾病，有全身麻醉或常规手术禁忌证者，如凝血功能障碍、心肺功能障碍等。

第一条是绝对禁忌证，其他为相对禁忌证。

三、术前准备

术前准备与开放手术相同。

四、手术要点、难点及对策

1.体位及穿刺口位置　患者体位为下肢外展位，仰卧，双下肢外展成45°～60°，双臂内收于身体两侧（图22-1）。

主刀医生站于患者两腿之间，一助和二助医生分别坐于患者身体两侧，器械台及洗手护士位于患者左侧（图22-2）。

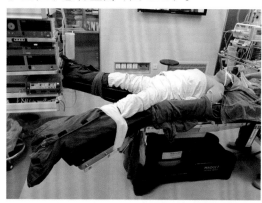

图 22-1　患者体位

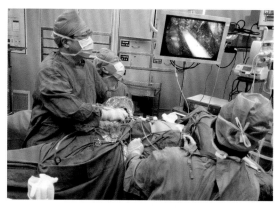

图 22-2　手术者位置

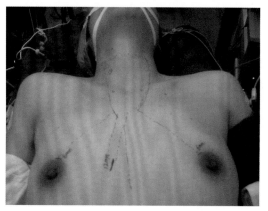

图 22-3　胸乳入路切口选择（1）

穿刺位置：胸乳入路中间切口位于两乳头之间，中线偏右侧约1横指处，约12mm，用以插入10mm套管针（trocar），此处置入镜头。两侧切口分别位于左右乳晕边缘，左侧位于10～11点位置，右侧位于1～2点位置，长度均约6mm，插入5mm套管针，置入手术器械（图22-3）。

若选择全乳晕入路，中间切口移到右乳晕边缘2～4点位置，右侧切口移到右乳晕边缘11～12点位置（图22-4）。

2. 手术空间的建立　制备"膨胀液"：生理盐水 500ml 加入 1 支肾上腺素；抽取 60 ~ 70ml 加入罗哌卡因 20ml，50ml 注射器抽取备用。先将少许膨胀液注入 3 个切口处的皮下组织内。切开中央处切口，用特殊注水器将膨胀液注入皮下组织与肌筋膜之间的间隙后，向前潜行注射，边进针边注射；至胸骨前，不要进入颈部。注射深度位于肌筋膜表面效果最好，此间隙较为疏松且血管网最少，不易出血（图 22-5，图 22-6）。

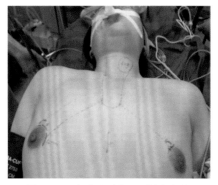

图 22-4　胸乳入路切口选择（2）

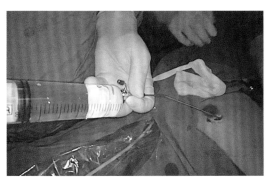

图 22-5　注入膨胀液（1）

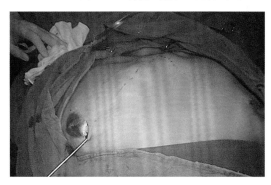

图 22-6　注入膨胀液（2）

　　剥离棒沿皮下组织与肌筋膜之间的间隙，对准右侧胸锁关节，向前水平潜行分离一次；后退 3 ~ 5cm（在胸骨柄附近），再向左侧胸锁关节方向潜行推进一次，也可以选择可视的剥离器进行分离（图 22-7），再用大弯血管钳探入中央切口至隧道分叉处，适当钝性撑开皮下隧道，以便套管针进入及标本取出。

　　挤出多余的膨胀液，用纱布卷沿胸前壁中央由上至下滚动，将隧道内皮下膨胀液自切口挤出（图 22-8），以防止形成较多的水雾，影响手术视野。

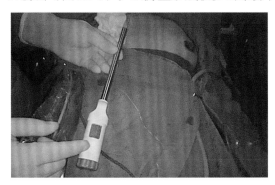

图 22-7　用可视剥离器潜行分离

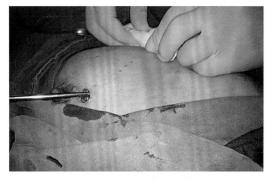

图 22-8　将隧道内皮下膨胀液自切口挤出

　　置入 10mm 套管针，并开启二氧化碳气体，流量至中等 6L/min，压力调至 6 ~ 8mmHg。可见前方左右两个"鼻孔状"隧道口（图 22-9）。

　　用超声刀经 10mm 套管针进行"盲切"，切开中央过多的组织。"盲切"时须在充气条件下，避免过深损伤胸大肌或过浅损伤皮肤。左侧乳晕边缘 10 ～ 11 点位置切开皮肤 6mm，文氏血管钳撑开皮下组织后，将带芯 5mm 套管针沿切口与右侧胸锁关节连线刺入皮下组织与乳腺表面之间间隙潜行。深度同样不能过浅，亦不能过深刺入乳腺组织。

同样方法，置入第三个套管针后（图 22-10），建议左手持吸引器，往上抬皮瓣，用电凝钩沿胸前壁胸大肌筋膜表面分离至颈部，分离和显露两侧的胸锁乳突肌，再改用超声刀分离颈前间隙，建立手术空间。

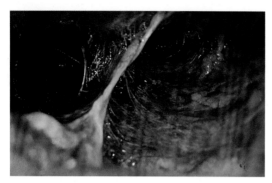

图 22-9　"鼻孔状"隧道口

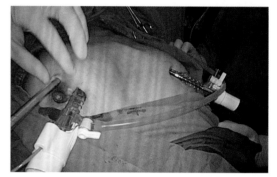

图 22-10　置入第三个套管针

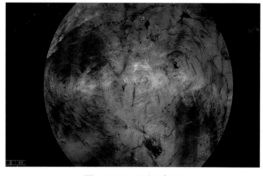

图 22-11　空间建立

建腔范围呈倒梯形，上至甲状软骨上缘，外侧接近胸锁乳突肌外侧缘，下至胸骨柄。分离深度达肌筋膜，应保留完整肌筋膜，同时将颈前静脉留在下面（图 22-11），这样才能最大限度地减少出血。胸骨上窝的脂肪要留在皮瓣下面，否则可能会在皮下留下硬结。初学者分离深度采用"宁深勿浅"的原则，避免皮肤损伤。

3. 切除甲状腺　腔镜甲状腺切除采用中间入路方法，一般先显露气管（气管是腔镜甲状腺手术的航标），离断峡部，解离有关的韧带，离断相关的血管，保护喉返神经与甲状腺旁腺等，具体如下。

（1）左手持无创抓钳，用超声刀或电凝钩由下至上充分切开颈白线（图 22-12），显露甲状腺。在患侧胸锁乳突肌外侧缘环状软骨水平处用 18G 粗针刺穿皮肤后，穿入专用拉钩。要注意旋转移动方向，应避免尖头刺伤组织；术中可以使用纳米碳（图 22-13）。

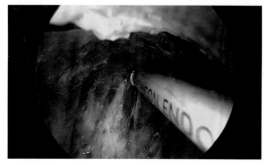

图 22-12　切开颈白线

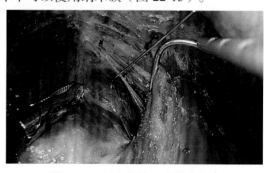

图 22-13　置入拉钩，注射纳米碳

206

（2）切断峡部（图22-14），切开甲状
腺悬韧带，暴露环甲间隙，超声刀功能刀头
远离环甲肌一侧，避免损伤环甲肌。

（3）向下牵引甲状腺，沿甲状腺上极分
离甲状腺上动脉前支，分次凝闭并切断（图22-
15）。后支常常显露困难，可以仅做凝闭，
暂时不切断，留作后面处理。继续将甲状腺
向内侧牵引，拉钩牵开带状肌，显露甲状
腺中静脉，超声刀分次凝闭后切断。夹持

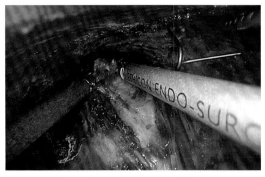

图 22-14　切断甲状腺峡部

甲状腺中极向内上牵引，沿甲状腺下极，超声刀凝闭切断甲状腺下动脉的 2 ~ 3 级分
支及伴行静脉（图22-16），将甲状腺逐渐向上翻起。

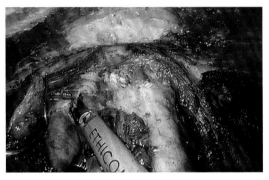

图 22-15　切断甲状腺上动脉

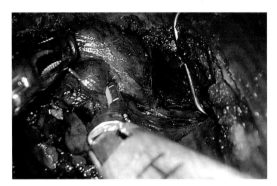

图 22-16　切断甲状腺下动脉

（4）将甲状腺向上方牵引，继续切断甲状腺下血管分支至接近喉返神经入喉处。用神
经检测探针探查（图22-17，图22-18），协助寻找并显露喉返神经。此时可能会发现下甲
状旁腺，注意保护旁腺的血供，并避免超声刀的热灼伤。SET 使用术中神经监测，同开放
手术一样，采用四步法；也可以用多功能分离钳进行检测，除了注意保护喉返神经，还要
注意保护喉上神经（superior laryngeal nerve，SLN）（图22-19）。

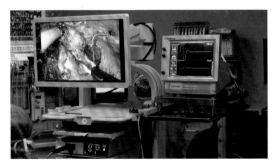

图 22-17　喉返神经实时监测（real-rime
monitoring）

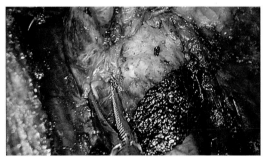

图 22-18　显露右侧喉返神经

（5）置入干纱条带（蓝色，剪至8cm左右），可置于喉返神经表面保护神经，避免
超声刀的热灼伤（图22-20）。向上方牵拉甲状腺，通常在喉返神经入喉处的外上方可显露

上甲状旁腺，应妥为保护，仔细分离并保留血供，另外，向外上牵拉甲状腺，此时可显露甲状腺上动脉后支，尽可能在其分支离断而保留其主干，确保上位甲状旁腺的血供位置。切除腺叶。注意在分离过程中，应避免超声刀功能刀头一侧对着喉返神经，且在超声刀工作时确保距离喉返神经 3mm 以上的距离。

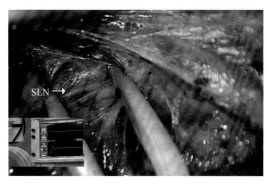

图 22-19　右侧 SLN 检测

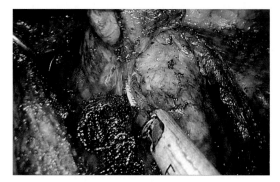

图 22-20　切除甲状腺时垫上纱条保护喉返神经

（6）将标本袋经中间 10mm 套管针置入创腔，收紧荷包缝线，取出标本袋，仔细检查标本上有无可疑旁腺组织。如发现甲状旁腺，可以切碎后加入生理盐水 1 ~ 2ml，制成混悬液，在腔镜下用注射器经皮种植到胸锁乳突肌内。

4. 中央区淋巴结清除　左右两侧中央区淋巴结解剖略有差异。左侧喉返神经偏深偏内侧，右侧喉返神经偏浅偏外侧，在右侧喉返神经后方存在淋巴脂肪组织。两侧中央区清扫步骤略有不同。以右侧中央区清扫为例：左手持无创抓钳将淋巴脂肪组织向外侧牵拉，从喉返神经入喉附近处，自内向外仔细分离喉返神经，清扫喉返神经前方淋巴，连同气管前方淋巴结一并移除（图 22-21，图 22-22）。

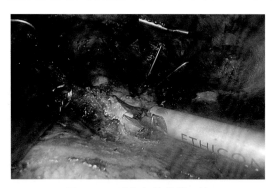

图 22-21　清扫气管前淋巴结

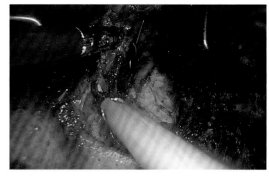

图 22-22　显露右侧颈总动脉

左手持无创抓钳提起喉返神经后内侧淋巴脂肪组织，超声刀沿气管右缘切开，分离钳或直角小弯钳向下方分离，显露神经后方淋巴结。将其轻柔上提，外侧仔细与神经分离，于喉返神经后方、食管前方将淋巴结自下而上予以清除。清扫时要注意防止损伤食管（图 22-23）。使用 Minilap 有助于原位保留甲状旁腺（图 22-24，图 22-25）。切除喉前组织（图 22-26）。

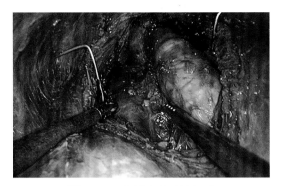

图 22-23 右侧中央区清扫后

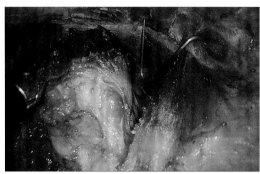

图 22-24 左下位甲状旁腺

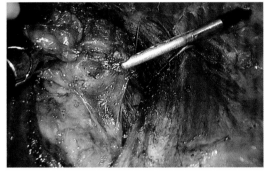

图 22-25 Minilap 协助保护甲状旁腺

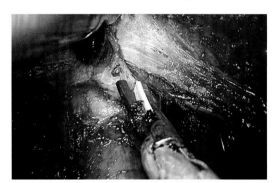

图 22-26 切除喉前组织

中央区清扫完毕后（图 22-27），用标本袋取出淋巴结标本，仔细查找有无被误切下的甲状旁腺组织。缝合颈白线（图 22-28），并置入负压引流管 1 根（图 22-29）。

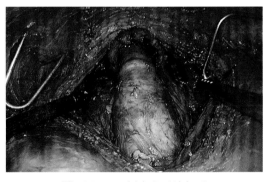

图 22-27 双侧中央区清扫后

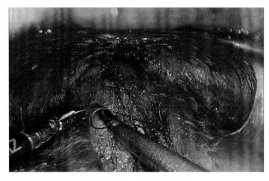

图 22-28 缝合颈白线

五、术后监测与处理

1. 术后 24 ~ 72 小时抽除引流管。

2. 术后 7 天拆线。

3. 一般不应用抗生素预防感染。

4. 双侧甲状腺切除术后第 1 天查血钙及甲状旁腺素。

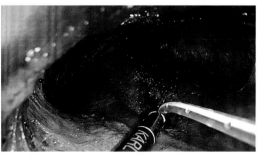

图 22-29 放置引流管

六、常见并发症的预防与处理

1. 术后出血　多见于皮下静脉及源自肌肉的血管，出血多数发生于术后 12 小时内。与开放手术相比，由于 SET 在颈胸部皮下有一缓冲间隙，可以延缓血肿对气管压迫造成窒息，为救治赢得了时间。

为预防术后出血，使用超声刀时要遵循"低张力、多点凝闭、慢切割"的原则。切断较粗的血管（直径＞6mm）时，要缝扎或结扎。术后发现胸部皮瓣肿胀，考虑术后出血时，应及时再次腔镜下血肿清除与止血手术，不要选择颈部开放手术止血；如果是动脉性的出血，发生呼吸困难或窒息，只要打开胸部 12mm 的切口，血液便自动流出或主动吸除血肿，再进行腔镜下的手术止血。

2. 喉返神经损伤　据文献报道，腔镜下甲状腺癌手术后，一过性喉返神经损伤率约为4.8%，术后 1 ~ 2 个月恢复正常发音，可能与牵拉损伤或热损伤有关；无永久性喉返神经麻痹。在接近喉返神经入喉处显露神经，需用纱布条覆盖保护，超声刀的功能刀头至少距离神经 3mm，缩短切割时间等措施可有助于减少超声刀的热灼伤。SET 术中应用神经监测仪，可以快速定位神经，还可以了解术后喉返神经的功能情况，这对双侧全切除患者尤为重要。

3. 甲状旁腺损伤　SET 术中确定甲状旁腺比较容易，而原位保留甲状旁腺及其血供相对比较难，尤其在清扫中央区淋巴结时，下位甲状旁腺原位保留比较困难。有文献报道，腔镜下甲状腺癌手术后一过性低钙血症发生率为 6.7%，术后 2 周开始恢复，无永久性甲状旁腺功能低下。上位甲状旁腺位置比较恒定，必须予以原位保留，并保护其营养血管。对于低危组甲状腺癌，可以考虑甲状腺近全切代替全切。术中利用 Minilap 等器械有利于甲状旁腺的原位保留。不能原位保留的甲状旁腺或没有血供的甲状旁腺，主动采取自体种植。

4. 食管损伤　主要发生在甲状腺腺叶切除及Ⅵ区淋巴结清扫过程中。术中发现气管损伤者，可在腔镜下缝合。如无法在腔镜下缝合，要果断中转，防止发生严重的感染。术后颈部给予局部加压，将颈部引流管接墙式负压持续吸引，并配合应用抗生素。

5. 异位种植　甲状腺是内分泌腺体，其组织碎片极易种植；为了避免甲状腺组织的异位种植，手术中尽可能不要切破甲状腺组织，特别是肿瘤组织；如果有组织碎片应即时取出，术后要用蒸馏水反复冲洗手术创面。

6. 感染　SET 属于无菌手术，感染率非常低，除非经口入路；有感染征象者，必须排除气管与食管的损伤。一旦发现感染，静脉应用有效的抗生素，注意局部的处理，包括穿刺引流、理疗等。

七、临床效果评价

有美容要求的年轻女性，SET 是一个很好的选择。根据现有文献报道，通过术前评估，在严格筛选患者后，有经验的腔镜甲状腺外科医生通过腔镜的甲状腺癌手术的淋巴结清扫数目及并发症发生率与开放手术相近。

经胸前入路的腔镜甲状腺手术的术前评估很重要。如术前 B 超及 CT 提示肿瘤位于甲状腺中上部的背侧时，肿瘤很可能侵犯喉返神经，应慎重选择 SET。淋巴结转移位于锁骨平面以下水平等，应视为 SET 手术禁忌。

在开展 SET 的初期，尽量避免选择：①合并桥本甲状腺炎的甲状腺癌患者，由于桥本甲状腺炎腺体硬，很难抓提，局部粘连，术中出血较多，喉返神经入喉处甲状腺分离和切除难度大；②肥胖、颈部比较短的患者及肌肉发达的男性患者很难完成低位的淋巴结清扫。

同其他手术一样，腔镜甲状腺手术医生的成长要经历学习、熟悉、熟练的过程；从事 SET 的医生必须有丰富的开放甲状腺手术经验。3D 与机器人的应用有利于缩短学习时间。

（王　平）

参 考 文 献

李志宇，王平，林信斌，等 . 2011. 经胸乳入路内镜手术治疗甲状腺癌 85 例临床分析 . 中华普通外科杂志，26：485-488.

刘洋，王平，王勇，等 . 2013. 内镜与开放手术治疗 cN0 期甲状腺乳头状癌对比分析 . 中国实用外科杂志，33：397-399.

王平，李志宇 . 2007. 经胸乳入路内镜下甲状腺手术 127 例体会 . 浙江医学，29：1069-1071.

王平，王勇，曹利平 . 2012. 甲状旁腺自体移植的手术方式与功能判断 . 中国实用外科杂志，5：76-78.

王平，王勇 . 2015. 腔镜技术在甲状腺癌治疗中的合理应用 . 中国实用外科杂志，35：33-35.

王平，谢秋萍 . 2015. 腔镜甲状腺手术临床应用的争议和共识 . 中国实用外科杂志，35：62-64.

王平，燕海潮，王勇，等 . 2013. 完全腔镜治疗甲状腺功能亢进的经验和手术技巧 . 医学与哲学，34：24-26.

王平，燕海潮 . 2012. 腔镜在分化型甲状腺癌手术中的应用 . 医学与哲学，33：14-16.

王平，燕海潮 . 2012. 完全腔镜甲状腺癌手术并发症的防治 . 腹腔镜外科杂志，17：806-809.

王平 . 2009. 分化型甲状腺癌的腔镜手术治疗 . 中国微创外科杂志，9：444-447.

王平 . 2011. 腔镜甲状腺癌根治术的现状与展望 . 外科理论与实践，16：522-525.

王平 . 2013. 胸前入路完全腔镜甲状腺癌手术经验与技巧 . 腹腔镜外科杂志，18：246-248.

王勇，王平 . 2013. 胸乳入路完全腔镜甲状腺全切加中央区淋巴结清扫术 . 中华普外科手术学杂志：电子版，7：24.

王勇，赵群仔，燕海潮，等 . 2015 三维腔镜胸前入路甲状腺癌手术：32 例临床分析 . 中华外科杂志，53：176-178.

杨晓晖，王勇，王平 . 2013. 纳米碳在腔镜甲状腺癌手术中的应用 . 腹腔镜外科杂志，18：261-265.

Choi JY，Lee KE，Chung KW，et al. 2012. Endoscopic thyroidectomy via bilateral axillo-breast approach（BABA）：review of 512 cases in a single institute. Surg Endosc，26：948-955.

Im HJ，Koo do H，Paeng JC，et al. 2012. Evaluation of surgical completeness in endoscopic thyroidectomy compared with open thyroidectomy with regard to remnant ablation. Clin Nucl Med，37：148-151.

Li Z，Wang P，Wang Y，et al. 2011. Endoscopic lateral neck dissection via breast approach for papillary thyroid carcinoma：a preliminary report. Surg Endosc，25：890-896.

Li ZY，Wang P，Wang Y，et al. 2010. Endoscopic thyroidectomy via breast approach for patients with Graves' disease. World J Surg，34：2228-2232.

Yan H，Wang Y，Wang P，et al. 2015. "Scarless"（in the neck）endoscopic thyroidectomy（SET）with ipsilateral levels Ⅱ，Ⅲ，and Ⅳ dissection via breast approach for papillary thyroid carcinoma：a preliminary report. Surg Endosc，29（8）：2158-2163.

第二十三章　甲状腺癌联合切除术

甲状腺癌联合切除术（甲状腺癌联合根治术）是指对甲状腺恶性肿瘤患者施行患侧甲状腺及峡部切除或甲状腺全切，同时行颈部淋巴结清扫术，包括一侧或双侧颈淋巴结清扫。手术范围除甲状腺本身外，还包括甲状腺周围淋巴结（喉前、气管前、气管旁及喉返神经组淋巴结）的清扫，胸锁乳突肌，颈内静脉及颈Ⅱ、Ⅲ、Ⅳ区三组淋巴结一并清除。需要时还应加做前上纵隔淋巴结清扫。更甚者颈前只保留极薄的皮瓣而切除皮下组织及颈阔肌。

一、适应证

1. 甲状腺 T1 ~ T4a 肿瘤，无喉、器官、食管侵犯，能根治性切除。
2. 颈部转移淋巴结为 N1b，相互融合，边界不清，CT 检测提示淋巴结与胸锁乳突肌粘连，与颈内静脉分界不清，但与颈总动脉、颈椎骨的分界尚清楚。
3. 无远处转移（M0）。
4. 全身情况能耐受全身麻醉。

二、禁忌证

1. 全身情况极差或患有其他重要系统或器官的严重疾病，难以承受较大手术者。
2. 已有远处转移者。
3. 未分化癌。

三、术前准备

除一般手术的常规准备外，控制三碘甲状腺原氨酸（T_3）、甲状腺素（T_4）、TSH 在正常范围，控制高血压（< 140/80mmHg）、心率（60 ~ 80 次 / 分）、高胆固醇血症 [低密度脂蛋白（LDL）< 2.6mmol/L（100mg/dl）] 等。做甲状腺及双侧锁骨上彩色超声检查、颈部及胸部 CT 增强扫描。糖尿病患者应控制血糖接近正常水平。

麻醉：气管插管全身麻醉。

监测：除心电监护外，有条件者可在术中行喉返神经检测。

四、手术要点、难点及对策

1. **体位及切口**　仰卧位，肩部垫高，颈项伸长，头部偏向健侧。甲状腺手术时，头部转向正中位。若切除一侧甲状腺及峡部或甲状腺全切，同时行一侧颈部淋巴结清扫术，可按图 23-1A 常规手术切口进行，也可选用图 23-1B 中的切口，该切口为领状延长切口，具有较好的美观性，术中对显露 Ⅱ 区淋巴结可能有一定的影响。

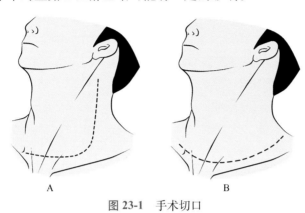

A   B

图 23-1　手术切口

2. **颈部淋巴结清扫术**　按 Ⅴ 区、Ⅵ 区、Ⅲ 区、Ⅱ 区的顺序逐步清扫，在斜方肌前缘，寻找副神经，予以保护。保证颈动脉鞘后方的淋巴结缔组织清除的彻底性，在清扫 Ⅱ 区时再次注意保护副神经，分离二腹肌后腹下的颈内静脉，切开此段颈动脉鞘膜。清扫过程中注意连续整块的清扫原则（图 23-2）。

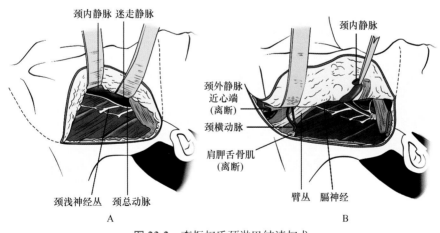

颈内静脉　迷走静脉　　　　　　　　　　　颈内静脉

颈外静脉
近心端
（离断）

颈横动脉

肩胛舌骨肌
（离断）

颈浅神经丛　颈总动脉　　　　　　　　　臂丛　膈神经

A   B

图 23-2　李振权氏颈淋巴结清扫术

3. **气管前、同侧气管旁淋巴结清扫（Ⅵ 区清扫）**　先于峡部下方分离气管前淋巴结组织及脂肪组织，在气管前壁表面偏向于健侧切开气管前组织，至胸骨切迹水平。此期间要注意保护锁骨下静脉或头臂干。用电刀、超声刀分离胸骨上窝气管前及患侧气管旁淋巴结，特别注意保护喉返神经，将这些淋巴结向上分离至甲状腺叶下极（图 23-3）。若行甲状腺全切，则需行双侧 Ⅵ 区淋巴结清扫；若只行甲状腺单叶及峡部切除，则只需清扫同侧的 Ⅵ

区淋巴结。

4.原发灶根治性切除术　按甲状腺一侧叶及峡部切除术步骤进行，若需行甲状腺全切，则按甲状腺全切术步骤进行。颈淋巴结清扫的组织经颈前带状肌与第3层颈深筋膜之间，与甲状腺癌原发灶根治切除组织相连接，需将整个标本连续整块切除（图23-4）。

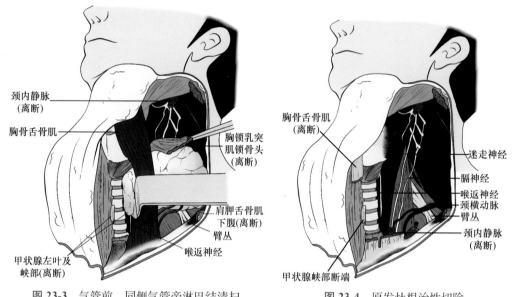

图 23-3　气管前、同侧气管旁淋巴结清扫　　　　图 23-4　原发灶根治性切除

5.术中注意事项　①暴露保护喉返神经及喉上神经，应仔细、轻柔，减少干纱布直接接触神经，如有出血影响术野时，可以用生理盐水湿纱布擦拭；②保留甲状旁腺，同时应注意保留其血供血管；③上、下极血管处理一定要仔细，超声刀应采用慢档逐渐离断血管束以达到确切止血，必要时可以再缝扎止血；④甲状腺断端应用超声刀离断，以免术后渗血；⑤切除甲状腺叶的顺序可根据个人的习惯，但多采用从上到下，由外到内的顺序，以达到出血少、解剖层次清晰的效果。

五、术后监测与处理

做好预防和处理呼吸困难或窒息的工作，有窒息风险的患者床边应备气管切开包。术后应用激素，以防止喉头水肿，术后24～36小时为护理重点，保持患者的呼吸道通畅。术后常规检测患者甲状旁腺素水平及血钙浓度，对症给予口服钙片、骨化三醇或静脉补钙。

六、术后常见并发症的预防与处理

1.喉上神经损伤　甲状腺手术中喉上神经损伤发生率一般为0.4%～6.1%。行甲状腺腺叶切除术中由于结扎甲状腺上动脉而容易损伤，尤其是上极出血或上动脉结扎线松脱时盲目钳夹而造成喉上神经损伤。

为避免和减少喉上神经损伤，应做到以下几点：①熟悉解剖，术中应直视下细致操作；

②变被动保护喉上神经为主动保留；③结扎上极时应先清除显露血管，钳夹和切断血管均应靠近腺体侧进行；④如术中上极血管出血，切忌盲目钳夹出血区，应先用手指按压出血区，然后用吸引器吸取术区积血，待术野清晰后变盲目止血为确切止血。

若患者术后出现因喉上神经内支损伤而导致的进食流质呛咳症状，可用两种方法减轻或缓解呛咳症状：饮水前深吸气，然后屏气饮水，可避免呛咳，或前倾位置饮水。

2. 喉返神经损伤　甲状腺手术导致喉返神经损伤的发生率一般为 0.5% ~ 5%。喉返神经入喉处是其最容易损伤之处，另外在神经走行至甲状腺外侧韧带处，由于其与甲状腺下动脉上支最为接近，手术结扎血管时容易损伤该神经，需引起注意。

避免喉返神经损伤的主要措施：①熟悉喉返神经的解剖位置，主动显露以保护神经。手术过程中应仔细操作，避免过度牵拉，主动显露喉返神经。寻找喉返神经入路：喉返神经入喉处、神经在气管食管沟走行的中段及下段，后二者可利用甲状腺下动脉加以定位。②在肿瘤较大情况下，神经有可能被推移或发生粘连，应主动仔细寻找并采取锐性分离；在残端止血和缝合中，缝针不宜过深，以免喉返神经被缝扎。③牵拉或提吊神经时需防止用力过度致损伤。④出血情况下，应避免盲目钳夹和负压吸引，以免损伤神经。⑤术中遇到可疑的类神经组织有碍手术进行时，应力争解剖清楚，同时应考虑喉不返神经的存在，尤其是右侧甲状腺手术时。⑥注意电刀、超声刀的热损伤防护。⑦如术中具备神经移植条件，可采用一期神经移植修复术，以修复受损的喉返神经，提高患者的生活质量。

目前，喉返神经损伤的治疗方法分为非手术和手术两种。单侧喉返神经损伤可采用神经营养药物、理疗等非手术方式进行保守治疗，多数患者由于健侧声带的代偿，声嘶现象逐步缓解。手术治疗方法包括一期神经修复及二期喉返神经减压术、神经移植吻合术、神经肌蒂移植术等。

3. 乳糜漏　一般多发生于侧颈淋巴结清扫术后，极少数也发生于中央区淋巴结清除术后，其发生率为 1% ~ 3%。乳糜漏 90% 发生于左颈胸导管损伤者，发生于右淋巴导管者不足 10%。对于锁骨上、颈根部较大淋巴结转移的患者，在行颈淋巴结清除手术时胸导管或淋巴导管被损伤的可能性较大，容易导致乳糜漏的发生，需要行可靠的胸导管或淋巴导管结扎术或缝合术。颈静脉角区域的外科规范处理十分关键。

乳糜漏的治疗主要包括保守治疗和手术治疗。保守治疗包括保持引流通畅、局部加压包扎、控制饮食、使用生长抑素。颈部手术后发生乳糜液漏出量较多者（24 小时引流量大于 500ml）应尽早再次手术修补。

4. 甲状旁腺功能低下　由于甲状旁腺被切除、损伤或其血供障碍，致使甲状旁腺激素的生成不足、钙盐沉积、血钙下降，而引起术后甲状旁腺功能低下。

因此，对术中甲状旁腺动脉血供明显障碍及被误切甲状旁腺者进行一期术中移植是甲状旁腺损伤的补救措施。甲状旁腺功能低下治疗措施主要有采用高钙、低磷饮食，限制高磷食品的摄入。如果患者出现低钙血症手足抽搐，必须采用静脉注射钙剂治疗。若无手足抽搐，可以同时口服钙剂及骨化三醇治疗。

5. 呼吸困难　是甲状腺外科术后严重且危急的并发症之一，多发生在术后 48 小时内。对于可疑的高危患者，甲状腺外科手术后床旁应准备气管切开包或气管插管，以备急用。若气管软化广泛，采用 1 ~ 2 个方向悬吊仍不能避免气管软化时，应行气管切开术。

6. 胸膜顶损伤　胸膜顶的高低因人而异，有的高出锁骨内段上缘 2 ~ 3cm，在此区解剖时，若操作范围过深或粘连而严重强行分离时，造成胸膜顶损伤而引起气胸或纵隔气肿，患者可出现憋气、发绀、烦躁、呼吸困难等症状，需紧急处理。一般甲状腺手术时损伤胸膜顶者较少见，常见于手术者分离切除坠入胸骨后的甲状腺肿瘤，或甲状腺癌伴低位气管食管沟和颈深下组较严重淋巴结转移时。

预防和处理方法：①在切除颈根部内侧部分转移性淋巴结时，操作应轻柔仔细，多采用钝性分离，如需离断，应先钳夹再切断，并宜采用结扎而少用缝扎的方法。②术后无菌生理盐水冲洗术区，尤其重点检查颈根部，如有气泡持续产生，应立即结扎可疑损伤部位或用医用胶粘补。③一旦证实胸膜顶破裂应立即用纱布堵压破裂处，予以处理。可行第 2 肋间穿刺抽气，必要时做术后闭式引流。④一侧发生较严重气胸时应及时采取胸腔闭式引流等措施处理，以防对侧继发性气胸的发生。

七、临床效果评价

1. 甲状腺癌联合切除术由经典性颈淋巴结清扫术和甲状腺一侧叶 + 峡部切除术或甲状腺全切术所组成。原发灶根治性切除组织与一侧或双侧颈淋巴结清扫术组织应保持连续整块切除，这是本术式要点之一。应注意避免受损的淋巴管中含有癌细胞的淋巴液外溢而造成术野污染。

2. 气管前及同侧气管旁淋巴结也应清扫，因为气管前及同侧气管旁淋巴结是甲状腺癌容易发生转移的区域淋巴结。此外，术前常规做前上纵隔淋巴结增强 CT 检查，如果有纵隔淋巴结转移，必须施行前上纵隔淋巴结清扫术。

3. 经典性颈淋巴结清扫术是一种破坏性较大的手术，而乳头状或滤泡状甲状腺癌其细胞分化程度较高，恶性程度较低，颈部淋巴结转移癌一般较长时间停留在包膜内。突破包膜向包膜外扩散这一现象在临床中较少见，所以在选择术式时应严格掌握本术式的适应证。

（郭朱明）

参 考 文 献

曾宗渊 . 1996. 实用头颈肿瘤学 . 广州：华南理工大学出版社 .

陈直华，谢汝华，闽华庆 . 1992. 功能性颈淋巴结清扫术在头颈部恶性肿瘤治疗中的应用 . 癌症，1：53-55.

李振权，区深明 . 1993. 李振权式颈淋巴结清除术 . 广州：广东科技出版社，6-45.

田文，姚京 . 2014. 甲状腺全切除术在甲状腺癌外科治疗中的价值及合理选择 . 中国实用外科杂志，（1）：52-54，58.

屠规益，唐平章 . 2001. N0 淋巴结的前哨淋巴结检测与选择性全颈清扫术 . 中华耳鼻咽喉科杂志，1：74-76.

韦伟，李朋 . 2017. 甲状腺癌颈淋巴结清扫术常见并发症及其防治 . 中国实用外科杂志，（9）：970-973.

伍国号 . 2004. 头颈肿瘤外科手术术式与技巧 . 北京：人民军医出版社，213-216.

Barczynski M，Konturek A，Stopa M，et al. 2013. Prophylactic central neck dissection for papillary thyroid cancer. Br J Surg，100（3）：410-418.

216

Du W，Liu ST，Li P，et al. 2012. Intra- and postoperative complications in 137 cases of giant thyroid gland tumor. Oncol Lett，4（5）：965-969.

Nawrot I，Pragacz A，Pragacz K，et al. 2014. Total thyroidectomy is associated with increased prevalence of permanent hypoparathyroidism. Med Sci Monit，20：1675-1681.

Soulier C，Dulguerov P，Maurice J，et al. 1998. Carotid artery recoltion following resection during radical neck dissection. Otorhinolaryngol Relat Spec，60（2）：108-110.

Wang TS，Evans DB，Fareau GG，et al. 2012. Effect of prophylactic central compartment neck dissection on serum thyroglobulin and recommendations for adjuvant radioactive iodine in patients with differentiated thyroid cancer. Ann Surg Oncol，19（13）：4217-4222.

第二十四章　甲状腺手术中甲状旁腺的鉴别及保护

甲状旁腺功能减退症是甲状腺及甲状旁腺手术后最常见的并发症之一，可导致代谢和生理功能紊乱，延长住院时间，甚至需要终生药物替代治疗。尤其是随着甲状腺癌发病率的逐年快速升高和对甲状腺癌手术治疗理念的改变，甲状腺全切除术及中央区淋巴结清扫术也日益增多，术后甲状旁腺功能减退已经成为威胁患者及甲状腺外科医生的首要因素。能否在甲状腺手术中准确辨认及保护甲状旁腺是衡量甲状腺专科医生水平的重要标准之一。中国医师协会外科医师分会甲状腺外科医师委员会、中华医学会外科学分会甲状腺及代谢外科学组、中国研究型医院学会甲状腺疾病专业委员会已经组织国内业内专家讨论，委托笔者撰写并发表了《甲状腺围手术期甲状旁腺功能保护指南》。本章以该指南为主要参考，结合甲状腺切除及中央区淋巴结清扫术的手术步骤详细阐述了甲状腺手术中辨认及保护甲状旁腺的要点。

第一节　甲状旁腺胚胎、解剖及生理

一、甲状旁腺的胚胎学

甲状旁腺原基出现于胚胎第 5 周。第 3 对咽囊的背侧壁细胞增生，形成细胞团，与胸腺原基相接，然后随胸腺下移至甲状腺下端背面，为下位甲状旁腺。而第 4 对咽囊的背侧壁细胞增生，并随甲状腺下移，附着在甲状腺的上端背面，为上位甲状旁腺。胚胎的前 3 个月甲状旁腺发育缓慢，3 个月后发育加速。

二、甲状旁腺的解剖

（一）甲状旁腺的形状

甲状旁腺大多为扁卵圆形小体（图 24-1），也有呈短棒、芝麻、腊肠及豆荚样，长 3 ~ 6mm、宽 2 ~ 5mm、厚 0.5 ~ 2mm，重 35 ~ 50mg，典型的甲状旁腺呈棕褐色或棕黄色，有时呈淡黄色（颜色依所含主细胞的数量而定），大多呈扁椭圆形，其质地一般柔软有弹性，色泽圆润。多数情况下包裹于脂肪组织中，增加了辨认的难度。

（二）甲状旁腺的血供

绝大多数甲状旁腺都有独立的动脉供血（除甲状腺内的甲状旁腺外），上位甲状旁腺的血液供应通常有 3 种来源：①甲状腺下动脉上行支，为最主要的动脉血供来源；②甲状腺上、下动脉之间的交通支吻合；③甲状腺最下动脉及喉部、气管、食管等处的动脉。下位甲状旁腺的血供主要来源如下：①甲状腺下动脉的分支；②部分由胸腺及纵隔的滋养血管供血，异位于甲状腺内的甲状旁腺（A3 型）则由其紧邻的甲状腺组织的微血管营养。但是关

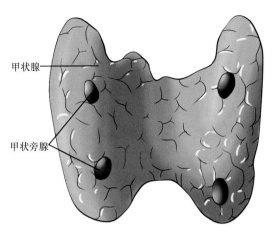

图 24-1　甲状旁腺示意图（背面观）

于甲状旁腺是否有独立的静脉回流，目前所有的解剖学教材都没有给出清晰的解释，笔者推测有的甲状旁腺没有独立的静脉回流，可能是通过周围的微血管床或甲状腺的静脉进行回流。所以在手术中，尤其是淋巴结清扫时，保护甲状旁腺的静脉回流更加困难，多数甲状旁腺的损伤是因为静脉回流受阻导致淤血坏死，而不是动脉损伤而缺血。

（三）甲状旁腺的数目

甲状旁腺的位置和数目变异较大，可从 2 枚至 11 枚不等。文献报道中国人 48% ~ 62% 具有 4 枚，但也可出现多于或少于 4 枚的变异，甚至有学者报道约 15% 的人群仅有 2 枚甲状旁腺。通常为上下 2 对，左右各 1 对，共 4 枚。

（四）甲状旁腺的位置分布

从前述甲状旁腺的胚胎发育过程可知，胚胎期下位甲状旁腺的位置高于上位甲状旁腺，胚胎发育过程中随胸腺下移，上位甲状旁腺位置更低，随甲状腺下移，故上位甲状旁腺的位置较恒定，与甲状腺的关系更密切，大多位于甲状腺侧叶后缘中部，85% 集中在以甲状软骨下角为圆心、半径 1cm 的区域内。而下位甲状旁腺下移距离更长，途中可能停留在任何位置，故分布变异较大，位置变异可从颅底到纵隔甚至心包的范围。其位置半数以上位于甲状腺后缘中下 1/3 交界范围，即甲状腺下动脉的附近，其余可位于甲状腺前、气管前、甲状腺实质内、胸腺内、纵隔内等。尤其是由于其随胸腺下移，因此与胸腺的关系较密切，异位于胸腺内及其附近的概率较大，甲状腺手术中要随时警惕损伤甲状旁腺的可能。

三、甲状旁腺的生理功能

甲状旁腺通过其分泌的甲状旁腺激素（parathyroid hormone，PTH）作用到体内靶器官或靶组织而发挥生理功能。PTH 的分泌主要受血浆钙浓度变化的调节。血浆钙浓度轻微下降时，可使甲状旁腺分泌的 PTH 迅速增加，血钙浓度降低则可直接刺激甲状旁腺细胞释放 PTH，动员骨钙入血，增强肾重吸收钙，结果使已降低的血钙浓度回升。相反，血钙

浓度升高时，PTH 分泌减少。长时间的高血钙可使甲状旁腺发生萎缩，而长时间的低血钙则可使甲状旁腺增生。通常，4 枚甲状旁腺并不是均匀地发挥功能，甲状腺手术中只要完好地保护好 1 枚甲状旁腺，则术后发生严重的永久性甲状旁腺功能低下的风险就会非常小。

第二节　甲状旁腺的分型

目前尚未见对甲状旁腺的系统分型报道，为了便于交流，笔者按甲状旁腺与甲状腺的毗邻关系及其原位保留的难易程度将甲状旁腺分为 A 型（紧邻型）和 B 型（非紧邻型）。A 型又分为 A1 型（平面型）、A2 型（镶嵌型）和 A3 型（甲状腺内型）3 种亚型（图 24-2）。A1 型是指甲状旁腺与甲状腺平面紧贴，不易与甲状腺分离；A2 型是指甲状旁腺部分或完全嵌入甲状腺组织，但是仍然位于甲状腺真被膜外，很难与甲状腺分离；A3 型是指甲状旁腺完全位于甲状腺组织（甲状腺真被膜）内。B 型为甲状旁腺与甲状腺之间自然分开，容易分离，相对容易原位保留。其中又分为 B1 型，即在甲状腺周围除外 B2 和 B3 者；另外两种特殊亚型，即胸腺相关型，包括 B2 型（胸腺内亚型）和 B3 型（胸腺 / 纵隔供血亚型）（图 24-3）。从上述可看出，B 型甲状旁腺较 A 型甲状旁腺更容易原位保留，尤其是 B2 型和 B3 型，A1 型比 A2 型相对容易原位保留，而 A3 型甲状旁腺不可能原位保留。

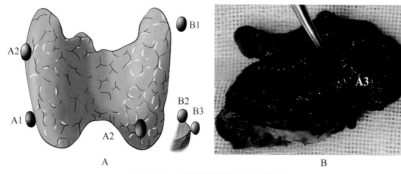

图 24-2　甲状旁腺分型示意图

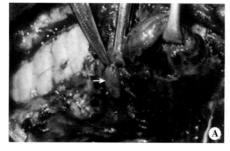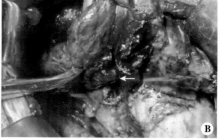

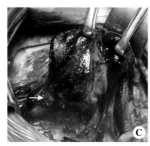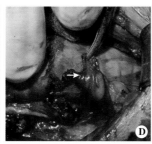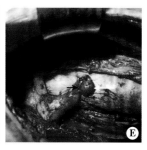

图 24-3　甲状旁腺分型

A. A1 型；B. A2 型；C. B1 型；D. B2 型；E. B3 型。白色箭头所示为甲状旁腺；黑色箭头所示为胸腺血管供应左下甲状旁腺

第三节　甲状腺手术中保护甲状旁腺的策略及要点

一、甲状腺手术中保护甲状旁腺的策略

1. "1+X+1"是甲状腺手术中保护甲状旁腺的总策略　由于长期以来甲状腺"包块切除""部分切除"及"次全（大部）切除"等不规范手术在我国盛行，其主要并发症是喉返神经损伤，术后较少发生甲状旁腺功能低下，大多数外科医生的固有意识是每个人都有4枚（一侧2枚）甲状旁腺，损伤1枚、2枚甲状旁腺无所谓，不会导致术后甲状旁腺功能低下，尤其是只行一侧甲状腺手术，对侧还有2枚甲状旁腺，因此主刀医生的头脑中只有喉返神经损伤的意识，而保护甲状旁腺的意识淡薄甚至没有。殊不知约有15%的人只有2枚甲状旁腺，甚至仅分布在一侧，更有甚者是一侧的上下位甲状旁腺都是A3型（甲状腺内）。因为不知道每个患者具体有多少枚甲状旁腺，更不知道哪一枚甲状旁腺在发挥主要功能。因此，手术医生必须牢固树立"1+X+1"甲状旁腺保护的理念。前一个"1"即对于发现的每1枚甲状旁腺都应该当作最后唯一1枚甲状旁腺对待，必须认真解剖，仔细保护；"1"的另一层意思是在每例甲状腺手术中，至少要确切辨认1枚甲状旁腺，最好是确切原位保留1枚甲状旁腺，才不至于发生术后严重的甲状旁腺功能低下。"X"即手术中应努力保护尽量多的甲状旁腺。后一个"1"的意思是对于具有中央区复发高危因素的病人，在原位保留至少1枚具有良好血供的甲状旁腺基础上，可策略性移植至少1枚甲状旁腺。

2. 尽最大可能原位保留上位甲状旁腺　如前述，上位甲状旁腺位置相对恒定，便于辨认及原位保留。如果仅行甲状腺切除，应该尽量原位保留所有甲状旁腺，但是如果要行中央区淋巴结清扫，既要彻底清扫中央区淋巴结，又要保留甲状旁腺的良好血供，往往难以周全。此时，应该首先强调淋巴结清扫的彻底性，下位甲状旁腺如果不能原位保留，就行自体移植（病理或检测组织液中PTH浓度证实）。

3. 甲状软骨下角的处理　由于病灶（尤其是cN0）对侧的甲状软骨下角区域很少有淋巴结转移，因此，为了原位保留该枚上位甲状旁腺，在没有发现该区域有肿大或黑染的淋巴结情况下，可以不清扫该区域，这对于甲状腺再次手术尤其重要。

4. 计划性分次手术　对于一些十分困难的手术，如果一侧上下位甲状旁腺都无法原位保留，或仅发现1枚甲状旁腺，估计对侧手术也很困难，在病情允许的情况下建议行计划性分次手术。这样一是让移植的甲状旁腺存活后再行对侧手术，术后发生甲状旁腺功能低下的可能性更小；二是有时间与患者良好地沟通，使他们对病情（风险）更了解，慎重决策（平衡）手术方式带来的获益及风险，明确什么是他们真正需要的。

二、甲状腺手术中保护甲状旁腺的要点

术中要保留好甲状旁腺，首先要能辨认甲状旁腺，进而要有良好的技巧来原位保留甲状旁腺。对于不能原位保留或意外切除的甲状旁腺，采用自体移植的补救措施是有效预防术后甲状旁腺功能低下的最关键点。下面分别描述上述要点。

（一）甲状旁腺的辨认

甲状旁腺可通过肉眼（放大）、正显影及负显影等方法来帮助辨认。

1. 肉眼辨认　甲状腺手术中最重要的是要会肉眼辨认甲状旁腺。根据甲状旁腺的解剖部位、外观及对缺血的耐受性等来综合辨认判断。通常甲状旁腺难以与脂肪滴、淋巴结、异位甲状腺及异位胸腺相区别。如下几点有助于鉴别。

（1）甲状旁腺与脂肪滴的鉴别：由于多数甲状旁腺被外周脂肪组织部分或完全包裹，因此二者不易区别。其鉴别要点：①颜色。甲状旁腺一般为棕黄色或棕褐色（依含主细胞的量不同而异），而脂肪滴为淡黄色。②包膜。包裹甲状旁腺的脂肪有完整的包膜，用尖刀片挑开包膜后可发现棕黄色或棕褐色的甲状旁腺，而脂肪滴没有包膜，用尖刀片挑开没有棕黄色或棕褐色的组织。

（2）甲状旁腺与淋巴结的鉴别要点：①颜色。甲状旁腺是棕黄色或棕褐色，而淋巴结为淡红色（肉色），有的苍白。②厚度。这是鉴别甲状旁腺与淋巴结的关键点之一。一般情况下，甲状旁腺的厚度与长宽径相比较薄，仅1～2mm，很少超过3mm，而淋巴结相对较厚，其长、宽、厚三径比较接近。③质地。甲状旁腺的质地软，而淋巴结的质地相对较硬，尤其是有癌转移的淋巴结更硬，合并桥本甲状腺炎的淋巴结次之。④色泽。甲状旁腺的色泽好、润泽，而淋巴结相比色泽差，不润泽。⑤表面。甲状旁腺外形较规则，表面光滑，有较规则的细小脉络，而淋巴结外形可能不规则、欠平滑，表面的脉络不均匀，在放大镜下更明显。

（3）甲状旁腺与分散（迷走）的胸腺及甲状腺结节的鉴别要点：①颜色。甲状旁腺是棕黄色或棕褐色，而分散的胸腺组织往往是殷红色，甲状腺组织与原位的甲状腺组织一样。②外形。分散（迷走）的胸腺及甲状腺结节往往较厚，长、宽、厚三径相近。③大小。正常甲状旁腺的最大径一般＜6mm，很少＞8mm，而分散（迷走）的胸腺及甲状腺结节往往在10mm左右。

（4）对缺血的敏感性：甲状旁腺比较"娇气"，对血供变化较敏感，损伤其动脉后颜色变浅甚至苍白，损伤其静脉后因为淤血变为紫色，而淋巴结、脂肪滴、分散的胸腺及甲状腺组织没有这么"娇气"，对血供的变化没有这么敏感。因此，在手术中如果发现术区

出现一个原来没有的紫色小结节，要高度怀疑这是一个淤血的甲状旁腺。

上述是甲状旁腺与脂肪滴、淋巴结和分散（迷走）的胸腺及甲状腺结节的鉴别要点，若无法区分甲状旁腺及上述组织，应该行术中冰冻病理检查。同时建议，如果有条件，常规戴手术放大镜进行手术，可更容易辨认甲状旁腺。

2. 纳米碳甲状旁腺负显影辨认保护技术　对于典型位置、典型外观的甲状旁腺，多数医生经过一段时间的训练可以肉眼辨认。困难之处在于中央区清扫时，肿大淋巴结与甲状旁腺混在一起，区别起来会有难度。纳米碳甲状旁腺负显影辨识技术可以大大降低其难度，有助于辨认及原位保留甲状旁腺，详细介绍如下。

（1）原理与实践：纳米碳混悬注射液（卡纳琳，以下简称纳米碳）为纳米级碳颗粒制成的混悬液，颗粒直径为150nm，具有高度的淋巴系统趋向性，是我国唯一批准上市的淋巴结示踪剂。由于毛细血管内皮细胞间隙为20～50nm，而毛细淋巴管内皮细胞间隙为120～500nm，且基膜发育不全，故注射到组织内的纳米碳颗粒不进入血管，可迅速进入淋巴管或被巨噬细胞吞噬后进入毛细淋巴管，滞留、聚集在淋巴结，使淋巴结黑染。由于绝大多数甲状旁腺位于Ⅵ区，且不接纳甲状腺的淋巴回流，所以在甲状腺组织内注射纳米碳后，甲状腺及其引流区域的淋巴管及淋巴结大多数会被黑染，而甲状旁腺不会被黑染，使之与被黑染的甲状腺及淋巴结容易区分而被辨认（"负显影"）。因此，甲状腺黑染有助于A型甲状旁腺的辨认，中央区淋巴结黑染有助于B型甲状旁腺的辨认。

（2）使用方法及注意事项

1）术中注射：目前大多数学者推荐术中注射纳米碳。此方法可以完全避免皮肤被黑染的缺点，又几乎不会延长手术时间。具体方法：①切开颈白线及甲状腺假被膜，向两侧稍微游离胸骨甲状腺肌，显露甲状腺两侧叶内1/3中份即可。注意切勿损伤甲状腺被膜的完整性，否则纳米碳会外溢使周围组织染黑，妨碍术野的观察。②用1ml皮试注射器抽取纳米碳混悬注射液，在肿瘤组织周围（上/下）每侧缓慢推注0.1～0.3ml，注射前回抽，避免注入血管。对于微小癌、Ⅰ度以内的肿大甲状腺，推荐于甲状腺中份进针，单侧注射＜0.1ml；对于Ⅱ度及以上肿大甲状腺或有桥本甲状腺炎病例，推荐多点注射，每点＜0.1ml；对于肿瘤较大，已无明显正常甲状腺组织者不建议使用纳米碳。③拔针后用纱布按压注射点1分钟左右，以免纳米碳外溢。④等待5分后行甲状腺手术。如果先行颈侧区淋巴结清扫，建议在注射后20分钟进行。

2）术前注射：部分外科医生选择术前注射纳米碳，尤其是腔镜甲状腺手术医生，因为甲状腺内注射纳米碳后可能增加局部渗出而影响操作。具体方法：①术前1～7天在超声引导下进行；②局部消毒铺巾，使用消毒的超声探头及耦合剂；③进针前一定使针体外没有纳米碳，以免皮肤染黑，其余参照术中使用；④当针退至皮下时持续回抽空针造成负压拔针，以免皮肤染黑。

3）追加注射法：合理使用纳米碳有助于术中提高对甲状旁腺的辨认，当A1、A2型甲状旁腺与甲状腺表面未被染色的小结节难以区分时，可用"追加注射法"来帮助鉴别，即在需要鉴别的结节附近未黑染的甲状腺组织内缓慢注射少许纳米碳，如果结节被染黑，则其为甲状腺结节，否则是甲状旁腺的可能性很大（图 24-4）。

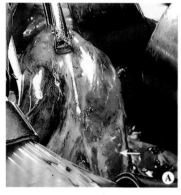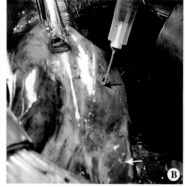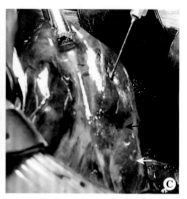

图 24-4　追加注射法

A. 白色箭头所示为可疑甲状旁腺，黑色箭头所示为甲状腺组织；B. 白色箭头所示为可疑甲状旁腺；黑色箭头所示为可疑甲状旁腺附近甲状腺组织内注射纳米碳；C. 黑色箭头所示为注射纳米碳后可疑甲状旁腺附近甲状腺组织变黑，而白色箭头所示可疑甲状旁腺未变色

4）在甲状腺再次手术中的应用：由于初次手术导致的术区粘连，甲状腺再次手术中大大增加了辨认及保留甲状旁腺的难度，更应该采用纳米碳甲状旁腺负显影辨认保护技术以增加手术的安全性，但是应该注意以下几点：①使用前提是应该有残留的甲状腺组织，而且残留的甲状腺组织越多，效果越好（图 24-5）。②由于术区的粘连，其使用方法与初次手术不同。如果残留甲状腺组织较多，应该在刚显露甲状腺组织时从该点进针注射纳米碳；也可以不分离胸骨甲状肌，从该肌肉进针，估计深度刺入甲状腺组织时注射纳米碳。③术中或术前在超声引导下穿刺注射纳米碳，尤其适合在甲状腺组织残留较少的情况下使用。为了有效避免皮肤黑染，首选术中注射。

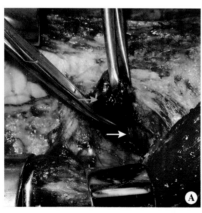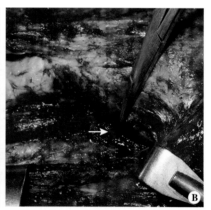

图 24-5　甲状腺再次手术中纳米碳甲状旁腺负显影辨认保护技术

白色箭头所示为左上甲状旁腺，蓝色箭头所示为残留的甲状腺组织

第四节　甲状腺手术中预防甲状旁腺损伤的技巧及要点

甲状腺手术的技巧主要包括：①精细化被膜解剖技术切除甲状腺；②纳米碳甲状旁腺负显影辨认保护法；③保留甲状腺下动脉主干及胸腺的中央区淋巴结清扫。

手术要点：①辨认及原位保留甲状旁腺（尤其是上位甲状旁腺）；②仔细在切除组织（甲状腺及中央区脂肪淋巴组织）中寻找被误切的甲状旁腺进行自体移植。

一、精细化被膜解剖技术

精细化被膜解剖技术是甲状腺切除的重要方法，因为甲状腺上、下动脉是在进入甲状腺组织前发出营养甲状旁腺的动脉支，在手术中应如图 24-6 所示沿着黑实线紧贴甲状腺真被膜进行操作。其关键点是紧贴甲状腺真被膜纵向精细地处理进出甲状腺的三级血管分支，切勿大束结扎，以免损伤甲状旁腺血供。

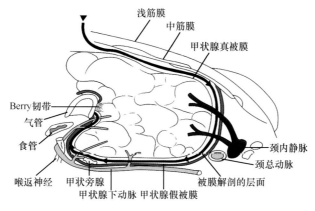

图 24-6　精细化被膜解剖法

（一）甲状腺上极的处理

正确处理甲状腺上极是避免上位甲状旁腺及喉上神经损伤的关键，其包含如下关键性步骤。

处理甲状腺上极的关键点

（1）游离甲状腺外侧缘：用鼠齿钳（或小儿肺钳）夹住甲状腺中上 1/3 及中下 1/3 前面，将甲状腺向前内方牵拉，助手用镊子夹住带状肌内侧缘向前外侧牵拉，主刀用电刀从甲状腺外科被膜下游离带状肌，向上充分暴露甲状腺上极的外侧（图 24-7）。如果上极位置太高，通过牵拉胸骨甲状肌仍不能满意暴露上极，可采用带状肌间入路或胸锁乳突肌 - 带状肌入路（胸 - 带入路），也可以切断部分胸骨甲状肌（术毕缝合修复）。

（2）游离环甲间隙：助手将鼠齿钳向外下方牵拉，主刀用蚊氏血管钳或精细分离钳从峡部与甲状腺侧叶交界处分开环甲间隙，用超声刀从内向外紧贴甲状腺侧（而不是环甲肌侧）切断环甲间隙的脂肪结缔组织，充分暴露甲状腺上极内侧（图 24-8）。如果有血管跨过该间隙，妥善处理，对甲亢患者尤其重要，这样甲状腺上极完全裸露，便于处理（图 24-9）。

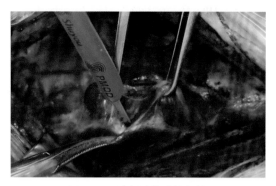

图 24-7　游离甲状腺外侧缘

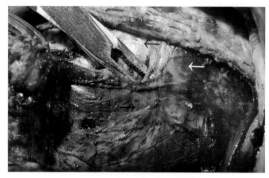

图 24-8　处理环甲间隙

白色箭头所示为左侧环甲肌，黑色箭头所示为甲状腺左叶，
蓝色箭头所示为气管

（3）裸处理甲状腺上动脉前支主干：将鼠齿镊向上移夹住甲状腺上极，将上极向下方牵拉，用直角钳从内向外游离甲状腺上动脉前支主干，用超声刀移行凝闭切断（图 24-10）。如果血管较粗，也可在移行凝闭切断后再用 4 号丝线结扎或直接双重结扎。

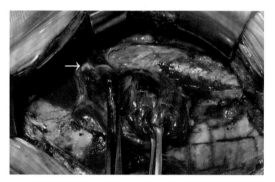

图 24-9　裸露甲状腺上极

白色箭头所示为裸露的甲状腺上极

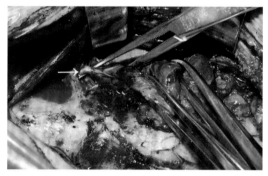

图 24-10　处理甲状腺上动脉前支

白色箭头所示为甲状腺上动脉前支

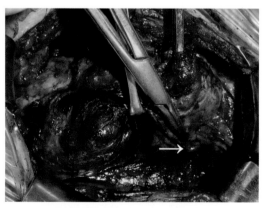

图 24-11　处理甲状腺上动脉后支

白色箭头所示为左上甲状旁腺

（4）处理甲状腺上动脉后支：按上述步骤处理甲状腺上动脉前支后，较容易将甲状腺上极向前内侧牵拉，只要该部位没有被肿瘤累及，该处组织较疏松，用"花生米"或纱布轻轻推，很容易分离暴露三级血管。上位甲状旁腺很容易出现（邂逅）在解剖面上（图 24-11）。助手用镊子紧贴甲状腺上极后份被膜处夹住脂肪结缔组织向外牵拉，用双极电凝或精细分离钳紧贴甲状腺被膜处理三级血管，这样可以原位保留大多数上位甲状旁腺。该处不建议使用超声刀，因为其刀头不够精细，加上其热损伤效应，可能损伤甲

状旁腺及其血供。强烈建议使用双极电凝镊或冷兵器（丝线结扎）处理。

（二）甲状腺外侧的处理

甲状腺的外侧主要是处理甲状腺下血管及甲状腺中静脉。同样应该紧贴（而不是远离）甲状腺真被膜纵向薄层分离裸处理甲状腺下血管及中静脉的分支，这样可以避免损伤隐藏于脂肪组织中的甲状旁腺（也可避免损伤喉返神经）（图 24-12）。切忌用超声刀或传统钳夹结扎的方法大束处理，总之务必紧贴甲状腺真被膜，尽可能将一切脂肪结缔组织或可能隐藏于其内的甲状旁腺保留下来。

（三）甲状腺下极的处理

甲状腺下极主要是甲状腺下静脉丛及胸腺舌叶，有人将其统称为甲胸韧带。处理甲状腺下极同样采用精细化被膜解剖技术，切忌大束横行处理甲胸韧带，这样不仅可能损伤喉返神经，还可能损伤位于该处的 B 型甲状旁腺（图 24-13）。

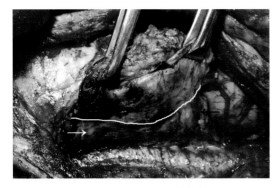

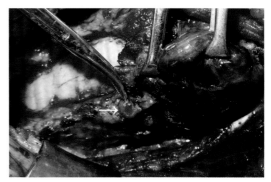

图 24-12　处理甲状腺外侧 | 图 24-13　处理甲状腺下极

白色曲线所示为精细化被膜解剖的分离路径，白色箭头所示为右上甲状旁腺，黑色箭头所示为右下甲状旁腺

白色箭头所示为左下甲状旁腺

（四）注意事项

1. 精细化被膜解剖技术的关键是如何判断甲状腺真被膜。一般建议用平镊或精细血管钳提起少许甲状腺周围组织向外稍微牵拉即可很好地判断甲状腺真被膜的真正位置；另一个关键点是纵向薄层游离处理甲状腺周围组织。

2. 上位甲状旁腺的辨认与保护应该作为整个甲状腺手术的重中之重，要做到这点，必须正确处理甲状腺上极。关键点如下所述。

（1）切勿结扎甲状腺上血管主干及其后支主干，应该是紧贴甲状腺真被膜处理后支的三级血管支，这样才能较好保留上位甲状旁腺的血供。

（2）裸处理甲状腺上血管前支，完好保留后支主干，切勿用超声刀直接将甲状腺上动脉前支连同其深面的脂肪结缔组织一起处理，这样很容易直接损伤位于甲状腺上极的 A1 及 A2 型甲状旁腺或其血供。如果甲状腺上动脉前支不易裸分离，亦不能像上述错误操作，正

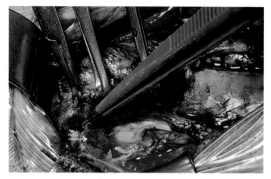

图 24-14　双极电凝镊处理上极后份组织

白色箭头所示为右上甲状旁腺，黑色箭头所示为双极电凝镊

确的处理方法应该是先用双极电凝镊或精细分离钳从甲状腺上极外侧，甲状腺上动脉前支进入甲状腺组织处稍后（甲状腺上动脉前后支之间）开始从前向后，紧贴甲状腺被膜分离处理三级血管，当甲状腺上动脉前支裸露后再处理它。

3. 合理使用能量器械，使精细化被膜解剖发挥到极致。

（1）常规使用尖细（0.6mm）的双极电凝镊，既可游离组织，又可紧贴甲状腺真被膜凝闭三级血管（图 24-14）。这样在游离过程中甲状旁腺往往会"自行"显露，又快又好又安全，术野干净。要注意的是，当游离至气管侧壁，喉返神经入喉附近的内前份时，可见一纵行的细小血管，其为甲状腺下动脉的上行支（胸乳途径内镜甲状腺手术显示尤为清楚），参与上位甲状旁腺的血供应该妥善保留，防止出血，因为一旦出血，止血不仅影响甲状旁腺血供，还有可能误伤喉返神经。

（2）注意超声刀的热效应。由于甲状旁腺对热损伤较敏感，建议使用超声刀的安全距离为 3 ～ 5mm。

二、保留甲状腺下动脉主干及胸腺的中央区淋巴结清扫

（一）保留甲状腺下动脉主干及其重要分支

目前，绝大多数医生在切除甲状腺时都会注意保留甲状腺下动脉的主干，但是在行中央区淋巴结清扫时往往忽略这一点，用超声刀将甲状腺下动脉连同中央区脂肪组织一起切除。这可能导致上位甲状旁腺的血供障碍。因此，在行中央区淋巴结清扫时，应该尽量保留甲状腺下动脉的主干及其重要分支（图 24-15）。所谓重要分支是指营养甲状旁腺的分支，其关键点如下所述。

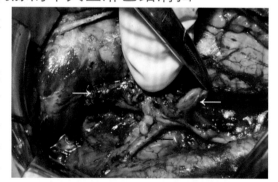

图 24-15　保留甲状腺下动脉的中央区淋巴结清扫

白色箭头所示为右上及右下甲状旁腺，黑色箭头所示为右侧甲状腺下动脉，蓝色箭头所示为右侧甲状腺下动脉上行分支

（1）在甲状腺切除过程中保留的下位甲状旁腺血供至甲状腺下动脉发出处逆行精细解剖。可以适当保留其营养血管周围少许脂肪组织，但是不能影响中央区淋巴结清扫的彻底性。

（2）尽量保留气管旁喉返神经内侧与之平行的一条上行血管，其为甲状腺下动脉的上行支，参与上位甲状旁腺的血供。

（二）保留胸腺

由于 B2 型及 B3 型甲状旁腺与胸腺关系紧密，因此在行中央区淋巴结清扫时，只要胸腺没有被肿瘤累及，则应该尽量保留胸腺，尤其是其舌叶。用鼠齿钳夹住胸腺提起，很容易分清胸腺与其周围脂肪组织的界线，紧贴胸腺的后被膜很容易清扫颈总动脉及头臂干前面的脂肪组织（图 24-16）。注意切勿使鼠齿钳夹住甲状旁腺及其血供。

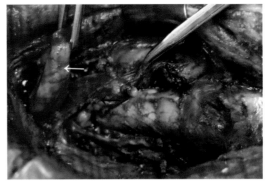

图 24-16　保留胸腺的中央区淋巴结清扫

白色箭头所示为胸腺组织，黑色箭头所示为中央区淋巴结

三、在切除的标本中仔细寻找被意外切除的甲状旁腺

（一）在甲状腺组织中寻找甲状旁腺

1.甲状腺表面　有些甲状旁腺包裹于脂肪组织中，难以辨认，在切除甲状腺时，将所有可疑的脂肪或甲状旁腺组织先保留下来。如果已解剖到甲状软骨下角，暴露了喉返神经入喉段，但仍没有发现上位甲状旁腺，则要怀疑是否已将上甲状旁腺连同甲状腺组织一起游离，此时应该在甲状腺表面仔细寻找是否有紧密附于甲状腺背面的甲状旁腺。重点注意以下位置。

（1）甲状腺上极附近切迹内尤其是 Zuckerkandl 结节附近脂肪组织处（图 24-17）。

（2）甲状腺表面颜色不同处，有可能是完全嵌入甲状腺内的 A2 型甲状旁腺。

2.甲状腺组织中　如果没有发现上位甲状旁腺，则应该在切除的甲状腺中薄层切开（"法式面包样"），寻找有无 A3 型甲状旁腺。具体做法是将甲状腺组织每间隔 1 ~ 2mm 纵向剖开，保留后面 1 ~ 2mm 甲状腺组织的连续性，以保持甲状腺的解剖位置关系不变，在每个剖面仔细观察有无局限的淡黄色组织（即 A3 型甲状旁腺）（图 24-18）。

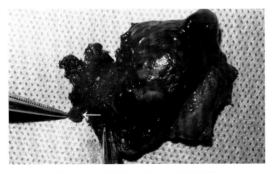

图 24-17　被误切的上位甲状旁腺

白色箭头所示为上位甲状旁腺

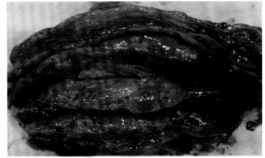

图 24-18　甲状腺组织"法式面包样"剖面寻找甲状旁腺

（二）在中央区组织中寻找甲状旁腺

清扫的中央区脂肪结缔组织要求解剖成半透明状，以免漏掉被误切的甲状旁腺（图 24-19）。要重点注意以下组织。

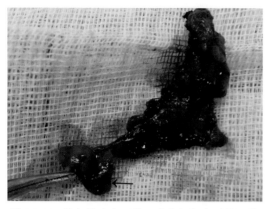

图 24-19　清扫的中央区淋巴脂肪组织中寻找甲状旁腺

黑色箭头所示为甲状旁腺

1. 脂肪滴　应该剖开脂肪滴观察里面有无甲状旁腺。要注意的是有的甲状旁腺由于主细胞含量较少，故颜色较浅，如果发现里面有比脂肪组织颜色略深的组织，也应该送术中冰冻检查。

2. 紫色或暗红色结节　由于甲状旁腺比较"娇气"，对损伤比较敏感，尤其是其静脉被损伤后容易出现淤血而呈紫色或暗红色结节。

3. 数个 2 ~ 3mm 比脂肪颜色略深的结节相对集中在一起时要注意，可能是数个小甲状旁腺，建议取少许送术中冰冻检查或检测组织液中 PTH 水平。

4. 部分下位甲状旁腺可以分布于气管前，因此也应该仔细检查清扫的气管前淋巴脂肪组织有无被误切的甲状旁腺。

由于一侧也可能不止 2 枚甲状旁腺，因此，即便一侧已经发现 2 枚甲状旁腺，也应该如上述常规剖视甲状腺及中央区组织以发现被意外切除的甲状旁腺。

四、甲状旁腺自体移植术

关于甲状旁腺自体移植，请参阅相关章节，但请注意如下几点。

1. 如果怀疑原位保留的甲状旁腺有血供障碍，建议果断切除，切取少许（1mm）送术中冰冻检查或检测组织液中 PTH 水平，确认后自体移植比原位保留后坏死更好。

2. 所有不能原位保留的"甲状旁腺"在自体移植前一定取少量组织（满足病理需求即可）送冰冻检查或检测组织液中 PTH 水平，确认为甲状旁腺组织，切勿将有癌转移的淋巴结当甲状旁腺进行自体移植。

3. 在送检甲状旁腺的过程中，剩余组织应保存在冰生理盐水中备用，一旦冰冻报告确认为甲状旁腺，应尽快移植，这些都是保证移植成功的重要因素。

第五节　术后监测与处理

术后需常规监测甲状旁腺激素和血清钙水平。若甲状旁腺激素及血清钙降低，应予以静脉和（或）口服补钙治疗。患者可以耐受的轻微低钙麻木症状可能有助于刺激移植的甲状旁腺组织存活生长。至于术后是否常规补钙尚有争议，笔者认为只要是行甲状腺全切除，无论加或不加中央区淋巴结清扫，术后均应该常规补钙。

第六节　临床效果评价

　　甲状旁腺保护是否有效其临床效果是立竿见影的，术后患者没有低钙，甲状旁腺激素正常即说明手术中很好地保护了甲状旁腺，反之则说明甲状旁腺受损。应该在术后第 1 天及术后 1 个月常规查血清甲状旁腺激素及钙离子浓度。如果低于正常值，应该在术后 3 个月、6 个月再次复查。但需要指出的是，一过性的甲状旁腺功能低下并不需要担心，手术应综合考虑肿瘤的分期、进展程度及彻底性和甲状旁腺保护。甲状腺手术，尤其是中央区淋巴结清扫就是在甲状旁腺损伤风险和手术彻底之间获取最佳的平衡点。

　　总之，一旦出现永久性甲状旁腺功能减退，治疗困难，对患者影响极大。预防术后甲状旁腺功能减退是一个系统工程，应该注重及扩大甲状腺外科医生的培养，从规范甲状腺的手术适应证及术式着手，有效减少再次手术率；在甲状腺术中应高度重视甲状旁腺的保护，采用精细化被膜解剖技术，从甲状旁腺的辨认方法、保护技巧、在切除标本中仔细寻找意外切除的甲状旁腺（包括甲状腺内）、自体移植等各个环节着手有效预防术后甲状旁腺功能减退的发生。

（朱精强）

参 考 文 献

龚艳萍，龚日祥，朱精强，等.2013.cN0 甲状腺乳头状癌中央区淋巴结清扫策略的临床研究.中华外科杂志，51（12）：1081-1084.

李志辉，朱精强，魏涛，等.2008.甲状旁腺在人体中的分布特点及临床意义（附 50 例解剖研究报告）.中国普外基础与临床杂志，5（15）：311-313.

王效军，李应义.2003.52 例国人甲状旁腺的解剖学观察.宁夏医学院学报，25（3）：183-184.

肖树文，张超杰，范培芝.2014.纳米炭在甲状腺癌再手术中应用价值的初步研究.医学临床研究，30（10）：1997-2000.

中国医师协会外科医师分会甲状腺外科医师委员会，中华医学会外科学分会甲状腺及代谢外科学组，中国研究型医院学会甲状腺疾病专业委员会.2018.甲状腺围手术期甲状旁腺功能保护指南（2018 版）.中国实用外科杂志，38（10）：1108-1113.

Akerstrom G，Malmaeus J，Bergstrom R. 1984. Surgical anatomy of human parathyroid glands. Surgery, 95（1）：14-21.

Alveryd A. 1968. Parathyroid glands in thyroid surgery. Ⅰ. Anatomy of parathyroid glands. Ⅱ. Postoperative hypoparathyroidism—identification and autotransplantation of parathyroid glands. Acta Chir Scand, 389：1-120.

American Thyroid Association（ATA）Guidelines Taskforce on Thyroid Nodules and Differentiated Thyroid Cancer，Cooper DS，Doherty GM，et al. 2009. Revised American Thyroid Association management guidelines for patients with thyroid nodules and differentiated thyroid cancer. Thyroid, 19（11）：1167-1214.

Barczynski M，Konturek A，Stopa M，et al. 2013. Prophylactic central neck dissection for papillary thyroid cancer. Br J Surg, 100（3）：410-418.

Giordano D，Valcavi R，Thompson GB，et al. 2012. Complications of central neck dissection in patients with papillary thyroid carcinoma：results of a study on 1087 patients and review of the literature. Thyroid, 22（9）：

911-917.

Gordon DL，Airan MC，Thomas W，et al. 1975. Parathyroid identification by methylene blue infusion. Br J Surg，62（9）：747-749.

Henry JF，Gramatica L，Denizot A，et al. 1998. Morbidity of prophylactic lymph node dissection in the central neck area in patients with papillary thyroid carcinomas. Langenbecks Arch Surg，383（2）：167-169.

Kikumori T，Imai T，Tanaka Y，et al. 1999. Parathyroid autotransplantation with total thyroidectomy for thyroid carcinoma：long-term follow-up of grafted parathyroid function. Surgery，125（5）：504-508.

Li J，Li X，Wang Z. 2013. Negative developing of parathyroid using carbon nanoparticles during thyroid surgery. Gland Surg，2（2）：100-101.

Olson JA Jr，DeBenedetti MK，Baumann DS，et al. 1966. Parathyroid autotransplantation during thyroidectomy. Results of long-term follow-up. Ann Surg，223（5）：472-478.

Song CM，Jung JH，Ji YB，et al. 2004. Relationship between hypoparathyroidism and the number of parathyroid glands preservedduring thyroidectomy. World J Surg Oncol，12（7）：200.

Wang C. 1976. The anatomic basis of parathyroid surgery. Ann Surg，183（3）：271-275.

Wei T，Li Z，Jin J，et al. 2014. Autotransplantation of Inferior Parathyroid glands during central neck dissection for papillary thyroid carcinoma：a retrospective cohort study. Int J Surg，12（12）：1286-1290.

Yoshida S，Imai T，Kikumori T，et al. 2009. Long term parathyroid function following total parathyroidectomy with autotransplantation in adult patients with MEN2A. Endocr J，56（4）：545-551.

Zhu J，Tian W，Xu Z，et al. 2015. Expert consensus statement on parathyroid protection in thyroidectomy. Ann Transl Med，3（16）：230.

第二十五章　甲状腺结节的术前微创穿刺诊断及鉴别诊断

在甲状腺结节中，甲状腺恶性肿瘤占 5% ~ 15%。如能通过非手术方式鉴别甲状腺结节的良恶性，则可大幅度减少不必要的诊断性手术及有效避免过度手术的发生。甲状腺外科微创诊断技术作为一类术前诊断技术应运而生，包括穿刺活检技术、洗脱液检测技术、细胞学诊断、分子病理学诊断。

一、甲状腺结节穿刺活检适应证

1. 直径＞ 1cm 的甲状腺结节均可考虑穿刺活检。
2. 直径＜ 1cm 的甲状腺结节不推荐常规行穿刺活检。但如果存在下述情况，可考虑超声引导下穿刺活检：①超声提示结节有恶性征象；②伴颈部淋巴结超声影像异常；③童年期有颈部放射线照射史或辐射污染接触史；④有甲状腺癌或甲状腺癌综合征的病史或家族史；⑤ 2- 氟 -2- 脱氧 -D- 葡萄糖（^{18}F-FDG）正电子发射断层成像（PET）显像阳性；⑥伴血清降钙素水平异常升高。

二、甲状腺结节穿刺活检排除指征

1. 经甲状腺核素显像证实为有自主摄取功能的"热结节"。
2. 超声提示为纯囊性的结节。
3. 根据超声影像已高度怀疑为恶性的结节。

三、甲状腺结节穿刺活检禁忌证

1. 具有出血倾向，出血和凝血时间显著延长，凝血酶原活动度明显降低。
2. 穿刺针途径可能损伤邻近重要器官，如颈动脉或颈静脉。
3. 长期服用抗凝药。
4. 女性行经期。
5. 咳嗽、吞咽等难以配合者。

四、甲状腺结节穿刺活检穿刺前评估

1. 超声检查　高分辨率超声检查是评估甲状腺结节的首选方法。对触诊怀疑，或是在 X 线、计算机断层扫描（CT）、磁共振成像（MRI）或 ^{18}F-FDG PET 检查中提示的"甲状腺结节"，均应行颈部超声检查。颈部超声可证实"甲状腺结节"是否真正存在，确定甲状腺结节的大小、数量、位置、质地（实性或囊性）、形状、边界、包膜、钙化、血供和与周围组织的关系等情况，同时评估颈部区域有无淋巴结和淋巴结的大小、形态和结构特点。某些超声征象有助于甲状腺结节的良恶性鉴别。下述两种超声改变的甲状腺结节几乎全部为良性：①纯囊性结节；②由多个小囊泡占据 50% 以上结节体积、呈海绵状改变的结节，99.7% 为良性。而以下超声征象提示甲状腺癌的可能性大：①实性低回声结节；②结节内血供丰富（TSH 正常情况下）；③结节形态和边缘不规则、晕圈缺如；④微小钙化、针尖样弥散分布或簇状分布的钙化；⑤同时伴有颈部淋巴结超声影像异常，如淋巴结呈圆形、边界不规则或模糊、内部回声不均、内部出现钙化、皮髓质分界不清、淋巴门消失或囊性变等。彩色多普勒超声检查能显示结节本身血供及周边血管分布，帮助分析穿刺的出血风险，设计安全的穿刺路径。

2. 放射性核素扫描和甲状腺功能检测　放射性核素扫描的主要目的是排除一些功能亢进的甲状腺结节，因为这些结节很少是恶性的。功能亢进的结节可通过下垂体抑制 TSH 的产生，所以可以通过检测血清中 TSH 的水平来代替放射性核素扫描。甲状腺功能亢进患者一般选择在甲状腺功能控制后再行穿刺检查，以减少出血风险和便于取得阳性结果后及时手术。

五、甲状腺结节穿刺活检穿刺前准备

同一般的有创检查前准备工作，询问患者病史、评估全身状态，患者需家属陪同。交代穿刺操作风险和注意事项，签署知情同意书。尤其向患者及家属解释穿刺活检技术的一些固有缺陷，如穿刺活检属诊断性技术，不具有治疗作用；穿刺标本不足或无法诊断；穿刺结果假阳性和假阴性的概率及原因；重复穿刺的可能性等。

六、甲状腺结节穿刺活检操作流程

1. 患者仰卧位，颈部垫高过伸位。操作者可位于患者头侧。

2. 颈部常规消毒。

3. 铺无菌洞巾。

4. 超声探头无菌处理（手术贴膜包裹）

5. 超声定位结节，设计穿刺路径。

6. 穿刺进针点局部麻醉。

7. 超声引导下穿刺针进入甲状腺结节，无负压来回推拉穿刺针（每秒 1 次）。

8. 标本立即涂片、固定、快速染色，观察标本是否满足观察需要。

9. 根据需要重复穿刺步骤，通常穿刺 2 ~ 4 次。

10. 穿刺完毕，穿刺点适度压迫止血，贴敷料。

七、甲状腺结节穿刺活检操作要点

1. **患者体位**　常规穿刺体位同甲状腺手术体位，要求颈部过伸，充分暴露，方便超声引导下操作，同时颈部组织绷紧后利于穿刺针破皮和减小结节的活动度。但局部麻醉下，患者颈过伸多诱发吞咽动作，对于反应强烈的患者可适当调整体位和提前做好心理疏导。颈部 V 区淋巴结穿刺时可采取侧卧位。

2. **局部麻醉**　穿刺所用细针小于 22G 且甲状腺腺体无痛感，故穿刺时只需穿刺点附近局部麻醉即可。局部麻醉药物常选用利多卡因原液，用量约 1ml，缓慢注射于皮下，注射前回抽注射器，观察是否误穿血管，避免局部麻醉药直接入血。局部麻醉药物用量不宜太多，以免药物堆积，穿刺时进入针内。

3. **穿刺路径的设计**　合理的穿刺路径是穿刺活检安全的保障，原则上穿刺点与病变连线上无血管及重要组织器官均可考虑为穿刺路径。利用超声二维图像观察病变周围的组织结构，通过彩色多普勒超声观察病变周围血管及血流。使用线阵超声探头时多用横切位、内侧（峡部侧）或外侧（动脉侧）选择进针点均可；若病变位于上极，探头可用纵切位，由下往上进针。当病变位于上极背侧或胸骨后方时，线阵探头的使用受到骨性结构的限制（透声差和探头难以贴合皮肤），选用小型凸阵探头更有优势。若病变邻近颈总动脉，利用凸阵探头在二者之间加压，可达到分离效果，从而获得更安全的穿刺路径。当某一穿刺路径取材时血液成分较多，宜另设计路径。

4. **穿刺技巧**　灵活运用技巧保证穿刺时取材的有效性及高效性。利用超声波线性特点提高病变定位成功率，确认针尖位置后再继续进针，进针过程中超声探头反复扫查观察针道与病变的位置，通过探头移动方向来调整进针角度。针尖进入病变后，超声监测下对病变多角度、多位点穿刺，以保证样本的代表性，避免结节外穿刺。快速（1 次/秒）穿刺，保证每次操作针尖都对病变最大距离（或有效）的切割。对于较大的病变，穿刺时最好从病变的周边部取材，应该避免刺入中心部分，因为中心部位常有退变和液化坏死，从而降低取得可诊断样本的概率。对于囊性病变，应该抽出全部囊液并对残瘤组织行穿刺检查；抽出的囊液放在塑料杯中送细胞学检查。减少穿刺针在组织内长时间停留，以反复移动穿刺针少于 10 次为宜，根据取材量和血液量酌情调整，最大限度降低血液成分带来的影响。每次穿刺都用新的穿刺针，以保证针尖的锋利（切割能力）。

八、甲状腺结节穿刺活检后观察与注意事项

穿刺后嘱患者对穿刺部位进行压迫以防止出血，20 ~ 30 分钟后行超声检查观察有无血肿形成。部分患者因紧张、疼痛、体位等原因引起的不适，在穿刺完成后可短时间自行

缓解消失。穿刺操作多在门诊进行，完成后需向患者详细交代离院后注意事项：避免增加出血风险的饮食、药物，禁止颈部剧烈活动，当出现颈部肿胀、疼痛加剧、呼吸困难时及时就医。

九、甲状腺结节穿刺活检并发症的处理

甲状腺细针穿刺非常安全，尚无严重并发症，如神经、组织损伤或血管损伤大出血的报道。即使局部很小的血肿也很少见，通过局部压迫即可处理，无须手术干预。血肿多发生在腺体表面，囊性病变穿刺后可发生囊内出血。血肿可因反复穿刺针眼渗血或误穿血管引起，患者可主诉突发性疼痛，超声检查可显示病变附近腺体与颈前肌分离，出现椭圆形低回声填充，此时立即超声探头加压，随即用纱球或纱布持续压迫穿刺点。其间可用超声探头从侧向观察血肿进展情况，若血肿增大则增加压力和使用止血药物。血肿控制后，酌情加压包扎，冰敷防止再次出血。另因患者体质不同可有针刺痛感及穿刺点皮肤瘀斑。由穿刺引起甲状腺癌沿穿刺道的种植转移极少见，笔者所在中心 10 000 例未见针道转移，仅文献有数例报道，且发生的针道转移可通过外科处理。

附：穿刺洗脱液检测技术

洗脱液检测技术的原理是组织穿刺过程中破裂细胞中的蛋白成分附着在穿刺针内壁，经生理盐水冲洗调定后检测分析，利用组织蛋白的特异性来辅助定性诊断。例如，甲状腺滤泡上皮细胞穿刺洗脱液可检测到甲状腺球蛋白（Tg），甲状腺滤泡旁细胞穿刺洗脱液可检测到降钙素（CT），甲状旁腺穿刺洗脱液可检测到甲状旁腺激素（PTH）。

1. 洗脱液制备　穿刺取材后，穿刺针内的标本常规制作病理涂片，而后将穿刺针用 1ml 生理盐水反复冲洗内壁，收集液体成分即为穿刺洗脱液标本。

2. 洗脱液诊断阈值　洗脱液检查是半定量指标，尚无通行参考值，主要采用以下两种方法。

（1）比值法：某蛋白洗脱液检查结果与血液检查结果比值大于 1 判断为阳性结果。

（2）平均值法：选择洗脱液阴性结果平均值 +2 倍标准差。

比值法符合洗脱液检测基本原理，以自身作为对照，而平均值法需要大样本数据来获取，故临床上多采用前者。

3. 技术优势　洗脱液检测具有较高的敏感度和特异度，联合穿刺细胞学检查能更好地提高诊断准确率。例如，在淋巴结内检测到甲状腺滤泡上皮细胞特有的甲状腺球蛋白（Tg）超过阈值，则可判定为甲状腺癌转移。在甲状腺结节内部检测到甲状腺滤泡旁细胞特有的降钙素（CT）超过阈值，则可判定为髓样癌。同样的方法可用于甲状腺髓样癌颈部淋巴结转移的判断和甲状旁腺来源组织的定性。

4. 注意事项　洗脱液检查仅能用于甲状（旁）腺疾病已知相关蛋白的检测，若为排除其他组织来源的疾病，则需联合细胞学检查，以避免假阴性结果的发生。

（孙　辉）

参 考 文 献

付庆锋，周乐，边学海 . 等 . 2013. 甲状腺乳头状癌颈部淋巴结转移 FNA-Tg 诊断标准值的探讨 . 中华内分泌外科杂志，7（2）：154-156.

高明 . 2012. 甲状腺结节和分化型甲状腺癌诊治指南 . 中国肿瘤临床，（17）：1249-1272.

黄品同 . 2012. 超声引导下甲状腺细针穿刺规范 //2012 中国·北京超声医学学术大会论文集：39-41.

刘超 . 2014. 实用甲状腺细针穿刺诊疗术 . 北京：人民卫生出版社 .

Diazzi C，Madeo B，Taliani E，et al. 2013. The diagnostic value of calcitonin measurement in wash-out fluid from fine-needle aspiration of thyroid nodules in the diagnosis of medullary thyroid cancer. Endocr Pract，19：769-779.

Polyzos SA，Anastasilakis AD. 2010. A systematic review of cases reporting needle tract seeding following thyroid fine needle biopsy. World J Surg，34（4）：844-851.

Snozek CL，Chambers EP，Reading CC，et al. 2007. Serum thyroglobulin，high-resolution ultrasound，and lymph node thyroglobulin in diagnosis of differentiated thyroid carcinoma nodal metastases. J Clin Endocrinol Metab，92：4278-4281.

第二十六章　甲状腺结节术前微创穿刺标本的细胞学、分子病理学诊断

甲状腺癌是最常见的内分泌系统恶性肿瘤，近年来发病率在世界范围内逐渐增长。滤泡上皮来源的甲状腺癌是最常见的甲状腺恶性肿瘤，且在过去的几十年里是全世界发病率上升最快的恶性肿瘤。在发达国家，年龄标准化后的甲状腺癌发病率预计达：女性9.1/100 000，男性2.9/10 0000。中国登记地区甲状腺癌粗发病率由1988年的1.78/100 000升高至2009年的6.56/100 000。

甲状腺癌发病率的增长与甲状腺结节发病率的增长相平行，甲状腺结节中5% ~ 10%为恶性。甲状腺触诊可发现成人5% ~ 10%患有甲状腺结节，超声检查的检出率更高，60岁以上人群中60% ~ 70%患有甲状腺结节。对于甲状腺结节患者评估的主要目的是区分甲状腺癌和良性结节以采取不同的治疗方式。评估可触及的甲状腺包块的方法是开始即用细针抽吸活检（fine needle aspiration biopsy，FNAB）技术。对于偶尔在患者中发现的小且不可触及的肿块，不推荐常规使用细针抽吸活检技术。不可触及的恶性病变非常少见，而不可触及的良性病变非常普遍。为确保涂片的质量，细针抽吸活检操作应该由经验丰富的操作者完成，避免穿刺时间太长和样本被血液稀释，避免使用管径过大的针或用针尖"在病灶周围戳眼"导致出血性坏死。

虽然通过现有的诊断技术如超声和细针抽吸活检可以区分大部分结节的良恶性，但有些情况下这些诊断技术却无法提供确切诊断。在过去的5 ~ 10年中，甲状腺癌发生发展的分子机制研究已经有了巨大的进展。这些进展为明确甲状腺结节的术前诊断提供了有力的支持，而术前穿刺标本的细胞学诊断结合分子标志物检测能够对甲状腺结节性质的判断及治疗方式的选择提供更为精准的导向。

第一节　甲状腺结节术前微创穿刺标本的细胞学诊断

一、甲状腺结节穿刺细胞学的形态学诊断基础

细针抽吸活检是一种微创活检，其抽吸出的成分除散在的细胞外，也包含微小组织块。组织块结构与石蜡包埋切片、苏木素 - 伊红（H&E）染色的组织结构相类似，但细胞及滤

泡等立体结构保持得更为完整。

常用于描述甲状腺细胞学形态的术语及其组织病理基础如下。

（一）单个细胞参数

1.毛玻璃样核　在组织学切片中表现为核着色淡、染色质细致靠核膜，核仁靠核膜，常重叠排列。细胞学涂片不如石蜡包埋切片常见。细胞学涂片与组织学切片相似，胞核着色淡，有模糊不清感。

2.核内假包涵体　核内圆球形小体、边界极清楚、与胞质着色相同。核内包涵体在组织学上又称为假核仁，是胞质向核内陷入所致，出现在90%以上的乳头状甲状腺癌细针穿刺细胞学涂片上，因此被认为是乳头状甲状腺癌细胞学的特征性表现。涂片上表现为核内着色淡的泡状结构，核外形不规则。

3.核沟　纵贯整个细胞核的深沟。核沟在组织学切片上与核的长轴平行，呈沟状，多为卵圆形或梭形核，细胞学涂片与组织学相似。

4.不规则核　核大、大小不一、形状极不规则。

（二）细胞排列参数

1.细胞呈片样排列　细胞呈规则的单层排列，细胞之间的界线较清楚、排列较规则，是抽吸过程引起较大滤泡破裂所致，是甲状腺细针穿刺中最常见的细胞学表现。

2.细胞呈团簇样排列　又分为两种形式：一种为细胞呈片样或团簇样排列，但细胞彼此排列不规则，细胞之间界线不清；另一种细胞虽呈团簇样排列，但有较好的三维立体结构，可清楚地再现完整的滤泡或乳头等结构。

3.细胞呈孤立、分散分布　由于甲状腺滤泡上皮细胞之间有紧密联结，所以如果滤泡细胞分化较好，除因穿刺机械性损伤使少数滤泡细胞呈孤立分散外，大部分呈片样或团簇样排列。如果大量细胞分散分布，则说明细胞分化较差。

4.其他　如淋巴细胞、分叶核白细胞、吞噬细胞、多核巨细胞等，其组织病理基础为淋巴细胞浸润、肉芽肿形成及化脓坏死等。

（三）细胞团参数

1.细乳头状团　癌细胞核大、浆少，排列呈细乳头状，中央有纤维血管轴心，相当于组织切片中的细乳头。

2.粗乳头状团　癌细胞核大，形状不规则，胞质较宽，排列呈粗乳头状或杵状。细胞团很大，细胞分布较稀疏，周边细胞稍扁，相当于组织切片中的间质硬化性粗乳头。

3.密集拥挤细胞团　癌细胞核大、形状不规则，呈毛玻璃样，排列密集重叠，相当于组织切片中的细胞群集区。

（四）继发性改变

1.砂粒体　在组织学切片上呈圆形、分层状嗜碱性（HE染色时为蓝色）的钙化球，可

239

能是癌细胞变性坏死经钙盐沉着形成的。常位于乳头突起尖端部中央间质处，也可存在于肿瘤邻近组织中。在细胞学涂片上，典型的同心圆状砂粒体较少见，位于细胞团的中央或孤立存在的不规则形钙化球碎屑较多见。砂粒体的存在具有诊断意义。

2. 凝固性坏死　细胞较小、核碎裂或消失，胞质嗜酸性变。

3. 囊性变　较多泡沫细胞。

二、甲状腺的主要病变及细胞病理学 Bethesda 报告系统

（一）甲状腺的主要病变

甲状腺的主要病变见表 26-1。

表 26-1　甲状腺的主要病变

囊肿	滤泡性肿瘤
甲状腺肿	滤泡性腺瘤
胶样甲状腺肿	滤泡性癌
甲状腺炎	Hürthle 细胞肿瘤
急性	Hürthle 细胞腺瘤
亚急性	Hürthle 细胞癌
自身免疫性（桥本氏、淋巴细胞性）	其他癌
纤维性	乳头状癌及其变异
肿瘤	髓样癌
交界性肿瘤	低分化癌
透明变梁状肿瘤	未分化（间变性）癌
其他包裹性滤泡性肿瘤	恶性淋巴瘤
恶性潜能未定的滤泡性肿瘤	少见的恶性肿瘤
恶性潜能未定的高分化肿瘤	转移性肿瘤
具有乳头状核特征的非浸润性甲状腺滤泡性肿瘤	

（二）甲状腺细胞病理学 Bethesda 报告系统

甲状腺细胞病理学 Bethesda 报告系统推断的诊断总体分类见表 26-2。

表 26-2　甲状腺细胞病理学 Bethesda 报告系统推断的诊断总体分类

Ⅰ. 标本不能诊断或不满意	符合淋巴细胞性（Hashimoto's）甲状腺炎（在适当临床背景下）
仅有囊液	
标本几乎无细胞	符合肉芽肿性（亚急性）甲状腺炎
其他（血液遮盖、凝固假象等）	其他
Ⅱ. 良性病变	Ⅲ. 意义不明确的细胞非典型性病变，或意义不明确的滤泡性病变
符合良性滤泡性结节（包括腺瘤样结节、胶质结节等）	

续表

Ⅳ. 滤泡性肿瘤或可疑滤泡性肿瘤	甲状腺乳头状癌
如为 Hürthle 细胞（嗜酸细胞）型，需注明	低分化癌
Ⅴ. 可疑恶性肿瘤	甲状腺髓样癌
可疑乳头状癌	未分化（间变性）癌
可疑髓样癌	鳞状细胞癌
可疑转移性癌	混合性癌（注明成分）
可疑淋巴瘤	转移性癌
其他	非霍奇金淋巴瘤
Ⅵ. 恶性肿瘤	其他

甲状腺细胞病理学 Bethesda 报告系统恶性风险程度和推荐的临床处理见表 26-3。

表 26-3　甲状腺细胞病理学 Bethesda 报告系统恶性风险程度和推荐的临床处理

诊断分类	恶性风险（%）		处理方式
	（NIFTP ≠ Ca）	（NIFTP=Ca）	
标本不能诊断或不满意	5 ~ 10	5 ~ 10	超声引导下重复细针穿刺
良性	0 ~ 3	0 ~ 3	临床及超声随访
意义不明确的细胞非典型性病变，或意义不明确的滤泡性病变	6 ~ 18	~ 10 ~ 30	重复细针穿刺，分子检测，或甲状腺腺叶切除术
滤泡性肿瘤或可疑滤泡性肿瘤	10 ~ 40	25 ~ 40	分子检测，甲状腺腺叶切除术
可疑恶性肿瘤	45 ~ 60	50 ~ 75	甲状腺近全切除术或腺叶切除术
恶性肿瘤	94 ~ 96	97 ~ 99	甲状腺近全切除术或腺叶切除术

注：NIFTP 指具有乳头状核特征的非浸润性甲状腺滤泡性肿瘤。

三、甲状腺病变的细胞学诊断

（一）囊肿

根据囊肿的大小不同，抽吸中可产生数滴或数毫升液体，颜色和性质多样化：可以清亮、浑浊、黄色、棕色或血性。离心分离液体后制备涂片。从新近出血的囊肿中抽吸的液体涂片包含血液和保存较好的滤泡细胞团。囊肿出血后数周抽吸，少数滤泡细胞显示胞核的退行性改变，涂片中见染色过深、伴载有含铁血黄素的巨噬细胞和炎性细胞。从陈旧出血囊肿中获得清亮或黄色液体的沉积物中仅见少许巨噬细胞。

退变的囊肿涂片通常以大量具有泡沫状胞质、包含细胞碎片的巨噬细胞为特征。可能伴有炎性细胞。偶尔可见少量滤泡上皮团。

如果囊内容物抽吸后没有发现残留可触及的病变，则可以避免进一步治疗。相反，必须重复抽吸以排除近似囊肿肿瘤的可能。囊性乳头状癌的抽吸液体沉积物中钙化砂粒体可能是唯一的异常，因此囊液中存在钙化颗粒时应加强探查。当出现紧密排列的滤泡细胞群时也应警惕甲状腺肿瘤的可能。

（二）甲状腺肿

胶样甲状腺肿：其细针抽吸物的成分取决于病变的类型。抽吸物可以是实性、半实性或液体。实性、半实性抽吸物经常为琥珀色胶质，在巴氏染色涂片中显示为粉红色均质物质，通常由数个滤泡上皮包绕。偶尔获得胶样甲状腺肿抽吸物几乎为纯胶质的涂片，伴很少的滤泡上皮细胞和（或）巨噬细胞，在胶样甲状腺肿的诊断中很有价值。

大多数病例，涂片上也包含小立方形的滤泡细胞，单个或扁平成片出现，其中小的球形核分布均匀，有时可见蜂窝形的细胞质边缘。有时完整的滤泡以球形细胞团的形式出现，中央有胶质沉积。有学者把压碎的其中边界不清的滤泡认为是"合胞体球"，这是胶样甲状腺肿的特征。

（三）甲状腺炎

1.急性甲状腺炎　通常不常见，表现出红斑、显著触痛、扩散累及甲状腺的过程，伴随发热。抽吸时可抽出滤泡细胞、中性粒细胞和巨噬细胞。

2.肉芽肿性（亚急性）甲状腺炎　患者常有近期上呼吸道感染或病毒综合征病史。针吸包括滤泡上皮细胞、上皮样细胞和朗格汉斯巨细胞，伴有淋巴细胞、浆细胞，偶尔有粒细胞。

3.淋巴细胞性甲状腺炎　针吸涂片主要以淋巴细胞和嗜酸性细胞或 Hürthle 细胞以不同比例混合为特征。进一步检查发现嗜酸性细胞或散在成团滤泡上皮。在针吸中，这些大细胞形成片状或腺体样结构。醒目、丰富的嗜酸性和颗粒状胞质及大小不等的核具有特征性。有时核仁明显，可见胞质包涵体。一般桥本甲状腺炎的 Hürthle 细胞特征与 Hürthle 细胞肿瘤可鉴别：桥本甲状腺炎嗜酸性细胞大、异形和多形，而 Hürthle 细胞肿瘤细胞单一，且丰富的淋巴细胞不多见。

4.慢性纤维性甲状腺炎（Riedel 甲状腺炎）　一种甲状腺硬化性炎症性疾病。抽吸时，甲状腺感觉有弹力或坚实，极少有组织抽出，仅有一些成纤维细胞。

（四）肿瘤

1.滤泡性肿瘤　通常抽吸物富含细胞，具有丰富的细胞群，伴少量胶质。

（1）滤泡性腺瘤：涂片通常包含大量的滤泡细胞团，一般呈扁平滤泡或乳头状结构，或扁平、紧密，聚集排列。肿瘤细胞可以形成小菊形团样的腺泡团，包含浓缩的胶质、单个滤泡细胞和缺乏胞质的核，散布于整个涂片之中。可以存在数量不等的核增生，核染色质分布均匀，核仁小，勉强可见。一些缺乏胶质的细胞团呈乳头状构型，可以类似乳头状癌，然而乳头状癌的细胞团通常为多层、复杂。

（2）滤泡性癌：涂片也富含细胞，胶质少见，细胞主要成团出现，经常排列成滤泡结构。高分化滤泡性癌，细胞的异形性很小，外科全切除和组织学检查很有必要。分化差的滤泡性癌，核可以大小不等，深染。有诊断价值的是滤泡细胞内显著的大核仁。

2.Hürthle 细胞肿瘤

（1）Hürthle 甲状腺炎：其 Hürthle 细胞分散或形成小团，核变化性较大。

（2）Hürthle 细胞腺瘤：与 Hürthle 甲状腺炎相比，细胞通常大小、形状均一，形成紧密的聚集或细胞团。小的嗜碱性胞质颗粒在血液学染色的风干涂片中观察清楚，核大、大小不一、核仁可见。Hürthle 细胞肿瘤最重要的鉴别诊断是伴随很少或缺乏淋巴细胞成分的甲状腺炎。

3. 其他癌

（1）乳头状癌及其变异：乳头状甲状腺癌针吸细胞学诊断主要依靠乳头状结构、砂粒体及细胞核的特殊形态即毛玻璃样核、核内包涵体、核沟。结节性甲状腺肿及其他良性病变中也可见假乳头状增生，但细胞界线尚清，并缺乏乳头状癌细胞核的特点，以资鉴别。

瘤细胞的排列方式：①排列成单层细胞，呈铺砖状，细胞边界较清楚；②排列成乳头状结构，部分乳头中心可见纤维血管轴心；③少量癌细胞呈单个散在分布。部分瘤细胞胞质相对较丰富，部分瘤细胞胞质呈均质、淡红染，呈鳞状化生样改变，少数细胞胞质呈空泡状。细胞呈圆形、卵圆形、短梭形及柱状。

细胞核结构特征：核沟、核内包涵体及毛玻璃样核是诊断乳头状甲状腺癌的重要细胞核结构特征。大部分瘤细胞核呈圆形、卵圆形或柱状，核染色质细致，呈粉尘状或毛玻璃样外观，核大小相当于正常红细胞的 1.5 ~ 3 倍，大部分细胞核可见 1 ~ 2 个小核仁。

（2）髓样癌：细胞学非常有特征性。涂片富含细胞，肿瘤细胞分散，由大的上皮样细胞组成，伴有不规则、近似三角形的丰富胞质。核深染，通常偏位，具有明显的核仁。淀粉不定形物质是其特征性成分。

（3）间变性癌：间变性巨细胞癌的抽吸涂片通常包含坏死物质、细胞碎片、炎性细胞（主要为中性粒细胞）和具有奇异核及显著核仁的多形性细胞。而小细胞间变性癌，抽吸包括具有圆形或椭圆形核和稀少胞质的恶性细胞。其与恶性淋巴瘤鉴别诊断相当困难。

4. 少见的恶性肿瘤

（1）破骨细胞瘤：应与间变性梭形和巨细胞癌鉴别，后者以非常大的、深染的、核奇异、大小不一为特征。

（2）岛状癌：这种肿瘤的细胞学制片信息非常有限，曾有文献报道 6 例细胞涂片，其具有小球性癌细胞，胞质边界不清，核单形，单个或小团出现。胞质稀少，出现坏死。

（3）鳞状细胞癌：原发或转移性的鳞状细胞癌需要注意鉴别。原发性甲状腺鳞状细胞癌起源可能是鳞状化生，通常高分化，显示特有的嗜酸性胞质。

（4）黏液表皮样癌：原发性的甲状腺黏液表皮样癌有两种亚型，一种与涎腺发生的黏液表皮样癌在各方面均相似；另外一种为伴有嗜酸性粒细胞的硬化性亚型，以纤维化和间质的嗜酸性粒细胞浸润为特点。涂片上包括各种分化程度的鳞状细胞和伴有分泌黏液的细胞，或存在黏液。

5. 恶性淋巴瘤　原发于甲状腺的淋巴瘤通常为 B 细胞来源，这种抽吸的免疫分型对诊断很有必要。

6. 转移性肿瘤　恶性肿瘤的诊断通常比较容易，但是原发和转移的鉴别比较困难。大的转移性结节的抽吸涂片通常只包含肿瘤细胞和坏死性物质。如果恶性细胞展示出通常为甲状腺原发肿瘤的非特征性的形态学特征，如角化、黏液产物、黑色素产物或大量透明细胞质，可能提示转移。然而，必须指出的是罕见的原发性甲状腺鳞状细胞癌、黏液表皮样癌和印戒细胞甲状腺肿瘤，胞质内包含过碘酸希夫反应（PAS 反应）阳性物质。

四、甲状腺结节穿刺细胞学的免疫组织化学标志物

研究发现，细胞学诊断结合免疫组织化学联合分析后，诊断的特异性及准确性、阳性预测值及阴性预测值均可有一定程度的提高。

（一）半乳凝素 -3 与甲状腺癌

半乳凝素 -3（galectin-3）是半乳凝素家族的成员之一。半乳凝素是一种 26kDa 的 β- 半乳糖苷的结合蛋白，属于植物血凝集素家族，其编码基因位于染色体 1p13。半乳凝素 -3 由 3 个结构功能区组成：12 个氨基酸组成的 N 端、代表碳水化合物结合位点的 C 端（130 个氨基酸组成的球形结构）和中间富含脯氨酸、甘氨酸、酪氨酸的重复序列。已有相关研究表明，半乳凝素 -3 参与许多生理、病理发生过程，包括细胞生长、细胞黏附、炎症反应、免疫调节、肿瘤转移及细胞凋亡等作用。正常甲状腺及结节性甲状腺肿、腺瘤等良性病变中半乳凝素 -3 不表达。1995 年 Xu 等用免疫组织化学方法首次报道在乳头状癌及滤泡性癌中半乳凝素 -3 呈强阳性表达，髓样癌表达相对较低，而正常甲状腺组织、良性甲状腺结节和结节性甲状腺肿中表达为阴性。Bartolazzi 等回顾性研究 1009 例甲状腺标本和前瞻性分析 226 例 FNAB 标本，94.2%（293/311）的恶性肿瘤均有半乳凝素 -3 阳性表达，其中在乳头状癌中达 97.0%（195/201），在微小进展性滤泡性癌中为 92.5%（37/40），而在结节性甲状腺肿及甲状腺炎中无一例阳性表达。Coli 等检测发现良性甲状腺结节中存在不典型增生的病灶中表达半乳凝素 -3，提示不典型增生的腺瘤存在潜在恶性。Saggiarato 等研究 17 例滤泡性癌的手术标本检测到半乳凝素 -3 表达，细针穿刺标本有 16 例被检测到，并认为半乳凝素 -3 是滤泡性癌尤其是微小浸润性癌的一个细针穿刺诊断的重要识别标志。在细针穿刺诊断中，对滤泡性癌特征性包膜血管浸润的表现取材存在缺陷，而半乳凝素 -3 则可能对诊断有一定的帮助。

（二）甲状腺过氧化物酶与甲状腺癌

甲状腺过氧化物酶（thyroid peroxidase，TPO）在所有甲状腺滤泡细胞上表达，是甲状腺激素合成过程中的重要因子。TPO 在碘氧化、酪氨酸碘化及碘化酪氨酸偶联至甲状腺蛋白上形成甲状腺素（T_4）和三碘甲腺原氨酸（T_3）的合成中起重要的催化作用。自单克隆抗体 MoAb47 被发现和应用以来，有关 TPO 在组织学中的改变逐渐引起人们的关注。Christensen 用 MoAb47 分别对穿刺和相应的结节染色发现，该抗体对甲状腺病变良恶性的鉴别敏感度为 100%，特异度为 99%，阳性和阴性预测值分别为 96% 和 100%。在良性甲状腺结节中，TPO 阳性率为 80% 以上，而恶性结节阳性率不足 20%，故单抗 TPO 在今后的术前诊断中可作为甲状腺结节定性的初筛指标，如指标阴性者则可视作高度怀疑乳头状癌的对象，并结合其他指标为其作进一步定性，包括半乳凝素 -3、细胞角蛋白 19 等。滤泡性癌的诊断则更需与半乳凝素 -3、细胞角蛋白 19 联合标记辅助诊断。

（三）细胞角蛋白 -19 与甲状腺癌

细胞角蛋白（cytokeratin，CK）19 是一种低分子量角蛋白，来源于局部上皮细胞角蛋

白 20 余种亚型中的一种，是一种分化特异、组成细胞骨架的蛋白质之一。国外有研究认为该标志物过度表达与肺癌、卵巢癌有关，并有资料表明 CK19 可用于甲状腺疾病的鉴别诊断，有很高的价值。Miettinen 等认为 CK19 可区别乳头状癌和乳头状增生，CK19 在经典型乳头状癌呈强、中等阳性；乳头状增生时，其 CK19 的表达明显弱于经典型乳头状癌，为阴性、弱阳性。两者之间的表达差别说明，CK19 可作为这两种病变的一种鉴别指标。有学者认为 CK19 阳性染色并非恶性肿瘤的特异性染色，因其在一些有上皮改变的良性病变，如甲状腺炎的嗜酸性变区域、甲状腺肿中囊性变和鳞状化生的区域会有灶性反应，但对乳头状增生和乳头状癌的鉴别作用较为明确。Baloch 等认为 CK19 对滤泡型乳头状癌和其他滤泡性病变亦有区别作用，其在滤泡型乳头状癌中主要为中至强阳性，而在滤泡性癌中主要为阴性或弱阳性。CK19 在这两种病变中表达的差异性说明其对这两类病变有鉴别诊断价值，故 CK19 也是鉴别甲状腺病变良恶性质的免疫组织化学标志物。

（四）CD44 与甲状腺癌

CD44 是黏附分子家族的一大成员，其变异剪切体（CD44v）被认为与很多肿瘤的发生和转移有关，但它与甲状腺肿瘤的关系，尤其是在甲状腺 FNAB 标本中的表达情况报道较少。Takano 等应用反转录聚合酶链反应（RT-PCR）方法在甲状腺 FNAB 标本中检测了几种 CD44v（包括 v6）的表达情况，并将其与常规细胞学诊断进行比较，结果显示将两种方法结合应用能显著提高诊断的准确率。Kim 等在良、恶性甲状腺疾病 FNAB 标本中应用免疫组织化学研究 CD44 及 cyclin D1 的表达差异，同样发现两者可以较好地鉴别结节性质，对诊断有辅助作用。与细胞学诊断结果相比，CD44v6 的免疫组织化学检测在鉴别结节良、恶性方面的敏感度、特异度及诊断准确率方面均没有太多优势，但作为一种相对客观的检测方法，其对术前更肯定地判断结节性质还是有帮助的。

五、甲状腺结节术前穿刺细胞学诊断的临床应用

FNAB 最主要的目的是从具有功能性或炎症性病变和能够临床随访或药物治疗的患者中筛选出需要手术治疗的患者。对于大多数可以触摸到的甲状腺肿块，触摸引导抽吸和超声引导一样安全；对于在患者中发现不可触及的小肿块，不推荐常规使用 FNAB。

抽吸活检技术：甲状腺的抽吸最好由有经验的细胞病理医生或临床医生用 25 或 22 号计量注射器操作。抽吸的第一步是确定颈部肿块是否位于甲状腺内。如果肿块随吞咽移动，表明在甲状腺内。

抽吸时，患者仰卧位，颈部过度伸长。为避免活检中腺体移位，必须指导患者抑制吞咽和说话。进针后，快速向里向外移动针头以抽取触及肿块的不同部分。因为甲状腺富含血管，实际的抽吸必须尽可能在 1 ~ 2s 完成，以免样本被血液稀释。如果抽到囊肿液体，应继续抽吸，直至没有液体流出。

正常的甲状腺抽吸不会产生不良反应。可能的副作用包括疼痛、肿胀、血肿和急性感染，均很少发生。

活检标本的充足性：抽吸活检标本的充足性取决于病变的类型（囊性或实性）和操作者的技巧，而后者是首要的。

第二节　甲状腺结节术前微创穿刺标本的分子病理学诊断

随着分子遗传学研究的深入，甲状腺癌发病的分子机制逐渐阐明。甲状腺癌相关的分子改变包括基因突变、基因扩增、基因易位、微小 RNA（microRNA，miRNA）的异常表达，以及表观遗传学的改变。这些分子标志物的改变导致细胞内多种信号通路异常活化。目前，以甲状腺癌分子标志物改变为基础的基因诊断已作为细胞学和组织病理学诊断的辅助工具应用于临床实践；而以分子标志物改变为靶点的生物靶向药物也开始应用于临床治疗。本节主要总结与滤泡上皮来源的甲状腺癌发生相关的信号转导通路及相关分子标志物的改变及意义。

一、甲状腺癌相关的信号转导通路

甲状腺癌发生和进展的分子机制是相关基因改变而导致细胞内信号转导通路的异常激活。多种信号通路同样参与了甲状腺癌的发生，对于分化型甲状腺癌，丝裂原激活蛋白激酶（mitogen-activated protein kinase，MAPK）/ERK、磷脂酰肌醇 -3- 激酶 / 蛋白激酶 B（phosphatidylinositol-3-kinase/protein kinase B，PI3K/AKT）等信号转导通路的激活最为重要（图 26-1）。

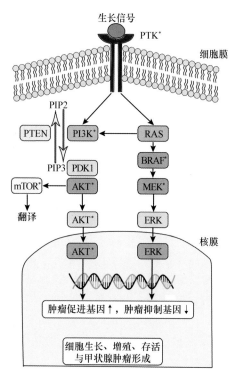

图 26-1　MAPK/ERK 和 PI3K/AKT 信号转导通路

左侧显示的是 PI3K/AKT/mTOR 信号通路；右侧显示的是 MAPK/ERK 信号通路。这两种经典的信号通路通过细胞膜上的受体酪氨酸激酶（receptor tyrosine kinase，RTK）偶联在一起，该受体将细胞外的生长信号转导到细胞内的下游通路。RAS 将 RTK 与两条信号通路相连接。PTEN 终止了 PI3K 信号通路。RTK 基因扩增很常见。MAPK 通路中常见的基因激活突变包括 RET/PTC 重排、RAS 突变和 BRAF 突变。PI3K 通路中的常见遗传学改变包括 RAS 突变、PTEN 突变或基因缺失、PIK3CA 突变或扩增、AKT 突变。由这些基因改变驱动这两条信号通路激活是甲状腺肿瘤形成的基础。RTK 基因扩增也很常见。* 表示这两条途径中可能的治疗靶点，目前经常在临床工作中进行检测

（一）MAPK/ERK 通路

丝裂原激活蛋白激酶（MAPK）是细胞内的一类丝氨酸 / 苏氨酸蛋白激酶。研究证实，MAPK 信号转导通路存在于大多数细胞内，将细胞外刺激信号转导至细胞及其核内，在细胞生物学反应（如细胞增殖、分化、转化及凋亡等）过程中具有至关重要的作用。MAPK 信号转导通路在细胞内具有生物进化的高度保守性，从低等原核细胞和高等哺乳类动物，MAPK/ERK 通路是在多种生物中普遍存在的介导细胞反应的重要信号通路。该通路的主要参与分子包括 RAS、RAF、MEK 和 ERK 等。细胞外刺激信号，包括生长因子、细胞因子和抗原刺激等，与细胞表面相应受体结合，使胞内的部分蛋白激酶功能激活，募集相应信号因子，激活 RAS，进而激活 RAF，继续活化下游的 MEK 和 ERK。ERK 具有广泛的催化作用，可进入细胞核，磷酸化多种转录因子和核蛋白，促进细胞增殖，调控细胞周期，影响细胞分化和细胞凋亡。RAF 基因编码的 RAF1 蛋白激酶是 MAPK/ERK 通路的关键分子，其他信号途径，如蛋白激酶 C（PKC）也可以通过活化 RAF1，激活 MAPK 通路。

MAPK/ERK 通路激活是甲状腺肿瘤，特别是乳头状甲状腺癌（PTC）发生的重要分子信号改变。甲状腺癌中 MAPK 信号通路多由 BRAF 和 RAS 基因突变，或 RET–PTC 重排激活，三者排他性发挥作用。MAPK/ERK 通路激活不仅可以直接促进细胞增殖，还可以上调趋化因子、血管内皮生长因子 A（VEGFA）、基质金属蛋白酶（MMP）、缺氧诱导因子 1α（HIF1α）、尿激酶型纤溶酶原激活物（uPA）及其受体（uPAR）、转化生长因子 β1（TGF-β1）等的表达，驱动癌细胞的增殖、迁移和存活，促进肿瘤血管形成，触发肿瘤细胞外基质微环境的分子改变，在甲状腺癌的发病中发挥重要作用。

（二）PI3K/AKT 通路

磷脂酰肌醇 -3- 激酶（PI3K）信号通路参与增殖、分化、凋亡和葡萄糖转运等多种细胞功能的调节。近年来发现，ⅠA 型 PI3K 和其下游分子蛋白激酶 B（PKB 或 AKT）所组成的信号通路与人类肿瘤的发生发展密切相关，该通路调节肿瘤细胞的增殖和存活，其异常活性不仅能导致细胞恶性转化，而且与肿瘤细胞的迁移、黏附、肿瘤血管生成及细胞外基质的降解等相关。其中 PI3K/AKT 信号通路的主要参与分子包括 PTEN、PI3K、AKT 和 mTOR 等。生长因子和细胞因子等通过相应受体激活 PI3K，或通过激活 RAS 而激活 PI3K，进而活化 AKT 和 mTOR。在 PI3K 家族中，研究最广泛的是能被细胞表面受体所激活的Ⅰ型 PI3K。哺乳动物细胞中Ⅰ型 PI3K 又分为ⅠA 和ⅠB 两个亚型，它们分别从酪氨酸激酶连接受体和 G 蛋白连接受体传递信号。ⅠA 型 PI3K 是由催化亚单位 p110 和调节亚单位 p85 所组成的二聚体蛋白，具有类脂激酶和蛋白激酶的双重活性。PI3K 通过两种方式激活，一种是与具有磷酸化酪氨酸残基的生长因子受体或连接蛋白相互作用，引起二聚体构象改变而被激活；另一种是通过 RAS 和 p110 直接结合导致 PI3K 的活化。PI3K 激活后，在包膜上产生第二信使 PIP3，PIP3 与细胞内含有 PH 结构域的信号蛋白 AKT 和磷酸肌醇依赖性蛋白激酶（phosphoinositide dependent kinase，PDK）1 结合，促使 PDK1 磷酸化 AKT 蛋白的 Ser308 导致 AKT 的活化。AKT 还可通过 PDK2[如整合素连接激酶（ILK）] 对其 Thr473 磷酸化而被激活。活化的 AKT 通过磷酸化作用激活或抑制其下游靶蛋白 Bad、 caspase 9、NF-κB、GSK-3、FKHR、p21Cip1 和 p27Kip1 等，进而调节细胞的增殖、分化、凋亡及迁移等。PI3K/AKT 信号通路的活性由第 10 号染色体缺失的磷酸酶及张力蛋白同源的基因（phosphates and tensin homologue deleted on chromosome 10，PTEN）和 SHIP（SH2-containing inositol 5-phosphatase）负调节，它们分别从 PIP3 的 3′ 和 5′ 去除磷酸而将其转变成 PI（4，5）P2 和 PI（3，4）P2 而降解。迄今为止，尚未发现下调 AKT 活性的特异磷酸酶，但用磷酸酶抑制剂处理细胞，发现 AKT 的磷酸化和活性均有所增加。

　　PTEN 是 PI3K/AKT 信号通路的重要负向调控因子，是一种 PIP3- 磷酸酶，与 PI3K 功能相反，它可以通过去磷酸化将 PIP3 转变为 PI（4，5）P2。PTEN 可抑制 AKT 活化而阻止所有由 AKT 调控的下游信号转导事件，影响细胞的多种功能。PTEN 在多种肿瘤中发生基因突变或缺失。通过对 PTEN 基因突变引起的 Cowden 综合征研究发现，PI3K/AKT 信号通路在甲状腺肿瘤发生中发挥重要作用。PI3K/AKT 信号通路在甲状腺肿瘤中的其他激活方式包括 RAS、PIK3CA 基因突变和 AKT 的拷贝数增加。AKT 有 3 个亚型，其中 AKT1 和 AKT2 在甲状腺癌和甲状腺肿瘤中大量表达并激活，表明这两个亚型在甲状腺癌发生中有特别重要的作用。需要指出的是，过度激活的 PI3K/AKT 信号赋予肿瘤细胞侵袭能力，可能是滤泡状甲状腺瘤（FTA）转变为滤泡状甲状腺癌（FTC）的分子机制。

（三）果蝇 WNT 同源基因 /β- 联蛋白通路

　　果蝇 WNT 同源基因 /β- 联蛋白（WNT/β-catenin）通路在胚胎发育、上皮细胞更新和细胞稳态维持过程中发挥重要作用。正常甲状腺组织表达 WNT 通路的组成蛋白，包括 Fzd、Dvl 和 WNT 等，存在功能性的 WNT 信号。在甲状腺癌中，WNT/β-catenin 通路的部分组成分子，如 β-catenin 和 Axin 等发生基因突变而导致信号通路过度激活。WNT 通路的上游信号上调 β-catenin，其易位到细胞核，在各种肿瘤中促进基因转录。WNT/β-catenin 通路激活常见于未分化甲状腺癌和侵袭性较高的低分化甲状腺癌中。目前认为 WNT/β-catenin 通路激活是甲状腺细胞恶性转化过程中的晚期事件，似乎对甲状腺肿瘤的侵袭性有重要作用。但另有研究表明，甲状腺癌细胞中 RET/PTC 重排可通过激活 PI3K/AKT 通路而激活 WNT/β-catenin 信号。

（四）NF-κB 通路

　　核因子 κB（nuclear factor-κB，NF-κB）是一组存在于所有细胞中的转录因子，在哺乳动物中 NF-κB 家族包括 RelA、RelB、c-Rel、NF-κB1 和 NF-κB2。NF-κB 通路可被细胞外信号，包括肿瘤坏死因子受体（TNFR）、Toll 样受体 4（TLR4）和白细胞介素 1 受体（IL-1R）等激活，也可被细胞内其他信号途径作用而激活。NF-κB 调控多种细胞凋亡、肿瘤发生、炎症反应和自身免疫疾病发生。NF-κB 通路参与肿瘤的增殖、血管生成和侵袭转移。在甲状腺髓样癌中，RET 突变可诱导 NF-κB 抑制因子 IkB 磷酸化、泛素化和蛋白体降解，从而使 NF-κB 进入细胞核，与 DNA 结合，发挥转录调节功能。在乳头状甲状腺癌中，RAS 和 BRAF V600E 基因突变、RET/PTC 重排均可直接或间接引起 NF-κB 通路激活，控制甲状腺癌细胞的增殖和抗凋亡信号。

（五）其他相关通路

其他与甲状腺癌发生有关的信号通路还包括 RAS 相关域家族 / 巨噬细胞刺激因子 1/ 叉形头转录因子 O3（ras-association domain family/macrophage stimulating 1/fork head box O3，RASSF/MST1/FOXO3）、低氧诱导因子 1α（hypoxia inducible factor 1α，HIF1α）、Notch、Hedgehog 和促甲状腺激素 / 促甲状腺激素受体（thyroid stimulating hormone/thyroid stimulating hormone receptor，TSH/TSHR）信号通路等。其中 HIF1α 在正常甲状腺组织不表达，但表达于侵袭类型的甲状腺癌中。HIF1 刺激血管生成相关基因 VEGFA 表达上调，促进肿瘤血管生成和肿瘤进展。值得注意的是，在 TSH/TSHR 通路中，TSHR 被 TSH 激活，具有调节甲状腺细胞增殖、分化的功能，对甲状腺发育有基础性作用。目前认为 TSH/TSHR 系统在甲状腺癌发展中的作用一分为二：可以抑制甲状腺细胞的恶性转化，从而抑制甲状腺癌的发生；但当致癌因素导致癌始动后，其可以促进甲状腺癌细胞的生长和肿瘤进展。

二、甲状腺癌相关的分子标志物

（一）BRAF 突变

BRAF 基因位于 7 号染色体 7q34，由 18 个外显子组成，编码含有 783 个氨基酸的丝氨酸 / 苏氨酸蛋白激酶蛋白产物，隶属于 RAF 家族成员之一。BRAF 蛋白从 N 端到 C 端依次分为 CR1/CR2/CR3 3 个保守区。激酶功能区域的 V600E 基因突变是甲状腺癌最常见的基因突变方式，研究发现 40% ~ 45% 的乳头状甲状腺癌存在 BRAF 基因突变，而最近的资料显示可达 61.7%。BRAF 基因第 15 号外显子单个碱基的错义突变（T1799A）导致翻译蛋白质 600 位密码子对应的缬氨酸被谷氨酸替代（V600E），成为活化蛋白激酶，激活 MEK/ERK 激酶，向 MAPK 信号通路下游传递细胞有丝分裂信号，导致肿瘤形成。

BRAF V600E 突变通常见于乳头状甲状腺癌的经典型和高柱状变异型，很少发现于乳头状癌滤泡亚型；在甲状腺髓样癌、滤泡性癌和良性甲状腺结节中尚未发现 V600E 突变。多中心研究结果显示，BRAF V600E 突变与某些特定的临床因素相关，如肿瘤的包膜外侵袭、淋巴结转移、较差的临床分期、再手术率和较高的术后复发率等。BRAF V600E 的分子检测可显著提高甲状腺结节细针抽吸活检（FNAB）样品中细胞学诊断的准确性。BRAF 基因突变阳性结节的恶性率可达 99.8%。多种分子检测技术可以准确检测 BRAF V600E 突变，包括探针特异性实时聚合酶链反应（PCR）、等位基因特异性实时 PCR、直接测序等。BRAF V600E 突变也可作为乳头状甲状腺癌的预后标记，BRAF V600E 已经作为治疗失败和预测肿瘤复发的独立因子，BRAF V600E 突变也是靶向药物治疗的重要靶点。

（二）RAS 突变

人类 RAS 基因家族包括 HRAS、KRAS、NRAS，分别定位在 11 号、12 号和 1 号染色体上。RAS 基因编码具有 GTP 结合作用和 GTP 酶活性的 G 蛋白，参与 MAPK 和 PI3K/AKT 两个信号通路。正常状态下 RAS 蛋白的内源性 GTP 酶活性可水解 GTP 为 GDP，RAS 与 GDP 结合，终止 RAS 信号。RAS 突变后可增强其与 GTP 结合或导致其内源性 GTP 酶活性丧失，持续处于与 GTP 结合的活化状态，使 MAPK 和 PI3K/AKT 信号通路持续激活。甲状腺癌最常见突变涉及 NRAS 和 HRAS 的第 12 位和 61 位密码子，主要激活 PI3K/AKT 信号通路。

RAS 基因突变主要存在于甲状腺滤泡细胞来源的肿瘤。在乳头状甲状腺癌中，RAS 突变比例为 15% ~ 20%，含 RAS 突变的几乎所有的乳头状癌都有滤泡变异组织结构，RAS 突变也被发现于约 45% 的典型滤泡性癌和 26% 的滤泡性腺瘤中，但在嗜酸性肿瘤中有较低的发病率。RAS 基因突变虽然不能独立确立恶性肿瘤诊断，但其可作为乳头状癌滤泡变异型的有利辅助诊断标志。因为形态学诊断很难区分乳头状癌滤泡亚型和滤泡细胞癌，所以 RAS 基因检测对于形态学诊断来说很有价值。RAS 突变在甲状腺癌中与肿瘤的去分化和预后欠佳相关，另有研究发现 RAS 基因突变与滤泡性癌和乳头状癌的转移行为显著相关，特别是骨转移。因此，RAS 基因突变可以作为分化较好的但有转移性和去分化倾向的甲状腺癌的标志。然而，该突变不能作为评估所有类型的甲状腺肿瘤预后的指标。

（三）甲状腺癌相关的其他基因突变

除常见的 BRAF 和 RAS 基因突变外，少数甲状腺癌是由其他基因突变驱动的。PI3K/AKT 信号通路的其他成员 PTEN、PIK3CA、AKT1/2 等基因的突变在甲状腺癌中也有发生。抑癌基因 PTEN 的突变可致 PTEN 蛋白功能丢失，从而使 PI3K/AKT 信号通路被上游分子异常刺激而激活。有文献报道，PIK3CA 基因作为 PI3K 的亚单位，其突变存在于 6% ~ 13% 的滤泡性甲状腺癌和 0 ~ 6% 的滤泡性腺瘤中。端粒末端转移酶（telomerase reverse transcriptase，TERT）基因启动子区突变多发生在低分化乳头状甲状腺癌和侵袭性更高的亚型，如高细胞型乳头状甲状腺癌（tall-cell papillary thyroid cancer，TCPTC）。EIF1AX（eukaryotic translation initiation factor 1A，X-linked）是乳头状甲状腺癌中新发现的癌基因，EIF1AX 编码的蛋白质介导 MET-tRNA 到核糖体亚基的转移。

（四）基因重排

1. RET/PTC 基因重排　是甲状腺癌较常见的基因改变，在儿童和因辐射引起的乳头状癌中高达 50% ~ 80%。RET 原癌基因位于染色体 10q11.2，编码一种跨膜酪氨酸激酶受体蛋白，在甲状腺滤泡旁细胞中高表达。RET/PTC 重排最早于 1987 年由 Fusco 在转移性甲状腺癌中首次报道，由染色体易位或臂内倒位致 RET 基因的 3′ 端和其他基因的 5′ 端融合产生的重排导致此受体形成嵌合体而被活化，根据 5′ 端基因的不同将重排分为多种类型：RET/PTC1、RET/PTC2、RET/PTC3 等，目前报道至少有 14 种之多。其中 RET/PTC1、RET/PTC3 是最常见的类型，由 RET 基因分别与 CCDC6（H4）基因和 NCOA4（ELE1）基因臂内倒位融合形成，所有融合包含完整的酪氨酸激酶 RET 受体，使 RET/PTC 蛋白能激活 MAPK 信号通路。

RET/PTC 基因重排检测有助于甲状腺癌的诊断。克隆性 RET/PTC 检测是预测乳头状癌的有力指标。对于细胞学诊断不确定或细胞数量不充足的甲状腺 FNAB 样品，RET/PTC 基因检测可以较明显提高甲状腺结节的术前诊断。前瞻性研究显示 16 例术前通过细胞学诊断不能确定但 RET/PTC 基因重排阳性的甲状腺结节术后均证明为乳头状癌。但也应注意 RET/PTC 重排除见于乳头状甲状腺癌外，也可见于甲状腺良性病变中，如小梁性腺瘤和桥本甲状腺炎。

2. PAX8/PPARγ 重排　是 t（2，3）（q13；p25）易位的结果，从而导致特异性结合域转录因子 PAX8 和过氧化物酶体增殖物激活受体（PPAR）γ 基因融合。PAX8/PPARγ 融合基因表达一种包括 PAX8 前 9 个外显子和 PPARγ 全长在内的融合蛋白（PPFP）。PAX8/PPARγ 是滤泡性癌中发现的第二种常见分子改变，见于 30% ~ 40% 的滤泡性癌和约 5% 的嗜酸性细胞癌。在乳头状癌滤泡亚型中，出现率可高达 38%，该基因重排还出现在约 10% 的滤泡性腺瘤中。值得注意的是，PAX8/PPARγ 重排和 RAS 点突变在同一个肿瘤中很少发生重叠，表明滤泡性癌可能通过两种不同的分子途径——PAX8/PPARγ 重排或 RAS 突变起源发生。PAX8/PPARγ 重排导致 PPARγ 蛋白过度表达可以通过免疫组织化学方法检测。检测甲状腺癌组织和 FNAB 样品中 PAX8/PPARγ 重排，能够一定程度上反映肿瘤的恶性程度，并作为肿瘤预后分析的指标之一。

3. 罕见基因重排　原肌球蛋白受体激酶（TRK）是 PTC 中观察到的另一种罕见的基因重排。TRK 原癌基因（NTRK1）位于 1 号染色体，编码高亲和力的神经生长因子受体。TRK 来源于 NTRK1 受体基因的 3′ 端序列与位于染色体 1q31 的激活基因 TPM3 的 5′ 端序列融合。TRK-T1 和 TRK-T2 源自 NTRK1 受体基因与染色体 1q25 的 TPR 基因的不同部位融合。TRK-T3 源自 NTRK1 受体基因与染色体 3q11—12 的 TFG 基因的融合。TRK 蛋白具有构成性的酪氨酸激酶活性，导致细胞恶性转化。多数研究表明 TRK 重排存在于不到 5% 的乳头状癌中。

（五）基因扩增和拷贝数改变

原癌基因扩增是甲状腺肿瘤发生的另一种重要的遗传学机制，在滤泡性甲状腺癌和乳头状甲状腺癌的滤泡亚型中较常见。编码受体酪氨酸激酶的基因扩增非常常见，包括 EGFR、PDGFRA、PDGFRB、VEGFR1、VEGFR2 和 KIT 等。此外，PI3K/AKT 信号通路成员包括 PIK3CA、PIK3CB、PDPK1、AKT1 和 AKT2 等基因拷贝数增加在甲状腺癌中也很常见，是部分甲状腺癌中 PI3K/AKT 信号通路活化的重要机制之一。IQGAP1 基因扩增是甲状腺癌中新发现的一种遗传改变，多见于侵袭性的甲状腺癌。

（六）microRNA（miRNA）改变

miRNA 是一组由 21 ~ 25 个核苷酸组成的非编码 RNA，可以在转录和翻译水平抑制基因的表达。乳头状甲状腺癌中存在 miRNA 的改变。一些 miRNA，包括 miR-146b、miR-221、miR-222、miR-181b、miR-155 和 miR-224，在乳头状甲状腺癌中表达明显上调，同时，这些 miRNA 表达上调的水平与乳头状癌腺外侵袭和 BRAF 阳性表达相关。此外，在滤泡性甲状腺癌中亦可见表达上调的 miRNA。有研究发现来自乳头状甲状腺癌的大多数 FNAB 样本中某些特定的 miRNA 表达上调，表明它们有潜在的术前诊断价值。重要的是，乳头状甲状腺癌患者血清中可以检测到 miR-222、let-7e 和 miR-151–5 等的表达，其表达水平与携带良性结节的患者和正常人相比明显增加。最近有报道同时检测血清 miR-95 和 miR-190

可以诊断乳头状甲状腺癌，准确率达 95%。然而，尚需要大样本和临床相关研究来验证 miRNA 能否作为甲状腺肿瘤的分子标志。

（七）表观遗传学改变

基因异常甲基化是甲状腺癌中常见的表观遗传学改变。抑癌基因启动子区域的超甲基化可以沉默该基因。研究发现滤泡性甲状腺癌的基因甲基化程度高于乳头状癌。另一方面，乳头状甲状腺癌中 BRAF V600E 基因突变与多个抑癌基因如 TIMP3、SLC5A8、DAPK1、RARB 等高甲基化状态有关。

三、甲状腺癌相关的分子标志物在预后判断中的价值

在甲状腺癌中，有几个和预后相关的分子标志物，特别是 RAS、PIK3CA、PTEN、P53、ALK 和 BRAF 基因突变这样的遗传学标志物可靠性较高。其中有些只在低分化或未分化癌中检测到，如 P53、ALK 突变，这些都可以作为预示甲状腺癌侵袭性的标志物。RAS、PIK3CA 和 PTEN 突变从低度恶性到高度恶性甲状腺癌中的发生率和并存率逐渐增长，它们共同存在可能促进并预示甲状腺癌的发展。这些突变及其他遗传学改变（如 RTK 基因扩增和 BRAF 突变）可以共同激活 MAPK 和 PI3K/AKT 信号通路。随着甲状腺癌从低度恶性向高度恶性发展，这些遗传学改变也逐渐增多。这些发现说明，遗传学改变可以促进甲状腺肿瘤的进展，并有可能成为甲状腺肿瘤预后不良的标志物。RAS 突变，尤其是 NRAS 突变，与低分化甲状腺癌和滤泡性癌的侵袭性呈正相关，降低了患者的生存率。利用这些遗传学标志物对预后进行判断很有前景，但是尚需进一步的研究证明。

（一）BRAF 基因突变

BRAF 突变是被研究最多的预后标志物。BRAF 突变可持续性激活 MAPK 信号通路中的 BRAF 激酶，从而促进乳头状甲状腺癌的侵袭性。下面将着重介绍该突变的临床预后价值。

1. BRAF 突变和乳头状甲状腺癌的侵袭性　一项多中心研究显示 BRAF 突变和淋巴结转移、甲状腺外侵犯、临床分期（Ⅲ 和 Ⅳ 期）及疾病的复发密切相关。随后的研究也证实了这些发现，只是有些研究可能由于方法的差异导致结果不一致。该相关性在低危性乳头状甲状腺癌中也被证实。BRAF 突变和乳头状甲状腺癌复发的相关性是最早被发现的，其相关性也最明显。这些研究结果显示：BRAF 突变乳头状甲状腺癌的复发风险是无突变乳头状甲状腺癌的 3 ~ 5 倍，其阳性预测值（positive prediction value，PPV）高达 30%，而阴性预测值（negative prediction value，NPV）为 90% 左右。BRAF 突变还与复发性甲状腺癌的摄碘能力丧失相关，导致该类患者对放射性碘治疗耐受。此外，还有研究发现 BRAF 突变与碘转运相关基因的表达下降和缺失有关，如 SLC5A5（即 NIS）、TSHR、SLC26A4（即 pendrin 基因）、TPO 和 Tg。一项体外研究表明，诱导 BRAF 突变基因表达可以使这些基因的表达沉默，而抑制 BRAF 突变则可使这些被抑制的基因重新表达。BRAF 突变还可导致某些促肿瘤分子过表达，如 VEGF 和 MET。这些都是 BRAF 突变乳头状甲状腺癌侵

袭性增加和治疗失败的分子基础。

2. BRAF 突变对乳头状甲状腺癌手术方式的影响　大多数临床医生都赞同甲状腺癌患者接受手术治疗。但是对于低危的分化型甲状腺癌，手术方式的选择存在以下争论：①是选择甲状腺全切还是单侧甲状腺切除；②对于术前及术中未发现淋巴结转移的患者，是否行预防性中央组颈淋巴结清扫。由于 BRAF 突变和乳头状甲状腺癌侵袭性及复发性乳头状甲状腺癌摄碘能力丧失关系密切，对于 BRAF 突变阳性乳头状甲状腺癌患者，要尽可能将病灶彻底清除。例如，对于微小乳头状甲状腺癌（肿瘤直径≤1cm），美国甲状腺协会（America Thyroid Association）目前推荐的手术方式是腺叶切除。但如果术前发现 BRAF 突变阳性，则认为双侧甲状腺全切可能是更好的选择。尤其是直径＞5mm 的微小癌更应该采取双侧甲状腺全切，因为其复发风险较直径＜5mm 的微小癌显著升高。迄今为止，尚无前瞻性的研究证实该手术方法可以改善低危甲状腺癌患者的预后。对于细胞学诊断不明的结节通过腺叶切除被确诊为恶性时，如果临床病理学特征评估为低风险，则无须进行双侧甲状腺全切手术，不能仅仅因为 BRAF 突变就改行全切手术。因为在这种情况下，BRAF 突变分析的价值可能由于全切手术的并发症和手术费用而大打折扣。但无论如何，将 BRAF 突变分析纳入甲状腺癌风险评估系统有助于对不同患者选择更合适的手术方式。

3. BRAF 突变在复发需要再次手术的乳头状甲状腺癌中的发生率高　为了预防 BRAF 突变阳性乳头状甲状腺癌复发，可以在初次手术中选择中央组颈淋巴结清扫术。众多研究（包括一项大型的前瞻性多中心研究）结果显示，甲状腺全切手术同时进行中央组淋巴结清扫可以降低乳头状甲状腺癌的复发风险和再次手术率。因此，对于术前发现 BRAF 突变阳性的患者，建议同时行预防性中央组颈淋巴结清扫。甲状腺癌术前 FNAB 标本中测得 BRAF 突变阳性，提示可能发生淋巴结转移，腺体外浸润和Ⅲ、Ⅳ期进展性乳头状甲状腺癌。该相关性在微小乳头状甲状腺癌中也同样存在。虽然 BRAF 突变与乳头状甲状腺癌中央组淋巴结转移和复发均相关，且中央组淋巴结转移本身也增加复发风险，但 BRAF 突变是中央组淋巴结转移的独立预测因素，其术前预测中央组淋巴结转移的 PPV 为 47%，NPV 为 91%。术前 BRAF 突变阳性强烈预示预防性中央组颈淋巴结清扫中可能发现隐匿性中央组淋巴结转移。因此，对于传统评估为低危或中危的甲状腺癌患者，将 BRAF 突变纳入评估系统有助于确定是否行预防性中央组颈淋巴结清扫。目前，对于极低危乳头状甲状腺癌（直径＜5mm 的单病灶且没有其他危险因素），是否仅由于 BRAF 突变而选择预防性中央组颈淋巴结清扫尚缺乏充分数据支持。BRAF 突变对于乳头状甲状腺癌复发的阴性预测价值较高，在传统低危患者中也同样如此。因此，对于术前 BRAF 突变阴性的低危患者，不推荐进行预防性中央组颈淋巴结清扫，而仅行腺叶切除。对于直径为 1.0~2.0cm 且无其他高危因素的乳头状甲状腺癌，如果 BRAF 突变阴性，同样可以不行预防性中央组颈淋巴结清扫。

4. BRAF 突变对乳头状甲状腺癌药物治疗的影响　甲状腺癌放射性碘治疗的潜在副作用，包括发生第二原发肿瘤的风险，已逐渐引起重视。不同于高危患者，对低危患者进行放射性碘治疗是否能降低复发及死亡风险还不确定。因此，大多数低危患者可能不需要放射性碘治疗。血清 Tg 检测是甲状腺癌复发监测的最常用指标。一项回顾性研究表明，大多数低危患者，无论是否接受过放射性碘治疗，其血清 Tg 水平都会在术后 5~7 年下降到无法检测的浓度，但是放射性碘治疗组的血清 Tg 清除率明显较高。这个发现也证实了血清

Tg 检测在这类患者中的价值。由于 BRAF 突变与乳头状甲状腺癌（包括低危患者）复发风险的相关性，对于低危但 BRAF 突变阳性的患者，疾病复发的有效监测显得非常重要。临床医生可能对患者进行放射性碘治疗，通过去除残余的甲状腺组织来提高血清 Tg 检测的可靠性。相反，由于 BRAF 突变的 NPV 很高，对于 BRAF 突变阴性的低危患者，可以免于接受放射性碘治疗。而对于低危但 BRAF 突变阳性的患者，建议在重组人 TSH（rhTSH）刺激的情况下给予 1100MBq（30mCi）低剂量放射碘 -131 治疗，其消除残余正常甲状腺组织的效果与高剂量 3700MBq（100mCi）是相当的，且 1100MBq 的副作用会小得多。但是，这还需要进一步的前瞻性试验结果支持。

（二）RET/PTC 基因重排

研究发现，散在、有放疗史的乳头状甲状腺癌患者 RET/PTC 融合率达 60%；其中长潜伏期的乳头状甲状腺癌患者以 RET/PTC1 融合为主，而潜伏期短、侵袭性强的硬化型乳头状甲状腺癌患者多以 RET/PTC3 为主。

综合来看，不同报道关于 RET/PTC 基因重排患病率的差异很大，可能与检测方法的灵敏度和地理位置、种族差异有关。同时，RET/PTC 重排在肿瘤内的分布可能相当异质化。在偶发性儿童乳头状癌中，RET/PTC 基因重排比 BRAF 基因突变更常见。针对 RET/PTC 检测方法的选择主要取决于样本的类型。对于新鲜冰冻标本、采集的新鲜肿瘤组织或 FNAB 样品，可以选择普通 PCR 或 RT-PCR。对于福尔马林固定和石蜡包埋的组织，可选择荧光原位杂交分析的方法。但实验应根据实验室情况建立适时的切点值（cut-off value），一般应不少于 8% ~ 12% 的重排细胞信号模式，以避免检测到的非克隆重组。

（三）PAX8/PPARγ 基因重排

临床上，PAX8/PPARγ 基因重排阳性肿瘤更常见于年轻、瘤体较小、呈实性、容易侵犯血管的患者。

四、甲状腺癌的分子病理诊断在术前微创穿刺标本中的应用

自 20 世纪 80 年代以来，FNAB 和细胞学诊断已成为甲状腺结节术前诊断的基石。这些术前诊断评估方法大大降低了良性甲状腺结节进行诊断性手术的概率。FNAB 结果可疑恶性的患者大多数都会接受手术，但问题在于：这些患者应该接受诊断性手术还是治疗性手术。诊断性手术是通过切除腺叶或全切甲状腺诊断其中的结节是良性还是恶性。而治疗性手术是对明确诊断的甲状腺癌行手术治疗，从而降低甲状腺癌的复发率和死亡率。FNAB 诊断不明的患者，总体恶性风险较高，建议这类患者继续观察随访是很有风险的。是否有其他术前诊断方法可以采用，从而避免不必要的诊断性手术，对这类患者显得至关重要。

在过去 20 多年中，筛选合适的分子标志物指导 FNAB 诊断不明的甲状腺结节患者选择手术还是观察随访，已被喻为"甲状腺结节研究的金标准"。很多潜在的标志物及标志物的组合已经在甲状腺组织和 FNAB 标本中进行了研究。对于 FNAB 诊断不明的患者，敏感

性和 NPV 高的分子标志物，其阴性结果可使临床医生明确地建议患者继续观察随访；而特异性和 PPV 高的分子标志物，其阳性检测结果可以使临床医生更有把握地建议这类患者接受治疗性甲状腺癌手术。有些研究已经评估了术前 FNAB 诊断不明的标本中引入分子标志物对术后病理的准确预测价值。敏感性和 NPV 最高的分子标志物多种多样，包括免疫组织化学蛋白标志物组合、4 个 microRNA 组成的组合，以及一套由 142 个 microRNA 组成的复杂的基因表达分类法。特异性和 PPV 最高的分子标志物都是遗传学标志物（突变和重排），这些遗传学改变被认为是许多甲状腺癌的驱动因素。

常用的分子标志物检测方法各有其优缺点。细胞学抹片和细胞学沉渣包埋的免疫组织化学染色的标准化程度很高，并且可直接观察细胞学形态。但这些方法很难进行蛋白表达定量。遗传学标志物，特别是基于 DNA 的点突变，有着非常可靠的生物学理论基础，并且 DNA 稳定性高。这类标志物的特异性和 PPV 很高。但目前仍有 30% ~ 40% 的分化型甲状腺癌未携带任何已知的分子突变，使得这些标志物的敏感性非常低。基因表达产物（包括 mRNA 和 microRNA）可以组合成大通量的基因芯片，从而提供某个具体肿瘤的基因组指纹，并最终用于术前预测结节的良恶性。这是一个高通量方法，但由于 RNA 的不稳定性、技术的难度及芯片涵盖的基因数目等种种原因，大大限制了基因芯片的使用。遗传学检测和基因芯片都需要重新进行 FNAB 来获取足够的标本量。外周血 RNA 标志物，如血液中的 TSH mRNA 检测，不需要额外进行 FNAB，而且其可与基于 FNAB 的检测方法互补。

建议运用术前甲状腺结节的穿刺细胞学诊断结合分子标志物检测来综合判断甲状腺结节的性质并决定下一步治疗方案（图 26-2），目的是采用恰当的手术达成诊断或治疗的目的，并且避免重复手术。基于目前已有的数据，对于异型性或滤泡性病变及滤泡性肿瘤或可疑滤泡性肿瘤这两类亚型患者来说，可以考虑应用敏感性和 NPV 高的分子检测判断结节性质；如结果为阴性或良性，这些患者就可以继续观察随访而不需手术。对于分子检测阳性或结果可疑的患者，应该考虑手术，并且考虑使用遗传学检测方法，因为这类检测的特异性

255

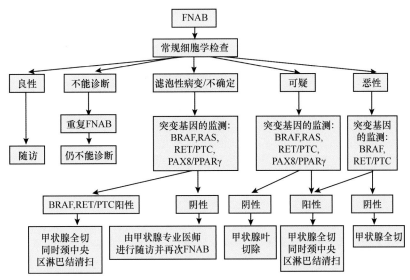

图 26-2 甲状腺结节细胞穿刺学结合分子诊断后的结节处理流程

摘自：徐书杭，刘超 . 2012.甲状腺癌的分子诊断——94 届美国内分泌年会（2012.6.22-27）.中华内分泌代谢杂志，28（8）：693

和 PPV 很高，有助于确定手术范围。FNAB 诊断不明但可疑恶性亚型的患者，其恶性风险较其他亚型高，因此建议行手术治疗。对于这类患者，建议使用高特异度和 PPV 的分子检测方法来决定手术范围。

（聂　秀　李　燕）

参 考 文 献

孙嘉伟，许晓君，蔡秋茂，等 . 2013. 中国甲状腺癌发病趋势分析. 中国肿瘤，690-693.

Ali SZ，Cibas ES. 2017. The Bethesda System for Reporting Thyroid Cytopathology：Definitions，Criteria，and Explanatory Notes. 2nd ed. NewYork：Springer.

Aschebrook-Kilfoy B，Ward MH，Sabra MM，et al. 2001. Thyroid cancer incidence patterns in the United States by histologic type，1992-2006. Thyroid，21（2）：125-134.

Baloch ZW，Abraham S，Roberts S，et al. 1999. Differential expression of cytokeratins in follicular variant of papillary carcinoma：an immunohistochemical study and its diagnostic utility. Hum Pathol，30（10）：1166-1171.

Bartolazzi A，Gasbarri A，Papotti M，et al. 2001. Application of an immunodiagnostic method for improving preoperative diagnosis of nodular thyroid lesions. Lancet，357（9269）：1644-1650.

Christensen L，Blichert-Toft M，Brandt M，et al. 2000. Thyroperoxidase（TPO）immunostaining of the solitary cold thyroid nodule. Clin Endocrinol（Oxf），53（2）：161-169.

Coli A，Bigotti G，Zucchetti F，et al. 2002. Galectin-3，a marker of well-differentiated thyroid carcinoma，is expressed in thyroid nodules with cytological atypia. Histopathology，40（1）：80-87.

Gilbert-Sirieix M，Makoukji J，Kimura S，et al. 2011. Wnt/beta-catenin signaling pathway is a direct enhancer of thyroid transcription factor-1 in human papillary thyroid carcinoma cells. PLoS One，6（7）：e22280.

Hughes DT，Haymart MR，Miller BS，et al. 2011. The most commonly occurring papillary thyroid cancer in the United States is now a microcarcinoma in a patient older than 45 years. Thyroid，21（3）：231-236.

Kim JY，Cho H，Rhee BD，et al. 2002. Expression of CD44 and cyclin D1 in fine needle aspiration cytology of papillary thyroid carcinoma. Acta Cytol，46（4）：679-683.

Kondo T，Ezzat S，Asa SL. 2006. Pathogenetic mechanisms in thyroid follicular-cell neoplasia. Nat Rev Cancer，6（4）：292-306.

Li X，Abdel-Mageed AB，Mondal D，et al. 2013. The nuclear factor kappa-B signaling pathway as a therapeutic target against thyroid cancers. Thyroid，23（2）：209-218.

Liaw D，Marsh DJ，Li J，et al. 1997. Germline mutations of the PTEN gene in Cowden disease，an inherited breast and thyroid cancer syndrome. Nat Genet，16（1）：64-67.

Löwhagen T，Granberg PO，Lundell G，et al. 1979. Aspiration biopsy cytology（ABC）in nodules of the thyroid gland suspected to be malignant. Surg Clin North Am，59（1）：3-18.

Miettinen M，Kovatich AJ，Kärkkäinen P. 1997. Keratin subsets in papillary and follicular thyroid lesions. A paraffin section analysis with diagnostic implications. Virchows Arch，431（6）：407-413.

Polakis P. 2012. The many ways of Wnt in cancer. Curr Opin Genet Dev，17（1）：45-51.

Pyo JS，Kang G，Kim DH，et al. 2013. Activation of nuclear factor-kappaB contributes to growth and aggressiveness of papillary thyroid carcinoma. Pathol Res Pract，209（4）：228-232.

Ringel MD，Hayre N，Saito J，et al. 2007. Overexpression and overactivation of Akt in thyroid carcinoma. Cancer Res，61（16）：6105-6111.

Saggiorato E，Cappia S，De Giuli P，et al. 2001. Galectin-3 as a presurgical immunocytodiagnostic marker of minimally invasive follicular thyroid carcinoma. J Clin Endocrinol Metab，86（11）：5152-5158.

Sastre-Perona A，Santisteban P. 2012. Role of the wnt pathway in thyroid cancer．Front Endocrinol（Lausanne），3：31.

Takano T，Sumizaki H，Amino N. 1997. Detection of CD44 variants in fine needle aspiration biopsies of thyroid tumor by RT-PCR. J Exp Clin Cancer Res，16：267-271.

Wu C，Schwartz JM，Brabant G，et al. 2014. Molecular profiling of thyroid cancer subtypes using large-scale text mining．BMC Med Genomics，7 Suppl 3：S3.

Xing M．2013. Molecular pathogenesis and mechanisms of thyroid cancer．Nat Rev Cancer，13（3）：184-199.

Xu X，Ding H，Rao G，et al. 2012. Activation of the Sonic Hedgehog pathway in thyroid neoplasms and its potential role in tumor cell proliferation．Endocr Relat Cancer，19（2）：167-179.

Xu XC，el-Naggar AK，Lotan R. 1995. Differential expression of galectin-1 and galectin-3 in thyroid tumors. Potential diagnostic implications. Am J Pathol，147（3）：815-822.

第二十七章　甲状腺肿瘤的术前检查评估及术后随访

一、甲状腺肿瘤术前检查评估和术后随访的适应证

有手术指征的甲状腺肿瘤患者，均应接受术前检查评估，以判定手术风险，排除手术禁忌证。

大多数甲状腺肿瘤患者预后良好、死亡率较低。但是，鉴于手术是一种破坏性的治疗手段，可能对甲状腺功能产生影响。而且，对于恶性甲状腺肿瘤患者而言，术后仍存在肿瘤复发、转移的风险（如约30%的分化型甲状腺癌患者会出现复发或转移，其中2/3发生于手术后10年内，术后复发合并远处转移者预后较差）。因此，所有甲状腺肿瘤患者术后均需接受长期随访。

二、甲状腺肿瘤的术前检查评估及术后随访要点

1. 甲状腺肿瘤的术前检查主要包括体格检查、血液指标检测、影像学检查、细胞病理学检查和喉镜检查等。

2. 甲状腺肿瘤术后患者应当进行长期随访。

3. 对良性甲状腺肿瘤，术后随访的主要内容是体格检查、甲状腺功能测定和颈部超声检查。

4. 对于分化型甲状腺癌（DTC）患者，术后随访的主要内容是体格检查、甲状腺功能、血清甲状腺球蛋白（Tg）和血清甲状腺球蛋白抗体（TgAb）、颈部超声和其他影像学检查（如放射性碘全身显像、肺CT、骨显像等）、TSH抑制治疗对骨骼和心脏的副作用，以及患者的伴发疾病等。通过对上述内容随访，判断患者对治疗的动态反应及治疗带来的副作用风险。

三、甲状腺肿瘤术前检查评估及术后随访难点和对策

1. 甲状腺肿瘤术前体格检查中应注意的问题

（1）甲状腺肿瘤的局部体征：甲状腺肿瘤大小不等，部分可通过甲状腺触诊触及。多数肿瘤表现为实性，硬度类似于鼻尖；部分肿瘤，尤其是恶性肿瘤由于有钙质沉积（钙化），

触诊时有坚硬感。但是，出现钙化并不一定说明肿瘤是恶性。良性肿瘤血供差的部位也会发生坏死，随后出现钙化。甲状腺良性肿瘤多会随吞咽上下移动，如果触诊时发现肿瘤移动度差，并与周围组织粘连，那么肿瘤很可能为恶性。

（2）颈部淋巴结：甲状腺周围覆盖着丰富的淋巴结网，不仅引流头颈部组织的淋巴液，同时也引流甲状腺自身的淋巴液。这些淋巴结往往是甲状腺癌细胞转移的第一站。因此，在甲状腺肿瘤术前体格检查中，重点是仔细检查甲状腺周围的颈部淋巴结，以便发现肿大的淋巴结。如果发现淋巴结发生病理性肿大，需要警惕甲状腺恶性肿瘤，并确定淋巴结所在的颈部分区，为制订手术方案提供参考。

（3）甲状腺肿瘤压迫周围组织的相关体征：压迫症状和体征往往出现在甲状腺肿瘤较大时，但胸骨后甲状腺肿瘤可能在肿瘤较小时就出现压迫症状和体征。

1）压迫气管：轻度气管受压通常无症状和体征，受压较重可引起喘鸣、呼吸困难、咳嗽。胸骨后甲状腺肿引起的喘鸣和呼吸困难常在夜间发生，可随体位改变而发生（如患者上肢上举）。

2）压迫食管：食管位置较靠后，一般不易受压。如甲状腺肿瘤向后生长并包绕食管，可压迫食管，引起吞咽不畅或困难。

3）压迫喉返神经：体积大、多结节或向颈后方生长的甲状腺肿瘤可能损伤某一侧的喉返神经，造成相应一侧声带功能低下、移动障碍，或与另一侧声带不匹配，导致声音嘶哑。双侧喉返神经受累还可引起呼吸困难等表现。

4）压迫血管：巨大甲状腺肿瘤，尤其是胸骨后甲状腺肿瘤可压迫颈静脉、锁骨下静脉甚至上腔静脉，引起面部水肿、颈部和上胸部浅静脉扩张等体征。

5）压迫膈神经：较为少见。胸骨后甲状腺肿瘤可压迫膈神经，引起呃逆，膈膨升。

6）压迫颈交感神经节：较为少见。胸骨后甲状腺肿瘤可压迫颈交感神经节，引起霍纳综合征（Horner syndrome），出现瞳孔缩小、眼球内陷、上睑下垂及患侧面部无汗等体征。

（4）心血管系统体征：当甲状腺肿瘤合并甲状腺功能异常时，由于甲状腺激素对心血管系统的作用，可出现该系统的某些体征。

1）合并甲亢：可出现颈动脉搏动、心尖搏动增强；脉搏、心率增快，休息和睡眠时亦明显增快；收缩压增高而舒张压正常或稍低，脉压（正常范围 30 ~ 45 mmHg）增大，显著增大时可出现周围血管征，包括枪击音（膜型体件轻放在股动脉，闻及短促如射枪声）、杜氏双重音（听诊器加压后造成动脉狭窄，产生吹风样、双期杂音）、颈动脉搏动伴点头运动、毛细血管搏动征（即轻压甲床出现红白交替的节律性微血管搏动现象）和水冲脉等。当出现心率绝对不等、脉搏强度不一、脉短绌时，提示存在心房颤动。

2）合并甲减：可出现心动过缓、心音低钝、心脏浊音界扩大，血压低。当患者甲减较为严重，伴有心力衰竭和心包积液时，可出现颈静脉压升高（正常情况下，颈静脉处于充盈状态，即坐位、立位不显露，卧位充盈限于锁骨上缘至下颌角的下 2/3）、心底部浊音界增宽等体征。

（5）低血钙体征：血钙低时，可出现神经肌肉兴奋性增高，出现 Chvostek 征和 Trousseau 征。

1）Chvostek 征：用手指或硬物叩击耳垂前方面神经处（即腮腺后方）出现面肌抽搐即

为阳性。但是，该体征临床价值有限，因为 25% 的健康人该体征阳性，而 29% 的低钙血症患者却可能是阴性，所以该体征的特异性和敏感性都不高。

2）Trousseau 征：用血压计袖带按常规血压测量方法绑定，充气使袖带压力升至收缩压与舒张压之间，5 分钟后同侧肢体远端出现手搐搦为阳性。

2. 甲状腺肿瘤术前血液指标检测中不同于其他手术的项目

（1）甲状腺功能指标：在甲状腺肿瘤患者中测定甲状腺功能指标，主要用于评估甲状腺肿瘤是否同时伴有甲状腺功能异常。甲状腺功能测定包括促甲状腺激素（TSH）和甲状腺激素（T_3 和 T_4）测定。

血清 TSH 测定方法经历了 4 个阶段的改进：第一代 TSH 测定主要采用放射免疫测定（RIA）技术，灵敏度较差（1 ~ 2mIU/L），下限值为 0，可以诊断原发性甲减，但无法诊断甲亢；第二代 TSH 测定以免疫放射测定（IRMA）为代表，敏感性和特异性明显提高，灵敏度达 0.1 ~ 0.2mIU/L，称为敏感 TSH（sensitive TSH，sTSH）测定，其正常值通常为 0.3 ~ 4.5mIU/L，该方法已经能够诊断甲亢；第三代 TSH 测定以免疫化学发光分析（ICMA）为代表，灵敏度为 0.01 ~ 0.02mIU/L；第四代 TSH 测定以时间分辨免疫荧光分析（TRIFA）为代表，灵敏度可达 0.001mIU/L。第三、四代 TSH 测定方法称为超敏感 TSH（ultrasensitive TSH，uTSH）测定。建议选择第三、四代测定方法。各实验室应当制定本地区人群的试剂盒特异性的 TSH 正常参考范围。根据美国临床生物化学学会（NACB）建议，正常参考范围应来源于至少 120 例经严格筛选的正常人，他们 TSH 测定结果的第 2.5 位到第 97.5 位百分数的范围，即为 TSH 正常参考范围。此方法中所指的"正常人"应符合下述全部标准：甲状腺自身抗体 [甲状腺过氧化物酶自身抗体（TPOAb）、甲状腺球蛋白抗体（TgAb）] 阴性；无甲状腺疾病个人史和家族史；触诊无甲状腺肿；未服用除雌激素外的药物。

sTSH/uTSH 是反映甲状腺功能状态的敏感指标，也是筛选甲状腺功能异常的首选指标。在原发性甲状腺功能亢进症（甲亢）时 TSH 降低，原发性甲状腺功能减退症（甲减）时 TSH 升高。

血清中的甲状腺激素包括甲状腺素（T_4）和三碘甲腺原氨酸（T_3），T_4 全部由甲状腺分泌，而 T_3 仅有 20% 直接来自甲状腺，其余约 80% 在外周组织中由 T_4 经脱碘代谢转化而来。T_3 是甲状腺激素在组织实现生物作用的活性形式。正常情况下，循环中 T_4 约 99.98% 与特异的血浆蛋白相结合，包括甲状腺素结合球蛋白（TBG，占 60% ~ 75%）、甲状腺素结合前白蛋白（TBPA，占 15% ~ 30%）及白蛋白（Alb，占 10%）。循环中 T_4 仅有 0.02% 为游离状态（FT_4）；循环中 99.7% 的 T3 与 TBG 特异性结合，约 0.3% 为游离状态（FT_3）。结合型甲状腺激素是激素的储存和运输形式；游离型甲状腺激素则是甲状腺激素的活性部分，直接反映甲状腺的功能状态，不受血清 TBG 浓度变化的影响。结合型与游离型之和为总 T_4（TT_4）、总 T_3（TT_3）。正常成人血清 TT_4 水平为 64 ~ 154nmol/L（5 ~ 12μg/dl），TT_3 为 1.2 ~ 2.9nmol/L（80 ~ 190ng/dl），不同实验室及试剂盒略有差异。目前多采用竞争免疫测定法，趋势为非核素标记（标记物为酶、荧光或化学发光物质）替代放射性核素标记。正常成人血清 FT_4 为 9 ~ 25pmol/L（0.7 ~ 1.9ng/dl），FT_3 为 2.1 ~ 5.4pmol/L（0.14 ~ 0.35ng/dl），不同方法及实验室测定结果差异较大。将游离型激素与结合型激素进行物理分离（半透膜等渗透析、超滤、柱层析等）后行高敏感免疫测定被认为是游离型甲状腺激素测定的金标准，但技术复杂，测定成本昂贵，不能在临床普遍使用。目前大多数临床实验室测定 FT_4 和 FT_3 所采用的方法并非直接测定游离激素，其测定结果在某种程度上仍受甲状腺激素结合蛋白浓度的影响，所以称为"游离激素估计值"。

凡是能引起血清 TBG 水平变化的因素均可影响 TT_4、TT_3 的测定结果，尤其对 TT_4 的影响较大，如妊娠、病毒性肝炎、遗传性 TBG 增多症和某些药物（雌激素、口服避孕药、三苯氧胺等）可使 TBG 增高而导致 TT_4 和 TT_3 测定结果假性增高；低蛋白血症、遗传性 TBG 缺乏症和多种药物（雄激素、糖皮质激素、生长激素等）则可降低 TBG，使 TT_4 和 TT_3 测定结果出现假性降低。这些情况下，血清 FT_4 和 FT_3 测定由于受 TBG 浓度变化影响很小，较 TT_4、TT_3 测定有更好的敏感性和特异性，结果更可靠。但是，因为血清中 FT_4、FT_3 含量甚微，测定方法学上许多问题尚待解决，测定结果的稳定性有待提高；而且当血清 TBG 明显异常、家族性异常白蛋白血症、内源性 T_4 抗体及某些非甲状腺疾病（如肾衰竭）或应用某些药物（如胺碘酮、肝素、苯妥英钠、利福平等）时，均可影响 FT_4 测定。所以，TT_4 和 TT_3 测定仍不能完全被 FT_4 和 FT_3 测定取代。

T_3 和 T_4 测定协同 TSH 测定用于判定甲状腺功能。血清 T_4、T_3 在原发性甲亢时增高，原发性甲减时降低。一般而言，T_4 和 T_3 呈平行变化。但是，在甲亢时，血清 T_3 增高常较 T_4 增高出现更早，对轻型甲亢、早期甲亢及甲亢治疗后复发的诊断更为敏感；T_3 型甲亢的诊断主要依赖于血清 TT_3 测定，T_4 可以不增高；T_4 型甲亢诊断主要依赖于 T_4，T_3 可不增高。而在甲减时，通常 T_4 降低更明显，早期 T_3 水平可以正常；而且，许多严重的全身性疾病可有 T_3 降低 [甲状腺功能正常的病态综合征（euthyroid sick syndrome，ESS）]，因此 T_4 在甲减诊断中起关键作用。如上所述，凡是能引起血清 TBG 水平变化的因素均可影响 TT_4、TT_3 的测定结果，尤其对 TT_4 的影响较大，如妊娠、病毒性肝炎、遗传性 TBG 增多症和某些药物（雌激素、口服避孕药、三苯氧胺等）可使 TBG 增高而导致 TT_4 和 TT_3 测定结果假性增高；低蛋白血症、遗传性 TBG 缺乏症和多种药物（雄激素、糖皮质激素、生长激素等）则可降低 TBG，使 TT_4 和 TT_3 测定结果出现假性降低。有上述情况时应测定游离甲状腺激素。

（2）血清降钙素：甲状腺滤泡旁细胞（C 细胞）是循环成熟降钙素的主要来源。甲状腺髓样癌（MTC）是甲状腺滤泡旁细胞的恶性肿瘤，约占甲状腺癌的 5%。C 细胞增生可以是 MTC 微小癌的早期组织学发现。降钙素是 MTC 最重要的肿瘤标志物，并与肿瘤大小呈阳性相关，可用于诊断 MTC 及进行 MTC 术后随访监测。降钙素测定的敏感性和特异性尚待改进，其结果随不同方法而异。目前建议采用双位点免疫测定（two-site immunometric assay），可特异性测定成熟降钙素。正常基础血清降钙素值应低于 10ng/L。血清降钙素＞100ng/l 提示 MTC。但是，MTC 的发病率低，而且血清降钙素升高但不足 100ng/l 时，诊断 MTC 的特异性较低，因此在甲状腺肿瘤患者中，术前不建议也不反对应用血清降钙素指标筛查 MTC。五肽胃泌素激发试验或钙激发试验可协助早期诊断 C 细胞异常，通常用于：当基础降钙素仅轻度增高（＜100ng/L）时，手术前证实 MTC 的诊断；在 RET 重排突变体阳性携带者发现 C 细胞病；手术前监测 RET 阳性儿童；手术后监测肿瘤复发；无法进行遗传学检查时。

除 MTC 之外的疾病也可以引起降钙素水平增高，包括小细胞肺癌、支气管和肠道类癌及所有神经内分泌肿瘤；良性 C 细胞增生，见于自身免疫性甲状腺疾病（桥本甲状腺炎或

Graves 病）及分化型甲状腺癌；其他疾病如肾病（严重肾功能不全）、高胃酸血症、高钙血症、急性肺炎、局部或全身性脓毒血症等。因此，血中降钙素水平轻度增高时，应做好鉴别诊断。

（3）甲状腺自身抗体：包括甲状腺过氧化物酶自身抗体（TPOAb）、甲状腺球蛋白抗体（TgAb）和促甲状腺激素受体自身抗体（TRAb）。该抗体对甲状腺肿瘤的良恶性鉴别意义其实并不大，但如果血清中抗体升高，则提示患者除了甲状腺肿瘤外，还有自身免疫甲状腺疾病。最常见的自身免疫甲状腺疾病是桥本甲状腺炎。桥本甲状腺炎患者是否为甲状腺癌的高发人群还存在争论，但确实常会看到同时患有桥本甲状腺炎和乳头状甲状腺癌的病例。

TPOAb 是以前的甲状腺微粒体抗体（TMAb）的主要成分，是一组针对不同抗原决定簇的多克隆抗体，以 IgG 型为主。TPOAb 对于甲状腺细胞具有细胞毒性作用，引起甲状腺功能低下。目前测定 TPOAb 多应用高度纯化的天然或重组的人甲状腺过氧化物酶（TPO）作为抗原，采用 RIA、酶联免疫吸附测定（ELISA）、ICMA 等方法进行测定，敏感性和特异性都明显提高。传统的不敏感的、半定量的 TMAb 测定已被淘汰。TPOAb 测定的阳性切点值（cut-off value）变化很大，由于各实验室使用的方法不同、试剂盒检测的敏感性和特异性不同而有差异。NACB 建议，甲状腺抗体的正常值范围应根据 120 例正常人确定，这里所指"正常人"应符合下述标准：男性；年龄小于 30 岁；血清 TSH 水平 0.5 ~ 2.0mIU/L；无甲状腺肿大；无甲状腺疾病的个人史或家族史；无非甲状腺的自身免疫性疾病（如系统性红斑狼疮、1 型糖尿病等）。TPOAb 明显升高是自身免疫性甲状腺炎（如桥本甲状腺炎、萎缩性甲状腺炎、产后甲状腺炎等）的标志；Graves 病患者也可以出现 TPOAb 升高，但滴度较桥本甲状腺炎低。

TgAb 是一组针对甲状腺球蛋白（Tg）不同抗原决定簇的多克隆抗体，以 IgG 型为主，也有 IgA 和 IgM 型抗体。一般认为 TgAb 本身对甲状腺无损伤作用，而可能是甲状腺细胞由于某种原因破坏后释放出 Tg 抗原而引起的。TgAb 测定方法经历了与 TPOAb 相似的改进，敏感性显著增高。TgAb 升高的意义与 TPOAb 基本相同，抗体滴度变化也往往具有一致性。当血清中存在 TgAb 时，会对目前血清甲状腺球蛋白（Tg）测定方法所测得的 Tg 水平产生影响（根据 Tg 测定方法不同，可导致 Tg 假性增高或降低）。因此，Tg 测定的同时要测定TgAb。

TRAb 包括 3 个类别：① TSH 受体抗体（狭义 TRAb），也称为 TSH 结合抑制免疫球蛋白（TSH binding inhibitory immunoglobulin, TBII）；TRAb 阳性提示存在针对 TSH 受体的自身抗体，但是不能说明该抗体具有什么功能，Graves 病患者的 TRAb 一般视为甲状腺刺激抗体（thyroid stimulating antibody, TSAb）。② TSAb，是 TRAb 的一个类型，具有刺激 TSH 受体、引起甲亢的功能，是 Graves 病的致病性抗体。③甲状腺刺激阻断抗体（thyroid stimulating blocking antibody, TSBAb），也是 TRAb 的一个类型，具有占据 TSH 受体、阻断 TSH 与受体结合而引起甲减的功能，是部分自身免疫甲状腺炎发生甲减的致病性抗体。个别自身免疫性甲状腺疾病患者可以有 TSAb 和 TSBAb 交替出现的现象，临床表现甲亢与甲减的交替变化。目前大多数临床实验室采用 TRAb 放射受体分析法或电化学发光法，后者诊断 Graves 病和预测 Graves 病缓解的灵敏度和准确性更高。测定 TSAb 和 TSBAb 则采用生物分析法，通常仅用于研究工作。

上述 3 个抗体的检测在各个实验室的方法差异较大，若想实现各实验室抗体测定结果的可比较性，建议采用英国医学研究委员会（MRC）提供的国际参考试剂进行标化。否则，对于不同实验室得到的检测结果，应谨慎分析它们之间的差异。

（4）甲状腺球蛋白（Tg）：是甲状腺产生的特异性蛋白，由甲状腺滤泡上皮细胞分泌，是甲状腺激素合成和储存的载体。血清 Tg 水平升高与以下 3 个因素有关：甲状腺体积增大；甲状腺组织被破坏；TSH、人绒毛膜促性腺激素（hCG）或 TRAb 对甲状腺刺激。多种甲状腺疾病均可引起血清 Tg 水平升高，包括分化型甲状腺癌（DTC）、甲状腺肿、甲状腺组织炎症或损伤（甲状腺细胞被破坏使甲状腺球蛋白释放）、甲亢等，因此在体内仍存在甲状腺组织的情况下，血清 Tg 不能鉴别甲状腺肿瘤的良恶性，也就是说，如果为了术前鉴别甲状腺肿瘤的良恶性，不推荐应用 Tg 这个指标。但是，术前检查 Tg 可能也有意义：在 TgAb 阴性的前提下，如果甲状腺癌患者术前 Tg 水平升高，表明肿瘤病灶能够产生 Tg，所以可以用 Tg 作为术后甲状腺癌复发 / 残留的肿瘤标志物；如果术前患者的 Tg 水平很低，提示肿瘤细胞可能失去了产生 Tg 的能力，因此，术后以 Tg 作为肿瘤复发指标的敏感性和准确性就比较差。Tg 检测的同时，应检测 TgAb，因为 TgAb 阳性可干扰 Tg 的测定结果。

（5）癌胚抗原（CEA）：最初发现于结肠癌和胎儿肠组织中，故名癌胚抗原。97% 的健康成人血清 CEA 浓度在 2.5μg/ml 以下。CEA 升高常见于大肠癌、胰腺癌、胃癌、乳腺癌，在甲状腺髓样癌中也常常升高，故不明原因的 CEA 升高时，应注意排查甲状腺肿瘤。但是，CEA 不是恶性肿瘤的特异性标志，吸烟、妊娠期、心血管疾病、糖尿病、非特异性结肠炎时，15% ~ 53% 的患者血清 CEA 也会升高，所以在诊断上只有辅助价值。

（6）甲状旁腺激素和钙磷代谢指标：鉴于甲状腺和甲状旁腺解剖关系密切，而甲状旁腺又是维持钙磷代谢平衡的重要内分泌腺体，因此甲状腺手术前后常需考虑评估甲状旁腺激素水平和钙磷代谢指标（常用指标包括血钙、血磷、尿钙、尿磷，有条件的医院还可检测维生素 D、骨转化生化标志物如骨源性碱性磷酸酶、1 型原胶原 N 端前肽和血清 1 型胶原交联 C 端肽等指标）。

人体血清内的钙仅有 50% 为游离状态，蛋白结合钙占 40%，剩余 10% 以其他形式复合钙（如枸橼酸钙、磷酸钙等）存在。总血清钙的正常范围为 2.2 ~ 2.6mmol/L（8.5 ~ 10.5mg/dl），游离血清钙的正常范围为 1.17 ~ 1.33mmol/L（4.3 ~ 5.3mg/dl）。酸碱平衡状态能够影响血清钙的测定结果，碱中毒时结合钙增加、游离钙减少，而酸中毒时结合钙减少、游离钙增加；血清 pH 每改变 0.1，将使游离钙改变 0.04 ~ 0.05mmol/L。血清钙水平还受血清白蛋白浓度的影响，血清白蛋白每改变 10g，血清总钙变化 0.2mmol/L，因此，当血清白蛋白异常降低时，血清钙测得值低于实际水平，此时需要采用血清钙校正公式：实际血清钙水平（mg/dl）= 血清钙测得值（mg/dl）+ 0.8×[4- 白蛋白（g/dl）]。

3. 甲状腺肿瘤术前的影像学检查

（1）颈部（甲状腺和颈部淋巴结）超声：高分辨率超声检查是术前评估甲状腺肿瘤 / 结节的首选方法，也是所有甲状腺肿瘤患者术前必须完善的影像学检查。颈部超声可：①证实触诊或其他影像学检查中意外发现的"甲状腺结节"是否真正存在；②确定甲状腺肿瘤的大小、数量、位置、质地（实性或囊性）、形状、边界、包膜、钙化、血供和与周围组织的关系等；③评估颈部区域有无淋巴结和淋巴结的大小、形态和结构特点。

甲状腺肿瘤/结节的各种超声特征常常能提示恶变的可能，如超声显示与正常甲状腺组织相比结节有低回声、结节内血供丰富、不规则的边缘侵犯、结节出现微小钙化、晕圈缺如或结节高度大于宽度等。超声提示可疑的颈部淋巴结浸润病变存在，往往是恶性甲状腺肿瘤的特异性改变。但超声检查的敏感性较低，超声影像的一种或多种改变无论是在敏感性还是在特异性方面都不足以证明所有恶性结节的存在。但是，某些影像学改变对预测恶性变有较高的价值。另外，最常见的乳头状和滤泡状甲状腺癌的超声改变不同。乳头状甲状腺癌通常为实性或大部分为实性的低回声改变，常伴有不规则的边缘浸润和结节内丰富的血供。微小钙化对乳头状癌来说特异性较强，但是不易与胶质分辨。相反，滤泡状癌多为等回声或高回声改变，并有较厚的不规则晕圈，但是没有微小钙化。

某些超声改变高度提示结节为良性，如纯囊性结节（罕见，在所有结节中发生率＜2%）极少恶性变。另外，如出现含多个小囊泡（占该结节体积的50%以上）的海绵状改变，则99.7%的可能为良性甲状腺结节。

甲状腺影像报告与数据系统（thyroid imaging reporting and data system，TI-RADS）是基于甲状腺超声特有的影像特征对甲状腺结节进行风险评估的一种方法，并根据恶性风险度分为 TI-RADS 1～6 类。最早由 Horvath E. 于 2009 年第一次在 *J Clin Endocrinol Metab* 上提出，同年 Park J. Y. 在 *Thyroid* 杂志也提出了类似的分类评估方法。Kwak J. Y. 于 2011 年在 *Radiology* 杂志提出至今多家医院仍采用的 TI-RADS 具体分类方法，因为他给出一个临床较为实用的评估手段——利用超声可疑恶性征象数目直接进行 TI-RADS 分类，评估征象包括结节的成分、回声、边缘、钙化、形状，所以可以快捷地得到 TI-RADS 分类结果（TI-RADS 1～5 类）。

在这之后，对 TI-RADS 的研究进入了超声影像特征集、标准词表报告模板及诊断效能的探讨阶段。但是，这种 TI-RADS 分类系统也有其不足，如不同的可疑超声表现鉴别甲状腺恶性肿瘤的灵敏度和特异度并不相同，仅仅重视可疑超声表现的个数而忽视表现的具体形式及组合，使其临床价值存在局限性。2017 年，美国放射线学会推出了 TI-RADS 的白皮书，而国内外至今尚无统一的 TI-RADS 标准。有学者近年来也提出将诊断效能较高的周旁淋巴结、弹性成像及超声造影特征纳入 TI-RADS 评估系统。不管怎样，TI-RADS 的应用有助于使甲状腺超声报告更加客观、规范和标准化，有利于临床策略的制订，并正在临床应用过程中逐步修订完善。

（2）甲状腺核素显像：通过把示踪量的放射性核素引入体内（一般是 ^{99m}Tc 或 ^{131}I），利用这些核素示踪剂能够被甲状腺组织特异性摄取而成像的特征，观察甲状腺的位置、形态、大小，以及甲状腺的摄取功能等。有甲状腺肿瘤时，结合触诊和超声，甲状腺核素显像有助于了解肿瘤部位的摄取功能。受显像仪（SPECT）分辨率的限制，甲状腺核素显像适用于评估直径＞1cm 的甲状腺肿瘤。根据甲状腺肿瘤部位摄取核素的能力是否比周围正常甲状腺组织增强、相似或降低，甲状腺肿瘤在核素显像中可以是高功能（热结节）、正常功能（温结节）或低功能甚至无功能（凉结节和冷结节）。

尽管恶性甲状腺肿瘤可能因为摄碘能力下降，而在 ^{99m}Tc 或 ^{131}I 核素显像中表现为"冷结节"，但冷结节并非甲状腺癌所特有，如纯囊性结节也可以表现为冷结节，因此，以 ^{99m}Tc 或 ^{131}I 核素显像鉴别甲状腺肿瘤良恶性的灵敏度和特异度有限。在甲状腺肿瘤中应用

^{99m}Tc 或 ^{131}I 甲状腺核素显像的更主要目的是发现那些"热结节"，即结节具有自主摄取功能，因为"热结节"绝大部分为良性，一般不需包括细针抽吸活检在内的进一步评估。甲状腺"热结节"往往伴有血清 TSH 降低，因此，对甲状腺肿瘤患者推荐进行甲状腺核素显像的指征为直径＞1 cm 且伴有血清 TSH 降低的甲状腺肿瘤，应行甲状腺 ^{99m}Tc 或 ^{131}I 核素显像，以判断结节是否有自主摄取功能（即"热结节"）。

（3）CT 和 MRI：在术前评估甲状腺肿瘤良恶性方面，颈部 CT 和 MRI 检查并不优于超声。在欲了解结节与周围解剖结构的关系、寻找可疑淋巴结、协助制订手术方案时，可考虑进行 CT 或 MRI 检查。

但是，在怀疑患有甲状腺癌的患者中，CT 扫描常被用于肺及胸腔器官的检查，特别用于查找肺及纵隔内是否存在肿块或异常病灶。

需要特殊提醒的是增强 CT 和增强 MR 检查时，均需要使用造影剂。前者的造影剂含有大量的碘，能够阻断或显著降低甲状腺组织对放射性碘的摄取，从而严重影响放射性碘核素显像的质量及放射性碘治疗的效果；而后者的造影剂为含钆造影剂，对放射性碘显像和治疗没有影响。因此，对甲状腺肿瘤患者术前行增强 CT 检查时，应确定受检者是否近期（通常指 1～2 个月）计划进行放射性碘显像和治疗。

（4）^{18}F -FDG PET：PET，即正电子发射断层成像，有助于评价身体各个部位的肿瘤情况。PET 扫描中常用一种称为"^{18}F 标记的荧光脱氧葡萄糖（FDG）"的放射性糖类。由于肿瘤细胞生长旺盛，需要消耗更多糖类物质，因此注入体内的放射性糖将被肿瘤细胞摄取，进而在 PET 扫描中显像。

^{18}F-FDG PET 并非所有甲状腺肿瘤患者的术前常规检查，而只是部分患者 [尤其是疑有甲状腺癌淋巴结和（或）远处转移者] 的可选检查项目。并非所有的甲状腺恶性肿瘤都能在 ^{18}F-FDG PET 中表现为阳性；另一方面，PET 也可能产生假阳性结果，并非所有浓聚放射性糖的区域都是肿瘤或有转移，有时甲状腺良性病变摄取放射性糖也会增多，需要结合其他影像学手段进一步评估或采用细针穿刺来确定诊断。因此，术前单纯依靠 ^{18}F-FDG PET 不能准确鉴别甲状腺肿瘤的良恶性。^{18}F-FDG PET 另一个局限性是费用昂贵。

4. 对甲状腺肿瘤患者进行术后随访的主要目的

（1）短期随访：主要观察术后并发症情况，如出血、切口感染、呼吸道梗阻、甲状旁腺损伤（一过性或永久性低钙血症）、喉返神经损伤、喉上神经损伤和麻醉相关的并发症等。

（2）长期随访：①监控甲状腺激素替代治疗或 TSH 抑制治疗的效果和副作用情况；②对甲状腺癌临床治愈者进行监控，以便早期发现复发肿瘤和转移；③对甲状腺癌复发或带瘤生存者，动态观察病情的进展和治疗效果，对疾病风险进行再评估并及时调整治疗方案；④对甲状腺肿瘤患者的某些伴发疾病（如心脏疾病、其他恶性肿瘤等）病情进行动态观察；⑤对术后并发症造成的永久性损伤进行治疗和监测。

5. 良性甲状腺肿瘤的术后随访

（1）随访频率：对已确定为良性的甲状腺肿瘤，绝大多数可每隔 6～12 个月进行一次随访。对暂未接受手术治疗的可疑恶性甲状腺肿瘤患者，随访间隔可缩短。

（2）随访内容：每次随访必须进行病史采集和体格检查，并复查颈部超声。部分患者（初次评估中发现甲状腺功能异常者，接受手术、TSH 抑制治疗或 ^{131}I 治疗者）还需随访

乳腺甲状腺外科手术要点难点及对策

甲状腺功能。

（3）随访中发现肿瘤明显生长的处理："明显生长"指肿瘤体积增大50%以上，或至少有2条径线增加超过20%（并且超过2mm）。要特别注意是否伴有提示肿瘤恶变的症状、体征（如声音嘶哑、呼吸/吞咽困难、结节固定、颈部淋巴结肿大等）和超声征象。肿瘤明显生长是细针抽吸活检的适应证；对囊实性结节来说，根据实性部分的生长情况决定是否进行细针抽吸活检。

6. 分化型甲状腺癌（DTC）患者术后TSH抑制治疗的目标、用药和副作用防治 DTC虽然是"癌"，但其术后内科治疗与其他许多恶性肿瘤截然不同——化学治疗药物由于对DTC细胞不敏感，极少用于DTC的术后治疗。DTC术后的内科治疗主要是指应用甲状腺激素的TSH抑制治疗，一方面补足患者甲状腺术后缺乏的甲状腺激素，另一方面减少TSH对可能残存的甲状腺癌细胞的刺激，避免肿瘤复发或转移。

最早关于TSH抑制治疗的记载可追溯到1937年。在当年的英国伦敦医学会讲座中，外科医生Dunhill提及两个通过大剂量干甲状腺片治疗甲状腺癌复发病灶并使之逐渐消失的病例。首先在临床中倡导和推广TSH抑制治疗的是两位外科医生——Crile Jr. 医生和Thomas Jr. 医生，他们先后提出甲状腺癌是一种激素（TSH）依赖性肿瘤，即TSH升高可以促进甲状腺癌进展，因此反对甲状腺癌患者长期TSH升高，提倡开展TSH抑制治疗。根据临床经验，Crile Jr. 医生总结道：术后常规给予干甲状腺片（2～3粒/日）抑制TSH可将DTC复发率降低50%；对TSH抑制治疗反应最好的是乳头状甲状腺癌（PTC）、年轻、肺转移的患者，而未分化癌对此治疗无效；甲状腺癌的摄碘能力与抑制治疗的疗效密切相关。1991年，Thomas Jr. 医生发表了首篇TSH抑制治疗的综述。1994年，两名美国内分泌科医生Mazzaferri和Jhiang在 JAMA 上发表了1355例DTC患者的30年随访结果，这些患者的10年、20年和30年生存率分别为91%、83%和76%，有289例出现肿瘤复发；术后应用甲状腺激素治疗显著降低了DTC的复发和转移率。这项大样本研究具有里程碑意义，因为其结果提示，术后TSH抑制治疗不仅可以用于已经发生远处转移的患者，还可使DTC患者在减少肿瘤进展事件发生方面普遍获益。这一研究成为日后在DTC中广泛实施TSH抑制治疗的最重要的循证医学证据之一。

随着敏感TSH检测试剂的发展和普及，20世纪90年代后期开始出现TSH抑制目标的循证研究。越来越多的证据提示，从控制疾病进展角度而言，高危DTC患者术后需要将TSH抑制到< 0.1mU/L，而低危患者无须如此。探讨TSH抑制治疗获益切点值的同期，学者们也开始关注TSH抑制治疗的副作用，因为TSH抑制是相对长期的治疗手段，如果将抑制目标设定在正常范围以下，势必导致患者处于亚临床甲亢状态。多项大规模临床回顾性或前瞻性研究显示，亚临床甲亢显著增加60岁以上（尤其是65岁以上）人群心房颤动的发生率，显著增加绝经后女性椎骨和髋部骨折的发生率。基于对TSH抑制治疗获益和副作用的认识逐渐深入，2010年Biondi和Copper首次提出：对于DTC患者，应综合考虑肿瘤的复发风险和左甲状腺素（L-T$_4$）治疗的副作用风险，制订个体化的TSH抑制目标。如果患者复发风险低而L-T$_4$治疗的副作用风险较高，则可放宽抑制治疗的TSH靶目标。

2012年中国《甲状腺结节和分化型甲状腺癌诊治指南》充分吸纳了这些循证证据，对TSH抑制治疗的目标做出了"基于DTC患者的肿瘤复发危险度和TSH抑制治疗的副作用

266

风险，设立 DTC 患者术后 TSH 抑制治疗的个体化目标"的推荐（表 27-1）。TSH 抑制治疗最佳目标值应满足：既能降低 DTC 的复发、转移率和相关死亡率，又能减少外源性甲状腺激素过多的副作用，提高生活质量，推荐依据双风险评估制订因人而异的靶目标。

表 27-1　基于双风险评估的 DTC 患者术后 TSH 抑制治疗目标（mU/L）

		DTC 的复发危险度			
		初治期（术后 1 年）		随访期	
		高中危	低危	高中危	低危
TSH 抑制治疗的	高中危 *	< 0.1	0.5# ~ 1.0	0.1 ~ 0.5#	1.0 ~ 2.0（5 ~ 10 年）***
副作用风险	低危 **	< 0.1	0.1 ~ 0.5#	< 0.1	0.5# ~ 2.0（5 ~ 10 年）***

*TSH 抑制治疗的副作用风险为高中危层次者，应个体化抑制 TSH 至接近达标的最大可耐受程度，予以动态评估，同时预防和治疗心血管和骨骼系统相应病变。

** 对 DTC 的复发危险度为高危层次，同时 TSH 抑制治疗副作用危险度为低危层次的 DTC 患者，应定期评价心血管和骨骼系统情况。

***5 ~ 10 年后如无病生存，可仅进行甲状腺激素替代治疗。

表格中的 0.5mU/L 因各实验室的 TSH 正常参考范围下限不同而异。

DTC 术后 TSH 抑制治疗的首选药物是左甲状腺素（L-T_4）口服制剂。L-T_4 的起始剂量因患者年龄和伴发疾病情况而异。早餐前空腹顿服 L-T_4 最利于维持稳定的 TSH 水平，每天只需服用一次。需要注意 L-T_4 应与一些特殊药物或食物间隔足够时间：与维生素、滋补品间隔 1 小时；与含铁、钙食物或药物间隔 2 小时；与奶、豆类食品间隔 4 小时；与考来烯胺或降脂树脂间隔 12 小时。在 L-T_4 剂量调整阶段，每 4 周左右测定一次 TSH。TSH 达标后，1 年内每 2 ~ 3 个月、2 年内每 3 ~ 6 个月、5 年内每 6 ~ 12 个月复查一次甲状腺功能，以确定 TSH 维持于目标范围。

对需要将 TSH 抑制到低于正常参考范围下限的 DTC 患者（特别是绝经后妇女），评估治疗前基础骨矿化状态并定期监测：根据医疗条件酌情选用血清钙/磷、24 小时尿钙/磷、骨转换生化标志物和骨密度测定。评估治疗前基础心脏情况；定期监测心电图，必要时行动态心电图和超声心动图检查；定期进行血压、血糖和血脂水平监测，必要时可测定颈动脉内膜中层厚度以协助评估动脉粥样硬化的危险性。使用肾上腺素能受体阻滞剂（β 受体阻滞剂）3 ~ 4 个月后，外源性亚临床甲亢带来的心脏舒张功能和运动耐力受损可以得到显著改善，并能控制心血管事件（尤其是心房颤动）的相关死亡率。因此，TSH 抑制治疗期间，必要时应使用 β 受体阻滞剂以预防心血管系统的副作用。TSH 抑制前或治疗期间发生心房颤动者，应给予规范化治疗。有心脏基础疾病或心血管事件高危因素者，应针对性地给予地高辛、血管紧张素转换酶抑制剂或其他心血管药物治疗，并适当放宽 TSH 抑制治疗的目标。

7. 对已清除全部甲状腺的 DTC 患者，血清 Tg 在长期随访中的应用　对已清除全部甲状腺（手术和 ^{131}I 清甲后）的 DTC 患者而言，体内应当不再有 Tg 的来源；如果在血清中检测到 Tg，往往提示 DTC 病灶残留或复发。基于这个原理，对已清除全部甲状腺的 DTC 患者，应定期检测血清 Tg 水平。这是判别患者是否存在肿瘤残留或复发的重要手段。

DTC 随访中的血清 Tg 测定包括基础 Tg 测定（TSH 抑制状态下）和 TSH 刺激后（TSH

> 30mU/L）的 Tg 测定。TSH 是正常甲状腺细胞或 DTC 细胞产生和释放 Tg 的最重要的刺激因子。TSH 抑制状态下，肿瘤细胞分泌 Tg 的能力也会受到抑制。为更准确地反映病情，可通过停用 L-T$_4$ 或应用 rhTSH 的方法使血清 TSH 水平升高至 > 30mU/L，之后再行 Tg 检测，即 TSH 刺激后的 Tg 测定。停用 L-T$_4$ 和使用 rhTSH 后测得的 Tg 水平具有高度的一致性。

TgAb 存在时，可降低血清 Tg 的化学发光免疫分析方法检测值，影响通过 Tg 监测病情的准确性。如果 DTC 细胞的分化程度低，不能合成和分泌 Tg 或产生的 Tg 有缺陷，则也无法用 Tg 进行随访。Tg 检测结果应采用 CRM-457 国际标准来校准。不同 Tg 检测试剂的测定结果可能存在较大差异，随访中应使用同一种 Tg 检测试剂。

对血清 Tg 的长期随访宜从 ^{131}I 甲甲治疗后 6 个月起始，此时应检测基础 Tg（TSH 抑制状态下）或 TSH 刺激后（TSH > 30mU/L）的 Tg。^{131}I 治疗后 12 个月，宜测定 TSH 刺激后的 Tg。随后，每 6 ~ 12 个月复查基础 Tg。如无肿瘤残留或复发迹象，低危 DTC 患者在随访过程中复查 TSH 刺激后的 Tg 的时机和必要性不确定，而复发危险度中、高危者可在清甲治疗后 3 年内复查 TSH 刺激后的 Tg。

对已清除全部甲状腺的 DTC 患者，提示其无病生存的 Tg 切点值可设定为基础 Tg（TSH 抑制状态下）1ng/ml；TSH 刺激后（TSH > 30mU/L）的 Tg 2ng/ml。

8. 未完全切除甲状腺的 DTC 患者术后血清 Tg 随访　未完全切除甲状腺的 DTC 患者，残留的正常甲状腺组织仍是血清 Tg 的来源之一，区分正常甲状腺和甲状腺癌组织的 Tg 切点值不详。因此，以血清 Tg 测定为随访手段，发现 DTC 残留或复发的敏感性和特异性均不高。尽管如此，仍然建议术后定期（每 6 个月）测定血清 Tg，同时检测 TgAb。对术后血清 Tg 水平呈持续升高趋势者，应考虑甲状腺组织或肿瘤生长，需结合颈部超声等其他检查进一步评估。对此类患者无须进行 TSH 刺激后的 Tg 测定。

9. DTC 术后随访中颈部超声的应用　随访期间进行超声检查的目的是评估甲状腺床和颈部中央区、侧颈部的淋巴结状态。超声对早期发现 DTC 患者的颈部转移具有高度的敏感性，是随访中的重要内容。建议 DTC 随访期间，颈部超声检查的频率为手术或 ^{131}I 治疗后第 1 年内每 3 ~ 6 个月一次；此后，无病生存者每 6 ~ 12 个月一次；如发现可疑病灶，检查间隔应酌情缩短。

对超声发现的可疑颈部淋巴结，可进行穿刺活检。研究显示：在对可疑淋巴结进行穿刺后，测定穿刺针冲洗液的 Tg 水平可提高发现 DTC 转移的敏感度。

10. 淋巴结细针穿刺针洗脱液 Tg 测定在 DTC 术后随访中的价值　DTC 的常见转移部位为颈部淋巴结。颈部超声是目前公认的有效检测颈部淋巴结病变的方法，但任何可疑的超声发现（圆形、囊性变、高回声或微钙化、不规则血流等）单独说来，诊断淋巴结转移的特异性均不足。淋巴结细针抽吸（fine-needle aspiration，FNA）细胞学检查已被广泛应用在可疑病灶的进一步鉴别诊断方面，但其诊断精确度距理想状态仍相差甚远。为了改进淋巴结 FNA 细胞学（FNA-C）的诊断效果，有专家想到测定 FNA 的穿刺针洗脱液中的甲状腺球蛋白（FNA-Tg），因为甲状腺球蛋白（Tg）是由甲状腺滤泡细胞产生的特异性分子，其在非甲状腺组织中的表达可作为 DTC 转移的佐证。1992 年，Pacini 等首次研究了这种方法的效能。他们对 35 例术后随访中发现可疑颈部淋巴结的 DTC 患者进行了淋巴结 FNA-C 和组织病理学检测，并采用免疫放射法测定了淋巴结 FNA-Tg 水平，最终以组织病理学结果为金标准衡量，FNA-C 的诊断敏感性为 85.7%，而 FNA-Tg 的诊断敏感性为 100%。此后的 20 余年中，多项关于术后随访中采用淋巴结 FNA-Tg 测定的研究陆续发表，其中涉及 FNA-Tg 与 FNA-C 诊断淋巴结转移效能比较的全部研究均证实 FNA-Tg 灵敏度高于 FNA-C，特异度持平或稍逊于 FNA-C。Frasoldati 等还报道，FNA-C 联合 FNA-Tg 后，诊断术后颈部淋巴结转移的灵敏度从 84.8% 提升至 95.6%，优于全身核素显像和血清 Tg 测定。基于这些研究，2006 年欧洲甲状腺癌诊治共识和 2009 年美国甲状腺学会 DTC 诊治指南均推荐联合使用 FNA-C 和 FNA-Tg 来评估可疑颈部淋巴结，特别是在 DTC 术后随访中。

进行 FNA-Tg 检测时，洗脱穿刺针的液体可采用 1ml 生理盐水，样品采集管可使用普通血清管，FNA-Tg 检测试剂与血清 Tg 检测试剂的要求一致。但是，FNA-Tg 诊断 DTC 淋巴结转移的切点值尚未确定，推荐各研究中心建立自己的切点值。另外，血清 TgAb、TSH 和甲状腺组织等因素是否影响及如何影响淋巴结 FNA-Tg 的测定结果，也需要更多的循证研究。

11. 放射性碘全身显像在 DTC 术后随访中的应用　对已清除全部甲状腺的 DTC 患者，可在随访中根据复发危险度选择性应用诊断性 WBS（Dx-WBS）。低危复发风险度的 DTC 患者如治疗后 WBS（Rx-WBS）未提示甲状腺床以外的 ^{131}I 摄取，并且随访中颈部超声无异常、基础血清 Tg 水平（TSH 抑制状态下）不高，则无须进行 Dx-WBS。对中、高危复发危险度的 DTC 患者，长期随访中应用 Dx-WBS 对发现肿瘤病灶可能有价值，但最佳的检查间隔不确定。如果患者在随访中发现 Tg 水平逐渐升高，或者疑有 DTC 复发，可行 Dx-WBS 检查，但有研究显示其诊断效率有限。检查时最好采用低剂量（不超过 5mCi）^{131}I，以免对可能施行的后续 ^{131}I 治疗造成"顿抑"。对 ^{131}I 治疗反应欠佳者，提示病灶摄取 ^{131}I 的能力受损和（或）对 ^{131}I 的辐射治疗作用不敏感，因此长期随访中使用 Dx-WBS 的价值有限。

12. ^{18}F-FDG PET、CT 和 MRI 在 DTC 长期随访中的应用　恶性病灶在 ^{18}F-FDG PET 中可呈阳性显像。PET 图像可以与 CT 图像融合，即 ^{18}F-FDG PET/CT 显像，更好地显示组织结构与代谢之间的关系。在下述情况下可考虑使用 ^{18}F-FDG PET 显像：①血清 Tg 水平增高（ > 10ng/ml）而 ^{131}I -WBS 阴性时，协助寻找和定位病灶；②对病灶不摄碘者，评估和监测病情；③对侵袭性或转移性 DTC 者，评估和监测病情。由于炎性淋巴结、切口肉芽肿、肌肉活动度增加等因素可能导致 ^{18}F-FDG PET 假阳性结果，因此，对 ^{18}F-FDG-PET 阳性显像部位，宜通过细胞学、组织学等其他检查手段进一步确认是否为 DTC 病灶。

CT 和 MRI 也不是 DTC 随访中的常规检查项目。当疑有 DTC 复发或转移时，可考虑施行。但如可能进行后续 ^{131}I 治疗，检查时应避免使用含碘造影剂。

13. 发现 DTC 复发或转移后的处理　随访期间发现的复发或转移，可能是原先治疗后仍然残留的 DTC 病灶，也可能是曾治愈的 DTC 再次出现了病情的进展。局部复发或转移可发生于甲状腺残留组织、颈部软组织和淋巴结，远处转移可发生于肺、骨、脑和骨髓等。针对复发或转移病灶，可选择的治疗方案依次为手术切除（可能通过手术治愈者）、^{131}I 治疗（病灶可以摄碘者）、外放射治疗、TSH 抑制治疗情况下观察（肿瘤无进展或进展较慢，并且无症状、无重要区域如中枢神经系统等受累者）、化学治疗和新型靶向药物治疗（疾病迅速进展的难治性 DTC 患者）。特殊情况下，新型靶向药物治疗可在外放射治疗之前。最终采取的治疗方案必须考虑患者的一般状态、合并疾病和既往对治疗的反应。

14. 治疗甲状腺肿瘤术后永久性甲状旁腺功能减退症（甲旁减）　术后甲旁减是与甲状腺外科关系最为密切的甲状旁腺功能异常性疾病，归属于继发性甲旁减。根据手术对甲状旁腺的影响不同，术后甲旁减可以是暂时性的，也可能是永久性病变，后者在多数研究中被定义为甲旁减持续至术后 6 个月以上。术后甲旁减以血钙和 PTH 降低为特征性改变，并可伴有血磷和尿钙升高、1, 25（OH）2- 维生素 D_3 降低，临床上可表现出低血钙相关的神经肌肉应激性增加、神经系统异常、外胚层组织营养变性、骨骼改变、胃肠道征象、心血管异常或转移性钙化等症状和体征，患者的生活质量降低。

迄今为止，术后甲旁减治疗仍然难度较大，原因在于缺乏直接针对病因的有效治疗手段，而仅能就甲旁减带来的钙磷代谢异常做对症处理。内科治疗是术后甲旁减治疗的重要手段。治疗的主要目标是控制症状，包括中止手足搐搦发作，维持血清钙正常低限或接近正常、血磷正常、24 小时尿钙不超过 300mg、钙（mg/dl）磷（mg/dl）乘积小于 55，避免治疗的副作用。传统的治疗方法主要是应用钙剂和维生素 D 制剂。

血钙降低是术后甲旁减所致 PTH 缺乏的直接效应反映，因此补充钙剂是术后甲旁减最常用的治疗措施。钙剂的给药途径包括经静脉和口服。是否采用静脉补钙取决于低钙相关症状的严重程度和血钙水平。血钙明显降低但无明显症状的患者，静脉补钙并非必需。当发生手足搐搦、喉痉挛、哮喘、心力衰竭、惊厥或癫痫样大发作时，即便血钙水平仅轻度降低，也有静脉补钙的适应证。此种情况下，可静脉注射 10% 葡萄糖酸钙 10 ~ 20ml（含元素钙 93 ~ 186mg），注射速度宜缓慢，必要时 4 ~ 6 小时后重复注射，每日酌情 1 ~ 3 次；症状顽固者，可予 10% 葡萄糖酸钙 100ml（含元素钙 930mg）稀释于 500 ~ 1000ml 液体静脉滴注，速度以每小时输入 1 ~ 3mg/kg 元素钙、升高血钙 0.5 ~ 0.75mmol/L（2 ~ 3mg/dl）为宜，直至症状改善、血清游离钙水平稳定于 1.0mmol/L；静脉补钙期间，对血清钙水平应严密监测以调整补钙剂量，初期可每 1 ~ 2 小时测定血钙，患者症状缓解后可每 4 ~ 6 小时复查；治疗期间如出现症状反复，往往提示应增加静脉补钙量，具体增加幅度还需结合症状反复时的同步血清钙测定结果；静脉补钙治疗通常需持续 24 ~ 48 小时甚至更久，随着口服补钙治疗的调整，静脉补钙可逐渐减量至停用。术后甲旁减的长期补钙治疗应使用口服钙剂。补充剂量以元素钙计算，可由 500 ~ 1000mg 每日 3 次起始，之后根据有无症状、是否达到目标血钙调整剂量。

维生素 D（VD）制剂仍然是甲旁减的主要治疗药物。目前有多种维生素 D 制剂，包括麦角钙化醇（VD_2）、胆钙化醇（VD_3）、双氢速甾醇、阿法骨化醇 [1α（OH）-D_3] 和骨化三醇 [1, 25（OH）$_2$-D_3]，具体应用时应考虑不同维生素 D 制剂的药代动力学、生物学效能、起效速度、发生维生素 D 中毒后的停药逆转时间和性价比等多个因素。人体内有生物学活性的维生素 D 形式是 1, 25（OH）$_2$-D_3，其通过促进肠道对钙的吸收和增加骨吸收等机制，维持血钙平衡。但是在甲旁减的患者中，肾 1α 羟化作用减弱，维生素 D（VD_2 和 VD_3）

转化为活性维生素 D 的过程受到阻碍。因此，术后甲旁减患者选择 1, 25（OH）$_2$-D$_3$ 理论上最为合适，加之这种维生素 D 制剂起效时间短、停药后作用消失快，既有利于快速恢复血钙平衡，也便于维生素 D 中毒的纠正。

对于永久性的术后甲旁减患者，通过传统的钙剂和维生素 D 制剂长期、稳定地维持目标血钙并不容易。从发病机制而言，甲旁减时缺乏 PTH，因此，对因 PTH 替代治疗才是最理想的治疗方法。近年来，已开发出人重组 PTH，并进行了替代治疗甲旁减的临床试验。尽管与传统治疗相比，PTH 替代治疗甲旁减显示出减少钙和维生素 D 需要量的明确优势，但在 PTH 治疗对异位软组织钙化、骨代谢标志物水平、骨密度、骨质量和生活质量的影响等方面，目前的临床证据还很有限。而且，鉴于术后甲旁减的治疗往往需要持续终生，因此 PTH 用于长期替代治疗的疗效和安全性也需要进一步的研究。

15. DTC 的长期随访中包括的其他内容

（1）^{131}I 治疗的长期安全性：包括对继发性肿瘤、生殖系统的影响。但应避免过度筛查和检查。

（2）DTC 患者的伴发疾病：由于某些伴发疾病（如心脏疾病、其他恶性肿瘤等）的临床紧要性可能高于 DTC 本身，所以术后长期随访中也要对上述伴发疾病的病情进行动态观察。

（关海霞）

参 考 文 献

关海霞 . 2014. 从经验到循证，理性设定分化型甲状腺癌 TSH 抑制治疗目标 . 中华内科杂志，53（9）：694.

关海霞 . 2014. 术后甲状旁腺功能减退的内科治疗 . 中国实用外科杂志，34（4）：317.

赵晓伟，关海霞，孙辉 . 2016. 颈部淋巴结细针穿刺针洗脱液甲状腺球蛋白测定：临床应用进展与困惑 . 中国实用内科杂志，36（1）：37.

中国抗癌协会甲状腺癌专业委员会 . 2018. 甲状腺癌血清标志物临床应用专家共识（2017 版）. 中国肿瘤临床，45（1）：7.

中华医学会内分泌学分会，中华医学会外科学分会内分泌学组，中国抗癌协会头颈肿瘤专业委员会，等 . 2012. 甲状腺结节和分化型甲状腺癌诊治指南 . 中华内分泌代谢杂志，28（10）：779.

中华医学会内分泌学分会《中国甲状腺疾病诊治指南》编写组 . 2007. 中国甲状腺疾病诊治指南——甲状腺疾病的实验室及辅助检查 . 中华内科杂志，46（8）：697.

Ajmal S，Rapoport S，Ramirez Batlle H，et al. 2015. The natural history of the benign thyroid nodule：what is the appropriate follow-up strategy？J Am Coll Surg，220（6）：987.

American Thyroid Association（ATA）Guidelines Taskforce on Thyroid Nodules and Differentiated Thyroid Cancer，Cooper DS，Doherty GM，et al. 2009. Revised American Thyroid Association management guidelines for patients with thyroid nodules and differentiated thyroid cancer. Thyroid，19（11）：1167.

Biondi B，Cooper DS. 2010. Benefits of thyrotropin suppression versus the risks of adverse effects in differentiated thyroid cancer. Thyroid，20（2）：135.

Burman KD，Wartofsky L. 2015. Clinical Practice. Thyroid Nodules. N Engl J Med，373（24）：2347-2356.

Durante C, Costante G, Lucisano G, et al. 2015. The natural history of benign thyroid nodules. JAMA, 313（9）：926.

Evans C, Tennant S, Perros P. 2015. Thyroglobulin in differentiated thyroid cancer. Clin Chim Acta, 444：310.

Niedziela M. 2014. Thyroid nodules. Best Pract Res Clin Endocrinol Metab, 28（2）：245.

Tessler FN, Middleton WD, Grant EG, et al. 2017. ACR thyroid imaging, reporting and data system（TI-RADS）：white paper of the ACR TI-RADS Committee. J Am Coll Radiol, 14（5）：587.

Wells SA Jr, Asa SL, Dralle H, et al. 2015. Revised American Thyroid Association guidelines for the management of medullary thyroid carcinoma. Thyroid, 25（6）：567.

索　引